Susanne Nagele, Angelika Feichtner

Lehrbuch der Palliativpflege

Susanne Nagele, Angelika Feichtner

Lehrbuch der Palliativpflege

2., überarbeitete Auflage

facultas.wuv

Susanne Nagele,
MSc, diplomierte Allgemeine und Psychiatrische Pflegeperson, Lehrerin für Gesundheitsberufe, Kommunikationstrainerin.

Angelika Feichtner,
DGKS, akademisch geprüfte Expertin für Palliative Care, Pflegedienstleitung des Sozialen Kompetenzzentrums Rum; Lehrtätigkeit in diversen Palliative-Care-Ausbildungen.

Bibliografische Information Der Deutschen Bibliothek

Die Deutsche Bibliothek verzeichnet diese Publikation in der Deutschen Nationalbibliografie; detaillierte bibliografische Daten sind im Internet über http://dnb.ddb.de abrufbar.

Alle Angaben in diesem Fachbuch erfolgen trotz sorgfältiger Bearbeitung ohne Gewähr, eine Haftung des Autors oder des Verlages ist ausgeschlossen.

Copyright © 2009 Facultas Verlags- und Buchhandels AG, Wien
facultas.wuv Universitätsverlag, Berggasse 5, A-1090 Wien
Alle Rechte, insbesondere das Recht der Vervielfältigung und der Verbreitung sowie der Übersetzung, sind vorbehalten.
Umschlagfoto: Derhueby-fotolia.de
Fotos im Innenteil: Angelika Feichtner; Sr. Rita Jäger
Lektorat: Barbara Köszegi, Wien (1. Auflage), Persson Perry Baumgartinger, Wien (2. Auflage)
Satz: Katja Geis-Burgert, Potsdam
Druck: Facultas Verlags- und Buchhandels AG
Printed in Austria
ISBN 978-3-7089-0240-1

Inhalt

Vorwort

In den Ausbildungen in Medizin und Pflege geht es vorrangig um Wiederherstellen der Gesundheit und um Rehabilitation. Wenn es aber nicht mehr um eine Besserung des Krankheitszustandes gehen kann und wenn deutlich wird, dass das Sterben begonnen hat, sind andere Haltungen gefragt.

Palliative Pflege unterscheidet sich grundlegend von rehabilitierender Pflege. Alle Maßnahmen orientieren sich am Wohlbefinden der Kranken. Neben einer effektiven Behandlung der Schmerzen und belastender Symptome gilt es auch bei schwerster Erkrankung ein hohes Maß an Lebensqualität und persönlicher Gestaltungsmöglichkeit zu erhalten. Wie viel Lebensqualität Menschen mit fortgeschrittener, terminaler Erkrankung haben, hängt stark von den Fähigkeiten und der Haltung der Pflegenden und anderer professioneller BetreuerInnen ab.

Deshalb war es uns ein Anliegen, ein praxisnahes Lehrbuch zu verfassen, das den Bedürfnissen der Studierenden entgegenkommt. Dieses Buch soll Mut machen, sich mit den Ängsten sterbender Menschen und auch mit den eigenen auseinander zu setzen.

Der Inhalt dieses Buches ist angelehnt an das Curriculum der Diplomausbildung der Gesundheits- und Krankenpflegeschulen Österreichs. Wir hoffen, dass uns im Inhalt ein ausgewogenes Verhältnis von theoretischen Erklärungen und praktischen Beispielen gelungen ist.

Unsere Aufgabe als Pflegepersonen im Palliativbereich sehen wir vor allem darin, Bedingungen zu schaffen, die es den Kranken und ihren Angehörigen möglich machen, die Zeit des Sterbens als eine besonders wertvolle Zeit zu erleben, sie individuell zu gestalten, Abschied nehmen zu können und vor allem am Leben teilnehmen zu können – bis zuletzt!

Unter Pflegepersonen sind die diplomierten Gesundheits- und Krankenpflegepersonen zu verstehen sowie auch PflegehelferInnen und AltenfachbetreuerInnen, sofern die jeweilige Tätigkeit in ihren gesetzlichen Tätigkeitsbereich fällt.

Hinweise zum Gebrauch des Buches

Lernziel

Am Beginn jedes Kapitels sind **Lernziele** formuliert.

Wichtige Worte und **Textpassagen** sind fett gedruckt.

Unbekannte Begriffe

werden in der Randspalte erklärt.

Im Text verwendete und den LeserInnen vielleicht *unbekannte Begriffe* sind grün gesetzt und in der Randspalte erklärt.

In der Randspalte sind weiters Erläuterungen angeführt, die wichtig sind oder das Verstehen des Textes erleichtern, jedoch den fortlaufenden Haupttext zu sehr belasten würden.

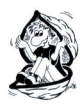

Kernaussage

Kernaussagen
sowie **Beispiele** sind grün unterlegt.

Anregungen

Anregungen für die praktische Arbeit sind ebenfalls grün hinterlegt.

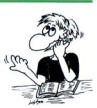

Zum Wiederholen

Am Ende jedes Abschnitts findet sich eine **Zusammenfassung**, die die wichtigsten Lerninhalte noch einmal kurz umreißt.

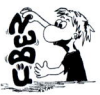

Zum Üben

Fragen zur Wissensüberprüfung
ermöglichen ein selbstständiges Üben des Gelernten.

Zum Nachlesen

Weiters finden sich Literaturtipps
„Zum Nachlesen".

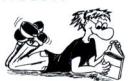

Danksagung

Wir möchten an dieser Stelle einer Reihe von Personen danken, die uns bei der Erstellung dieses Buches sehr unterstützt haben:

Hrn. Univ.-Prof. Dr. Hans Rotter (Theologe und Krankenhausseelsorger am Krankenhaus St. Vinzenz, Zams)

Fr. Beate Zangerl MSc, (Geschäftsführung des Krankenhauses St. Vinzenz, Zams)

Hrn. OA Dr. Andreas Wolf (Leiter der Schmerzambulanz am Krankenhaus St. Vinzenz, Zams)

Fr. Dr. Christine Centurioni (leitende Psychoonkologin des Krankenhauses St. Vinzenz, Zams)

Fr. Sr. Rita Jäger (Hobbyfotografin und ehemalige Heimleitung der Gesundheits- und Krankenpflegeschule St. Vinzenz, Zams)

Fr. Mag. Claudia Nemeth (Österreichisches Bundesinstitut für Gesundheitswesen)

Für die Bereitschaft zur Diskussion, für die konstruktive Kritik sowie für die fachliche und menschliche Unterstützung bedanken wir uns beim Team der Gesundheits- und Krankenpflegeschule St. Vinzenz, Zams.

Schließlich bedanken wir uns bei Fr. Mag. Sabine Schlüter und bei Fr. Barbara Köszegi für das Lektorat der ersten Auflage und bei Fr. Mag. Cornelia Posch, die besonders viel Feingefühl und Kompetenz bewiesen haben, sowie bei Fr. Petra Hohenauer für die Idee zu diesem Buch.

1   Palliative Care

Lernziel

Nach dem Studium dieses Kapitels sollten Sie ...

... einen groben Einblick in die geschichtlich-gesellschaftliche Wahrnehmung des Themas Tod und Sterben haben.

... sich auch persönlich mit dem Thema Tod und Sterben auseinander gesetzt haben.

... die Ziele und Inhalte von Palliative Care und der Hospizbewegung kennen.

... Kenntnisse über die geschichtliche Entwicklung der Hospizbewegung haben.

... über die aktuelle Situation und den geplanten Ausbau der palliativen Einrichtungen in Österreich Bescheid wissen.

... Kriterien für die Qualitätssicherung in palliativen Einrichtungen kennen.

... die interprofessionelle Zusammenarbeit als Bereicherung für das eigene berufsspezifische Wissen und für die umfassende Betreuung der PatientInnen erkennen.

... verstehen, dass es notwendig und fruchtbar ist, die unterschiedlichen Professionen als gleichberechtigt zu sehen.

... wissen, aus welchen Berufsgruppen sich ein Palliative-Care-Team zusammensetzt.

... wissen, dass alles interprofessionelle Bemühen vorrangig auf die Bedürfnisse der PatientInnen ausgerichtet ist.

... wesentliche Grundsätze einer guten interdisziplinären Zusammenarbeit kennen.

1.1 Vom Umgang mit dem Tod in unserer Gesellschaft

1.1.1 Der Tod in früheren Zeiten

Schon immer hat sich die Menschheit mit dem Thema Tod auseinander gesetzt und schon immer glaubte man an ein Weiterleben nach dem Tod. Bereits bei Frühformen des Homo sapiens (Homo sapiens neandertalensis) konnten 100.000 bis 40.000 Jahre alte Zeugnisse von Begräbnisriten gefunden werden (vgl. Leakey 1981, S. 54). Für die Menschen der Frühzeit waren *Mythen* für das Verständnis und den Umgang mit dem Tod von zentraler Bedeutung (vgl. Nassehi/Weber 1989, S. 69).

Auch für die Ägypter bedeutete der Tod nicht das Ende, sondern eine Möglichkeit zu einer neuen, mächtigen Existenzform zu gelangen, was durch Totenrituale wie Grablegungen, Reinigungen, Einbalsamierun-

Mythos

eine Erzählung von Ereignissen einer Götter- oder Heldengeschichte, die sehr oft fantastische Elemente enthält. Sage oder Dichtung von Göttern, Helden und Geistern; legendäre, glorifizierte Person oder Sache.

gen und Opfergaben ausgedrückt wurde. Im ägyptischen Totenbuch findet sich eine Sammlung von Gebeten, Beschwörungen, Mythen, Hymnen und magischen Formeln, die sich auf den Tod und die Reise ins Jenseits beziehen (vgl. Barloewen 2000 zit. in Student 2004, S. 133).

Auch der Buddhismus setzt sich mit dem Thema Tod und Sterben intensiv auseinander. Im Tibetischen Totenbuch werden die Geschehnisse rund um Tod und Sterben näher erläutert und Lebende auf dieses große Ereignis vorbereitet.

Im europäischen Raum entstand im 15. Jh. die Ars-moriendi-Literatur. Sie galt als Anleitung für ein friedliches Sterben genauso wie für ein sinnerfülltes Leben. Es sind darin u. a. die Versuchungen eines Sterbenden bildlich dargestellt, denen es zu widerstehen gilt, um in den Himmel zu gelangen: Versuchungen des Glaubens, der Verzweiflung, der Ungeduld und des Hochmuts stehen dem Trost durch Ermutigung im Glauben, durch Zuversicht, Geduld und Demut gegenüber.

Die Krankheitsepidemien des Spätmittelalters verursachten ein enormes Bevölkerungssterben und erzwangen eine neue und intensive Auseinandersetzung mit dem Tod. Der Tod war überall. Der *„Schwarze Tod"* dezimierte an manchen Orten die Bevölkerung in nur wenigen Tagen um bis zu 75%. So beschreibt J. Fest (1986) eindrucksvoll das Szenario:

Der Schwarze Tod
die Pest. Dieser Infektionskrankheit fiel im Mittelalter ein Drittel der Bevölkerung Europas zum Opfer.

> *„Tag und Nacht hallten die Totenglocken durch die leerer werdenden Städte. Eine wahre Prozessionsmanie erfaßte die Menschen. Barfuß, mit Asche auf dem Haupt, in den Händen Kerzen und Reliquien tragend, versammelten sie sich für Tage, oft auch über Wochen, zu ausgedehnten Umzügen, weinend, psalmodierend und unter düsteren Rufen zu Umkehr und Buße mahnend, manche schlugen sich mit Henkerstricken, die sie um den Hals gelegt hatten. Man kann in diesen Prozessionen, insbesondere in den Geißlerfahrten und dem Flagellantenwesen, auswüchsige Formen der Fürbitte um einen vorbereiteten Tod sehen. Aber daneben verzeichnen die Chroniken auch Zusammenrottungen der Gewalt, erotische Exzesse, Judenverfolgungen, Tanzpsychosen und andere Follien, ganz als habe die Menschheit ihr statisches Zentrum eingebüßt; sagen ließe sich auch, sie habe die lange gesichert scheinende Todesvorstellung verloren."*
>
> *(Fest 1986 zit. in Nassehi/Weber, S. 115)*

Im frühen Mittelalter wurde die Trauer über den Tod eines Menschen nach außen gezeigt. Zerraufen der Haare und des Bartes, heftiges Weinen und Klagen, Zerreißen der Kleidung, sich auf die Wangen schlagen oder in Ohnmacht fallen waren beispielsweise Zeichen dafür, dass sich ein Mensch in Trauer befindet. Erst im Spätmittelalter entwickelte man den Wert der Selbstkontrolle, der ein überschwängliches Nach-außen-

Tragen der eigenen Trauer verhinderte. Stattdessen wurden professionelle Klageweiber bezahlt, die das Wehklagen übernahmen. Bis ins 18. Jh. blieben Tod und Sterben immer ein Geschehen, das in der Gemeinschaft stattfand, die Sterbenden wurden nicht isoliert. Alle nahmen gemeinsam an Zeremonien und Ritualen (Messen, Gebeten etc.) teil. Ariès bezeichnet diesen geregelten, durch feste Rituale eingebundenen Umgang mit dem Tod während des Mittelalters als den gesellschaftlich „gezähmten Tod".

Ab dem 19. Jh. begann sich der Umgang mit dem Tod zu verändern. Ariès spricht von der „Verwilderung des Todes" (Ariès 1997, S. 715–746). Zunehmend empfand man den Anblick von Sterbenden und ihr Leiden, ihr Schreien und ihre Ekel erregenden Gerüche als unerträglich (vgl. Ariès 1997, S. 788). Man versuchte sogar dem Sterbenden selbst den bevorstehenden Tod zu verheimlichen.

1.1.2 Der Tod in unserer heutigen Gesellschaft

> *„Der Tod ist uns allgegenwärtig und doch seltsam fremd, er wird medial inszeniert und peinlich gemieden. Vermutlich haben in der Menschheitsgeschichte noch nie so viele Menschen so viele Tote und Todesarten gesehen und dennoch gleichzeitig persönlich so wenig Berührung mit Sterbenden oder einem Leichnam gehabt."*
>
> *(Student et al. 2004, S. 11)*

Diese Situation spiegelt das Spannungsfeld deutlich wider, in dem sich unsere heutige Gesellschaft mit dem Thema Tod und Sterben auseinander setzt. Der Tod betrifft jeden von uns, doch wird er als etwas erlebt, was nur anderen geschieht. In unserer Leistungsgesellschaft ist kein Platz mehr für den Tod, was sich an der Institutionalisierung des Sterbens erkennen lässt: Ca. zwei Drittel der Menschen sterben heute in Institutionen wie Krankenhäusern oder Pflegeheimen. Dadurch erleben die Gesunden das Sterben ihrer Angehörigen nicht mehr in der Weise mit, wie das früher der Fall war, als die Menschen größtenteils zu Hause im Kreis ihrer Familie verstarben.

Kernaussage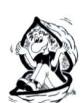

Das Sterben findet heute wesentlich häufiger in Institutionen statt als in den eigenen vier Wänden.

Wegen der Möglichkeiten, die die moderne Medizin hat, Leben zu verlängern, erscheint das Sterben häufig als Niederlage und nicht als natürlicher Vorgang, der Teil des menschlichen Lebens ist. Auf Intensivstationen wird deutlich, wie sehr Sterben heute durch die moderne medizinische Technik charakterisiert und beeinflusst wird. Häufig findet der Abschied der Angehörigen unter besonders schwierigen Bedingungen statt. Das ist auch Ausdruck der gesellschaftlichen Ausgrenzung von Tod und Sterben.

> *„Das Verdrängen des Todes im doppelten Sinne, lebensweltlich in Institute und mental in einer Abwehrhaltung, wirkt sich zwangsläufig auch auf den Prozess aus, der zum Tod führt, also das Sterben und sogar auf die Zurückbleibenden und ihre Trauer. Sterben, Tod und Trauer betreffen als die vielleicht letzten Tabus der Moderne aber Menschen, die gerade in diesen Grenzsituationen ganz besondere Unterstützung brauchen.“*
>
> *(Strege/Busche 1999)*

Die Verbreitung des Hospizgedankens wirkt dem Ausgrenzen des Todes in unserer Gesellschaft entgegen und trägt wesentlich dazu bei, das Sterben als natürlichen Bestandteil des Lebens in unsere Gemeinschaft zurückzuholen.

Zahlreiche Menschen bemühen sich durch breit angelegte Öffentlichkeitsarbeit, ein Bewusstsein für die Notwendigkeit zu schaffen, dieses Ziel zu verwirklichen.

1.1.3 Die eigene Endlichkeit

In unserem Leben müssen wir immer wieder Abschied nehmen. Neben den großen Abschieden gibt es auch viele kleine, fast alltägliche Abschiede. Immer wieder müssen wir Pläne und Vorhaben aufgeben, aus den unterschiedlichsten Gründen Einschränkungen hinnehmen. Kleine wie auch größere Verluste sind Gelegenheiten, das Loslassen zu üben. Dies ist ein lebenslanger Prozess, der für uns Menschen nicht einfach ist.

Es fällt uns schwer, uns frühzeitig mit der Begrenztheit unseres Lebens und mit dem Tod zu befassen. Werden wir dann mit schmerzlichen Verlusterlebnissen konfrontiert, entstehen sehr leidvolle Situationen.

In der Betreuung sterbender Menschen werden wir unweigerlich mit unserer eigenen Endlichkeit konfrontiert. Wir kommen mit unserem eigenen Sterben in Berührung.

Sich dem Sterben anderer Menschen anzunähern, sich dieser Herausforderung zu stellen, kann ein erster Schritt zur eigenen Auseinandersetzung mit dem Thema Tod und Loslassen sein. Neben der Belastung, die diese Konfrontation mit sich bringt, birgt sie auch enorme Chancen für unsere persönliche Entwicklung.

Anregung

Nehmen Sie sich 20 Minuten Zeit für diese Übung. Vielleicht möchten Sie auch noch andere Personen dazu einladen? Stellen Sie Malgegenstände Ihrer Wahl und ein Zeichenblatt sowie auf Wunsch auch entsprechende ruhige Musik bereit. Beginnen Sie auf die Frage: „Was bedeutet Tod für mich?", ganz spontan zu malen. Besprechen Sie die Bilder anschließend miteinander. Sie können für diese Übung auch andere kreative Materialien (z. B. Ton) verwenden.

1.2 Begriffserklärungen

1.2.1 Palliative Care

Der Begriff „palliativ" kommt vom lateinischen Wort „pallium" = „Mantel, Hülle, Bedeckung", bzw. palliare = „mit einem Mantel bedecken".

Der englische Begriff „care" lässt sich wörtlich nur schwer ins Deutsche übertragen. Am ehesten bedeutet „care" „Versorgung" im Sinne einer umfassenden Begleitung, Betreuung und Pflege von PatientInnen. In Österreich wird der Begriff „Palliative Care" häufig nicht übersetzt, sondern als englischsprachiger Begriff verwendet (vgl. Pleschberger 2002, S. 15).

Palliativpflege und Palliativmedizin sind beides Teildisziplinen der Palliative Care. Sie ergänzen und verstärken einander, um ein Ziel zu erreichen: die Erhaltung der Lebensqualität schwerkranker und sterbender Menschen.

Ziele von Palliative Care

In der Palliative Care geht es darum, Menschen mit einer unheilbaren, der *kurativen* Medizin nicht zugänglichen und weit fortgeschrittenen Erkrankung in ihrer letzten Lebensphase optimal zu betreuen.

kurativ

von lat. *curare* = heilen. Kurative Medizin = heilende Medizin, auf Heilung ausgerichtet

Palliative Pflege und Palliativmedizin sind so alt wie die Geschichte des Menschen selbst. Aufgrund der früheren medizinischen Möglichkeiten konnte das Behandlungsziel bis ins 19. Jahrhundert hinein oftmals nicht die Heilung, sondern vielmehr die Linderung von Leiden sein. Damit war auch die Pflege meist nicht rehabilitierend, sondern palliativ, also lindernd.

Erst durch die Entdeckung der Antibiotika, die Einführung moderner Anästhesie, Radio- und Chemotherapien wurden die Möglichkeiten des Heilens für die Medizin immer größer. Dadurch setzte ein Paradigmen-Wechsel ein, indem das Heilen als **die eigentliche** medizinische Aufgabe betrachtet wurde.

Unheilbar Kranke und Sterbende wurden in den Krankenhäusern zunehmend unwillkommen, sie wurden teuer und der hohe Aufwand an Personal und Technik wurde nicht mehr als gerechtfertigt betrachtet. Sterbende Menschen erhielten die geringste Aufmerksamkeit des medizinischen wie auch des pflegerischen Personals.

Vor gut 30 Jahren erfolgte ein neuerlicher Paradigmenwechsel. Es entwickelte sich ein zunehmendes Bewusstsein für die Bedürfnisse unheilbar kranker und sterbender Menschen.

Medizin und Pflege erinnerten sich an ihre Verantwortung diesen Patienten und Patientinnen gegenüber. Die Hospizidee hat ganz wesentlich zu dieser Bewusstseinsbildung beigetragen, indem sie die Fragen um die Wünsche und Bedürfnisse sterbender Menschen thematisiert hat.

Palliativpflege ist also nichts Neues!

Neu ist aber das Bewusstsein für die besonderen Bedürfnisse von Menschen, die an nicht heilbaren Erkrankungen leiden, und neu ist auch die hohe Fachlichkeit dieser speziellen Form der Pflege.

Ursprünglich ein Konzept für Menschen mit Tumorerkrankungen, später auch für Menschen mit Aids, hat sich Palliative Care, im Speziellen Palliativmedizin und Palliativpflege, eindrucksvoll weiterentwickelt.

Wer braucht Palliativpflege?

Längst geht es nicht mehr nur um onkologische PatientInnen. Bei allen Erkrankungen ohne Heilungsaussicht und begleitend auch in Situationen mit unklarer Heilungsaussicht soll Palliativpflege integraler Bestandteil der Behandlung und Betreuung sein.

Es geht um Menschen mit lebensbegrenzenden und chronischen Erkrankungen, unabhängig vom Lebensalter: vom Früh- und Neugeborenen bis zum alten Menschen.

Neben den Menschen mit Tumorerkrankungen sind das auch PatientInnen mit chronischen neurologischen Erkrankungen, wie etwa Morbus Parkinson, Amyotropher Lateralsklerose oder auch Menschen mit nicht heilbaren Herz-Kreislauf-Erkrankungen und PatientInnen mit terminaler Niereninsuffizienz.

Alte und pflegebedürftige Menschen leiden oft unter verschiedenen chronischen Erkrankungen und sie profitieren von Palliativpflege ebenso wie demenziell erkrankte Menschen.

Auch manche Menschen mit illegalem Drogenkonsum benötigen palliative Versorgung. Ihre Folgeerkrankungen wie Hepatitis und Aids machen sie oft zu PalliativpatientInnen.

Wann beginnt Palliative Care?

Palliative Care beginnt aber nicht erst am Ende des Lebens, sondern bereits dann, wenn deutlich wird, dass nicht mehr die Heilung das Behandlungsziel sein kann. Wenn die Erhaltung der Lebensqualität im Vordergrund steht und wenn es darum geht, die verbleibende Zeit als Lebenszeit zu erhalten.

> *„Nicht mehr die Krankheit steht im Mittelpunkt der Bemühungen, sondern der Mensch in seiner schicksalhaften Lebenssituation."*
>
> *(Müller-Busch 2006)*

Damit kann sich Palliative Care, und palliative Pflege im Besonderen, auch nicht auf die Betreuung Sterbender beschränken, obwohl sie in der Sterbephase von ganz besonderer Bedeutung wird.

Palliative Pflege unterscheidet sich grundlegend von der rehabilitierenden Pflege. Alle Maßnahmen orientieren sich am Wohlbefinden der Kranken. Das bedeutet auch, dass sich die Prioritäten in der palliativen Pflege von jenen in der rehabilitierenden Pflege unterscheiden.

Während bei kurativer Pflege das Ziel die Verbesserung des Zustandes ist, ist das Ziel palliativer Pflege möglichst viel Lebenszufriedenheit für den/die PatientIn zu erreichen.

Es geht also darum, PatientInnen im fortgeschrittenen Stadium einer inkurablen Erkrankung durch eine fachlich fundierte, umfassende und individuelle Pflege eine möglichst hohe Lebensqualität unter größtmöglicher Selbstbestimmung zu gewährleisten.

Ein Pflegeverständnis, das nicht auf „Heilung" ausgerichtet ist, erfordert eine individuelle, symptomorientierte und kreative Pflege. Es geht also keinesfalls darum, nichts mehr zu tun – es geht vielmehr darum, das Angemessene zu tun.

Denn eine gute palliative Versorgung gewährleistet, dass den Menschen die Zeit einer terminalen Erkrankung als Lebenszeit erhalten bleibt, dass ihnen nicht noch mehr Verluste aufgezwungen werden als sie ohnedies zu erleiden haben.

Angehörige

im weiteren Verlauf des Buches alle für den Patienten oder die Patientin wichtigen Bezugspersonen

Ziel ist es auch, die bestmögliche **Lebensqualität** für die Betroffenen und ihre *Angehörigen* zu erhalten/wiederzuerlangen und auf subjektive **Krankheitssymptome** wie z. B. Schmerzen oder andere physische, psychische, spirituelle und soziale Probleme lindernd einzuwirken.

Die PatientInnen sollen so lange wie möglich ein **aktives Leben** führen können. Dabei stehen die Betroffenen und ihre Bezugspersonen im Mittelpunkt allen Bemühens.

> Palliative Maßnahmen dienen der Symptomkontrolle und zielen auf eine positive Beeinflussung der Lebensqualität ab.

Kernaussage

Die *WHO* beschreibt Palliative Care (1990) folgendermaßen:

Palliative Care...

- ▸ unterstreicht, dass Tod und Sterben normale Vorgänge des Lebens sind,
- ▸ beschleunigt den Tod nicht, verzögert ihn aber auch nicht,
- ▸ schafft Linderung von Schmerzen und anderen belastenden Symptomen,
- ▸ schließt psychische und spirituelle Aspekte der PatientInnenversorgung mit ein,
- ▸ ist ein Unterstützungsangebot, um den PatientInnen zu helfen, so aktiv wie möglich bis zum Tod zu leben,
- ▸ ist ein Unterstützungsangebot, um den Angehörigen zu helfen, während der Zeit der Erkrankung des Patienten oder der Patientin und in ihrer eigenen Trauerphase zurechtzukommen.

(nach der Übersetzung von S. Pleschberger und K. Heimerl)

Da die Bedürfnisse und Wünsche der Betroffen die Aufgabenbereiche mehrerer Berufsbilder berühren, ist Palliative Care angewiesen auf die enge Zusammenarbeit eines multiprofessionellen Teams.

Im Jahr 2002 wurde die Definition noch erweitert:

Palliative Care...

- ▸ „ist ein Ansatz, mit dem die Lebensqualität von PatientInnen und ihren Familien verbessert werden soll, wenn sie mit einer lebensbedrohlichen Krankheit und den damit verbundenen Problemen konfrontiert sind. Dies soll durch Vorsorge und Linderung von Leiden, durch frühzeitiges Erkennen und fehlerlose Einschätzung und Behandlung von Schmerzen und anderen physischen, psychosozialen und spirituellen Problemen erfolgen." (Sepulveda et al. 2002, Übersetzung S. Pleschberger). Damit wurde der Vorsorgegedanke mit in das Konzept der Palliativ Care hineingenommen.

1.2.2 Die Hospizbewegung

Das *Hospiz* versteht sich als eine Raststätte für Menschen auf ihrer letzten Reise. Die Hospizbewegung drückt eine innere Grundhaltung aus, die die Erhaltung von Würde und Selbstbestimmung der Sterbenden unter Beachtung von individuellen Bedürfnissen zum Ziel hat. Damit

WHO

World Health Organization, Weltgesundheitsorganisation. Die Website der WHO bietet Informationen über Gründung, Aufgaben, aktuelle Projekte und Maßnahmen: www.who.int

Hospiz

von lat. „*hospitum*" = Gastfreundschaft, Herberge

soll ihnen und ihren Angehörigen in der letzten Lebensphase eine bestmögliche Unterstützung zuteil werden.

Geschichtliche Entwicklung

Der Begriff Hospiz ist schon sehr alt, da er bereits zur Zeit der Römer verwendet wurde. Schon damals konnten Bedürftige, Kranke und Sterbende Unterkunft, Verpflegung und Hilfe in Hospizen finden.

Im Christentum wurden solche Einrichtungen zunächst von religiös engagierten Frauen geleitet, ab dem 4. Jh. wurde diese Aufgabe von verschiedenen Orden übernommen. Im *Mittelalter* bildeten sich eigene Hospitalorden. Besonders in entlegenen Gebieten wie an Alpenpässen und Flussübergängen entlang der Pilgerwege entstanden Hospize. Das Hospiz war damals eine Herberge und Raststätte für Reisende und eine wertvolle soziale Einrichtung, um Hilfsbedürftigen Schutz, Geborgenheit, Erfrischung, Stärkung und Heilung zu bieten.

Mittelalter

Zeitspanne etwa vom Untergang des Weströmischen Reiches (476 n. Chr.) bis zur Entdeckung Amerikas (1492)

Die moderne Hospizbewegung

In der 1. Hälfte des 20. Jh. wurde die Betreuung von Sterbenden zunehmend vernachlässigt. Für diese Entwicklung waren u. a. Fortschritte der technisierten Medizin und Veränderungen in der Gesellschaft mitverantwortlich (vgl. Klaschik 2003, S. 2).

Anfang der 60er Jahre bewirkten zwei Frauen eine nachhaltige Veränderung im gesellschaftlichen Umgang mit sterbenden Menschen und in ihrer Betreuung:

Cicley Saunders, Krankenschwester, Sozialarbeiterin und später auch Ärztin in England, erkannte die unzureichende Behandlung und Betreuung von sterbenden Menschen zur damaligen Zeit aufgrund folgender Tatsachen (Saunders 1993):

- ▸ Die meisten Menschen möchten hier zu Lande zwar in ihrer vertrauten Umgebung sterben, tatsächlich erfolgt das Sterben aber überwiegend in Krankenhäusern oder Heimen.
- ▸ Die Medizin begreift Sterben und Tod als therapeutischen Misserfolg.
- ▸ Die Apparatemedizin droht menschliche Nähe und Zuwendung für Sterbende zu verhindern.

Sie studierte Medizin, um auf diesem Gebiet etwas verändern zu können, und gründete 1967 das St. Christopher's Hospice in London mit dem Ziel, sterbenden Menschen eine lebenswerte Zeit bis zu ihrem Tod zu ermöglichen. Von dieser Einrichtung geht die heute weltweite Bewegung aus. Unzählige ÄrztInnen, Pflegepersonen, SozialarbeiterInnen und andere HelferInnen aus aller Welt wurden und werden dort ausgebildet und haben den Hospizgedanken in über 80 Länder verbreitet.

Elisabeth Kübler-Ross, Psychiaterin aus der Schweiz, beschäftigte sich zeit ihres Lebens mit der Begleitung von sterbenden Menschen. Sie war maßgeblich daran beteiligt, das Thema Sterben in die breite Öffentlichkeit zu bringen, zu enttabuisieren. 1969 wurde sie durch ihr Buch „Interviews mit Sterbenden" bekannt. Kübler-Ross steht auch am Anfang der amerikanischen Hospizbewegung. Der amerikanische Senat ließ 1986 Effizienzstudien durchführen, in denen nachgewiesen werden konnte, dass die Hospizbetreuung auch ökonomisch sinnvoll ist. Das trug dazu bei, dass der Hospizgedanke fester Bestandteil des amerikanischen Gesundheitssystems wurde.

> Die heute weltweite Hospizbewegung wurde von C. Saunders und E. Kübler-Ross begründet und geprägt.

Kernaussage

Die Arbeit dieser beiden Frauen trug jedenfalls entscheidend zu einem würdevolleren Umgang mit Sterbenden und einem höheren Stellenwert der Familienbetreuung und Nachbarschaftshilfe bei (vgl. Klaschik 2003, S. 2).

Internationale Entwicklung

Die Verbreitung der Hospiz-Idee erfolgte in den frühen 70er Jahren zuerst in den englischsprachigen Ländern. Die Anerkennung der Palliativmedizin als eigenständige Subdisziplin der Medizin war ein wichtiger Schritt, der als erstes in England (1987) gelang.

Kanada: In Kanada wurde 1975 die erste Palliativstation weltweit am Royal-Victoria-Hospital in Montreal/Quebec durch Belfour Mount eröffnet. Die Bezeichnung „**Palliativstation**" (Palliative Care Unit) wurde in diesem Zusammenhang erstmals verwendet, da unter dem Begriff Hospiz (hospice) in Französisch-Kanada eine „Pflegeeinrichtung für unter Obsorge stehende alte Menschen" verstanden wird. Palliative Care wird in Kanada nicht als eigene Fachdisziplin anerkannt, jedoch werden einjährige Studiengänge für Pflegekräfte mit einem Studienabschluss angeboten.

Deutschland: In Deutschland entwickelten sich Ende der 70er Jahre zahlreiche lokale Hospizgruppen und 1985 wurde der Christopherus-Hospiz-Verein in München gegründet. 1983 entstand die erste Palliativstation an der Universitätsklinik in Köln und 1986 wurde das erste Hospiz Deutschlands in Aachen errichtet.

1986 wurde in Deutschland durch Dr. Paul Becker auch eine internationale Vereinigung gegründet, nämlich die IGSL (Internationale Gesellschaft für Sterbebegleitung und Lebensbeistand).

1988 erfolgte in **Mailand** die Gründung der EAPC (European Association of Palliative Care). Die einzelnen Länder Europas haben palliativmedizinische Fachgesellschaften gegründet, die alle in dieser Organisation vereint sind.

2007 wurde in **Österreich** der erste Lehrstuhl für Palliativmedizin an der Medizinischen Universität Wien geschaffen.

1.2.3 Die Hospizbewegung in Österreich

Die Anfänge

Die ersten Initiativen und Aktionen gingen Ende der 70er Jahre von medizinischen Laien aus, die finanziell zur Gänze auf private Spenden und Wohlfahrtsorganisationen angewiesen waren. Der Hospizgedanke ist zwar überkonfessionell, doch wirkten anfänglich vor allem die kirchlichen Institutionen wie Caritasverbände, Diakoniewerk, einzelne Orden und katholische Bildungshäuser unterstützend.

1985 begann eine Gruppe um Sr. Hildegard Teuschl in Wien die Hospizidee in Österreich umzusetzen.

1987 wurde begonnen, die Hospizarbeit ambulant durch das „Interdisziplinäre Hospiz-Außenteam" anzubieten, in dem Fachkräfte aus dem medizinischen, pflegerischen, pastoralen, psychosozialen Bereich und aus wissenschaftlichen Instituten zusammenarbeiteten. Gerade hier wird deutlich, wie eng der Hospizgedanke mit einem interdisziplinären Angebot verknüpft ist.

1992 entstand die erste stationäre Hospizeinrichtung „Hospiz St. Raphael" im Krankenhaus „Zum Göttlichen Heiland" in Wien.

1993 begann das Mobile Hospizteam Innsbruck mit der Betreuung schwerkranker und sterbender Menschen zu Hause und in den Jahren bis 1995 erfolgte die Gründung Mobiler Hospizteams in allen österreichischen Bundesländern.

Stationäre Einrichtungen konnten aufgrund fehlender finanzieller Unterstützung durch die öffentliche Hand erst später errichtet werden.

1998 eröffneten das stationäre Hospiz in Innsbruck und die Palliativstation St. Vinzenz in Ried. Zu dieser Zeit wurden auch die ersten Palliativbetten am Krankenhaus der Elisabethinen in Graz eingerichtet.

Netzwerke

Österreichische Palliativgesellschaft: Die Gründung der OPG (Österreichische Palliativgesellschaft) erfolgte Ende 1998. Sie versteht sich als eine interdisziplinäre und interprofessionelle Gesellschaft, die sich vor allem mit der Ausbildung und der Forschung im Bereich Palliative Care befasst.

Dachverband der Palliativ- und Hospizeinrichtungen: In Österreich existiert seit 1993 auch der Dachverband der Palliativ- und Hospizeinrichtungen, um alle Hospizgruppen und Vereine sowie Palliativeinrichtungen miteinander zu vernetzen. Im interdisziplinär zusammengesetzten Vorstand arbeiten VertreterInnen aus allen Bundesländern zusammen. Sie setzen sich für den Auf- und Ausbau und die Qualitätssicherung der Hospizidee ein und sehen einen Schwerpunkt in der Bildungsarbeit.

Palliative Bildungsangebote

Hinsichtlich Bildung bieten die beiden Organisationen derzeit an:

- ▶ für Laien, teilweise auch für Fachpersonal: „Lehrgang für Lebens-, Sterbe- und Trauerbegleitung"
- ▶ für Personen aus verschiedenen Gesundheitsberufen: „Lehrgang für Palliative Care"
- ▶ seit 2000 Universitätslehrgang für Palliative Care, Abschluss mit dem akademischen Grad „Master of Advanced Studies" (MAS)
- ▶ Palliativlehrgänge speziell für ÄrztInnen
- ▶ Palliativlehrgänge speziell für Pflegepersonal

1.2.4 Organisationsformen von palliativen Betreuungseinrichtungen

Die Hospizidee ist zentraler Ausgangspunkt für die Hospizbewegung und für Palliative Care. Palliativstationen und die Hospizbewegung verfolgen dieselben Ziele. Beide haben das Anliegen, für schwerkranke und sterbende Menschen „Leben bis zuletzt" zu ermöglichen.

Stationäre Hospize

Diese **eigenständigen Einrichtungen** verfügten zunächst über eine eigenständige Organisationsstruktur. Das Betreuungsangebot der stationären Hospize richtete sich an jene schwerkranken Menschen, die nicht oder vorübergehend nicht zu Hause betreut werden konnten. Häufige Indikationen zur stationären Aufnahme in ein Hospiz sind neben der Behandlung von Schmerzen und anderen belastenden Symptomen auch schwierige pflegerische Situationen und psychosoziale Krisensituationen. Die Aufnahme in ein Hospiz erfolgt unabhängig von der finanziellen Situation des betroffenen Menschen und ebenso unabhängig von seiner Konfession. Ziele der Hospizbetreuung sind die Behandlung belastender Symptome, eine Entlastung und Stabilisierung und wenn möglich die Entlassung der Kranken nach Hause. Aber Hospize verstehen sich traditionell auch als Orte, an denen Sterben in Geborgenheit möglich ist.

Palliativstationen

Dies sind eigenständige, an ein **Krankenhaus** angebundene oder integrierte Stationen auf Basis interdisziplinärer Zusammenarbeit. Aufgenommen werden Personen mit einer unheilbaren, fortgeschrittenen Erkrankung, die einer Krankenhausbehandlung bedürfen, um Schmerzen und andere Symptome zu behandeln. Es wird eine Entlassung nach Hause oder in eine Langzeiteinrichtung angestrebt. Die Finanzierung der Palliativstationen ist über die leistungsorientierte Krankenanstaltenfinanzierung (LKF) geregelt.

Durch die Einführung der leistungsbezogenen Krankenhausfinanzierung (LKF) im Jahr 2002 waren die Palliativstationen gezwungen, eine Entlassung der PatientInnen nach durchschnittlich drei Wochen anzustreben. Zugleich verschlechterte sich die Situation der stationären Hospize. Da das österreichische Finanzierungssystem Gesundheit und Soziales trennt, fallen AkutpatientInnen in den Sektor Gesundheit; die Kosten werden von den Krankenkassen getragen. LangzeitpatientInnen (HospizpatientInnen) fallen in den Sektor Soziales und somit in die Pflegeheimfinanzierung. In diesem Fall müssen die PatientInnen im Rahmen des Möglichen finanziell wesentlich beitragen. Dieser Aspekt läuft dem international geltenden Grundsatz der Unentgeltlichkeit der Hospizbetreuung zuwider und erschwert den Betroffenen den Zugang (Höfler 2002).

Die Einführung der leistungsbezogenen Krankenhausfinanzierung hatte zur Folge, dass viele stationäre Hospize in eine Palliativstation umgewandelt wurden. So wurden zum Beispiel das Hospiz Innsbruck, das Hospiz St. Raphael am KH Göttlicher Heiland, das CS Hospiz Rennweg und das Hospiz im Geriatriezentrum am Wienerwald zu Palliativstationen. Mit dieser Veränderung sind eine Annäherung an Krankenhausstrukturen, eine stärkere Medikalisierung und auch ein höherer Entlassungsdruck verbunden.

Kernaussage

> Einige der ehemaligen Hospize, die jetzt zu Palliativstationen wurden, haben trotz der Umwandlung in eine Palliativstation den Namen „Hospiz" beibehalten. Hospiz steht für eine ganz bestimmte Form der Betreuung. In Österreich verbinden die Menschen damit eine respektvolle, achtsame Betreuung sterbender Menschen und ihrer Angehörigen. Der Begriff „Hospiz" ist zu einem Synonym für eine umfassende, kompetente Betreuung sterbender Menschen und ihrer Angehörigen geworden. Die Menschen in unserem Land haben inzwischen eine recht klare Vorstellung von Hospizen, sie verbinden damit eine ganz bestimmte Form der Be-

treuung. Unter der Bezeichnung „Palliativstation" kann sich die Mehrheit der Bevölkerung bislang noch recht wenig vorstellen.

Der Ausbau von Palliativstationen in Österreich ist eine sehr positive Entwicklung. Das Hauptziel einer Palliativstation ist es, Schmerzen zu lindern und andere belastende Beschwerden körperlicher oder psychosozialer Art zu beheben und spirituellen Bedürfnissen zu begegnen. Wie in den Hospizen liegt der Schwerpunkt der Betreuung in der Verbesserung der Lebensqualität für die schwerkranken Menschen und für ihre Angehörigen.

Eine Palliativstation ist aber weder eine Langzeit-Pflegestation, noch eine Sterbestation. Die begrenzte Aufenthaltsdauer von durchschnittlich zwei bis drei Wochen stellt häufig ein Problem dar. Wohin sollen schwerstkranke PatientInnen entlassen werden, wenn sich ihr Zustand nicht innerhalb dieser Zeit stabilisiert hat?

Deshalb brauchen wir in Österreich auch stationäre Hospize als „Lebensorte für sterbende Menschen", in denen sich die Menschen auf ihre persönliche Art und Weise auf das Sterben, ohne Sorge vor Entlassung, vorbereiten können. Neben einer umfassenden palliativen Betreuung verstehen sich Hospize traditionell auch als Orte, an denen die Menschen sich beim Sterben auch Zeit lassen dürfen.

Derzeit ist ein System abgestufter Palliativversorgung in Planung. Dieses System sieht die Wiedereinführung der stationären Hospize vor, allerdings ist die Finanzierung bislang noch nicht geklärt. Hospize hatten in Österreich bislang nur Modellcharakter. Lernorte, auch dafür, wie es gelingen kann, dem Sterben einen Platz in unserer Gesellschaft zu geben. Wenn es nicht gelingt, eine Finanzierung für Hospize zu erreichen, ähnlich wie es sie für Palliativstationen gibt, werden wir uns österreichweit von der Hospiz-Idee, zumindest im professionellen Bereich, verabschieden müssen.

Palliative Care in der Geriatrie

„Ich habe mich bewusst der Versorgung von Tumorpatienten gewidmet. Ich wusste, dass es mir nicht gelingt, die Misere in der Versorgung unserer alten Mitbürger aufzugreifen. Das Problem ist mir zu groß gewesen."

(Cicely Saunders)

Es besteht ein hoher Bedarf an palliativer Betreuung in der Geriatrie, aber die Umsetzung von Palliative Care in den Pflegeheimen ist derzeit noch sehr entwicklungsbedürftig. Die Menschen, die in Pflegeheimen leben, leiden oft unter mehreren progredienten und chronischen Erkrankungen und viele von ihnen sind durch Schmerzen und andere Symptome belastet. Kurative Maßnahmen sind häufig nicht mehr möglich und die PatientInnen haben eine sehr begrenzte Lebenserwartung. Daher sind geriatrische PatientInnen oft klassische PalliativpatientInnen nach der geltenden WHO-Definition.

Sie sind ähnlich bedürftig wie die PatientInnen in Palliativstationen und Hospizen, in mancher Hinsicht sogar noch bedürftiger: Anders als die meist jüngeren, onkologischen PatientInnen in Palliativstationen haben sie meist kein tragfähiges soziales Umfeld mehr, ihre Verwandten und FreundInnen stehen nicht mehr zur Verfügung.

Sie haben ein enormes Bedürfnis nach Zuwendung und Zuneigung und oftmals sind die Pflegenden ihre einzigen Bezugspersonen.

Bei dem derzeit üblichen Personalschlüssel in unseren Heimen kann diese Zuwendung aber nur sehr begrenzt geleistet werden. Umfassende Palliativpflege mit einem so knappen Pflegepersonalstand zu leisten, ist nicht möglich. Und das angesichts einer Bedürftigkeit, die keineswegs geringer ist als jene von jüngeren tumorkranken Menschen. Wenn eine Pflegeperson im Nachtdienst zum Beispiel für 30 und mehr PatientInnen bzw. BewohnerInnen zuständig ist, dann ist leicht nachvollziehbar, dass palliative Pflege innerhalb dieser Rahmenbedingungen kaum möglich ist.

Der aktuelle Pflegepersonal-Schlüssel in unseren Pflegeheimen resultiert aus Berechnungen, die zehn Jahre zurück liegen. Damals waren noch deutlich mehr Menschen in den Pflegeheimen zumindest teilweise selbstständig und sie brauchten weniger intensive pflegerische Betreuung. Inzwischen sind fast alle PflegeheimbewohnerInnen multimorbid, sie leiden an schweren chronischen Erkrankungen und viele von ihnen sind demenziell erkrankt.

Derzeit sind (international gesehen) etwa 70% der PflegeheimpatientInnen dement und diese Menschen in unseren Pflegeheimen haben einen besonders signifikanten Bedarf an Palliative Care. Oft sind sie nicht mehr in der Lage, ihre Schmerzen und Belastungen zu äußern, und die zugrunde liegenden Ursachen ihres Leidens werden häufig nicht erkannt.

Weil sie sich oft nicht mehr ausreichend verbal ausdrücken können, erhalten sie häufig nicht die notwendige Beachtung ihrer körperlichen und seelischen Leiden. Verschiedene Studien zeigen, dass sie – auch im Krankenhaus – deutlich weniger Schmerzmittel erhalten, als nicht-demente PatientInnen in vergleichbaren Situationen. Weil sie es uns oft nicht mitteilen können, weil sie nicht in der Lage sind, zu beschreiben, was sie quält.

Sie brauchen spezielle Formen des Symptom-Assessments (z. B. Dolo-plus oder ECPA (Echelle comportementale de la douleur pour personnes agees non communicantes)) und sie sind weitgehend abhängig davon, wie viel Fachwissen, Kommunikationsfähigkeit und Verständnis ihre Pflegenden aufbringen können.

Was demente Menschen an kognitiven Fähigkeiten aufgrund ihrer Er-krankung verlieren, gewinnen sie oft an Sensibilität. Sie sind ungeheuer verletzbar und schutzbedürftig. Zuwendung und emotionale Anteilnah-me sind für sie lebensnotwendig.

> *„Alte Menschen haben eindeutig besondere Bedürfnisse, weil ihre Probleme anders und oft komplexer sind, als die junger Menschen"*
>
> *(WHO 2004)*

Eine gute palliative Versorgung, Palliativmedizin und palliative Pflege würden gewährleisten, dass Leiden reduziert wird und Lebensqualität und auch Lebensfreude erhalten bleiben, auch wenn wir gegen das Fort-schreiten der Erkrankung nichts tun können.

Aktueller Ausbaustand von Palliativstationen und Hospizen in Österreich

Internationale Erfahrungswerte ergeben einen Bedarf von 50 Palliativ-betten pro Million Einwohner. Österreich benötigt demnach rund 400 Betten. Laut dem Österreichischen Krankenanstalten- und Großgeräte-plan des Bundesministeriums für Soziale Sicherheit und Generationen war ein schrittweiser Aufbau von 338 Hospiz-/Palliativbetten im Akut-bereich bis zum Jahr 2005 vorgesehen. Inzwischen ist aber deutlich ge-worden, dass dieses Zeitziel nicht erreicht werden konnte.

Bundes-land/ Betten		Akutbereich (=Palliativstationen)	Betten	Gründung
B	8	Palliativstation am KH Oberwart	8	2003
K	27	Palliativstation am KH d. barmh.Brüder/St.Veit/Gl.	4	2004
		Palliativstation am LKH Klagenfurt	14	2005
		Palliativstation am LKH Villach	9	2007
NÖ	27	Palliativstation am a. ö. KH Waidhofen/Thaya	8	2001
		Palliativstation am KH Scheibbs	8	2001
		Palliativstation LKH Krems/Donau	6	2006
		Palliativstation Lilienfeld	5	2007

Tabelle 1

Stationäre Hospiz- und Pal-liativeinrichtungen in Öster-reich

Statistik erhoben vom Dachverband HOSPIZ ÖSTERREICH Stand: 31.1.2008

LKH = Landeskrankenhaus, KH = Krankenhaus

Tabelle 1, Fortsetzung

Stationäre Hospiz- und Palliativeinrichtungen in Österreich

Statistik erhoben vom Dachverband HOSPIZ ÖSTERREICH Stand: 31.1.2008

			Betten	Gründung
OÖ	40	Palliativstation/Hospiz St. Vinzenz am KH d. BHS-Ried/I	10	1998
		Palliativstation/Hospiz St. Louise am KH d. BHS-Linz	10	2000
		Palliative Care im KH d. Elisabethinen in Linz	8	2005
		Palliativstation am LKH Vöcklabruck	12	2006
		Palliativstation am LKH Steyer (Gründungsstadium)		2010?
ST	28	Univ. Palliativmed. Einrichtung am LKH-Univ. Klinik. Graz	12	1998
		Palliativeinheit am KH d. Elisabethinen Graz	8	1998
		Palliativeinheit am LKH Leoben	8	2005
S	10	Palliativbetten KH Tamsweg	4	2004
		Palliativbetten KH Hallein	6	2005
T	14	Hospiz/Palliativstation Tiroler Hospizgem. Innsbruck	14	1998
V	10	Palliativstation KH Hohenems	10	2002
W	49	Palliativstation Hospiz St. Raphael im KH Göttl. Heiland	10	1992
		CS Hospiz Rennweg in Koop. mit d. KH d. BHS-Wien	12	1995
		Palliativstation am KH Hietzing	14	1995
		Palliativstation am KH St. Elisabeth	8	1999
		Palliativstation am AKH Wien	5	2006
		Betten im Akutbereich gesamt	**213**	

Bundes-land/ Betten		Langzeitbereich (=„Hospize")	Betten	Gründung
NÖ	22	Hospiz am Heim Melk	6	1999
		Hospiz im Rosenheim Tulln/Donau	6	1999
		Hospiz im NÖ LPPH Wr. Neustadt	6	2001
		Stephansheim Horn	4	2006
S	10	Hospiz Helga Teichl, Salzburg	10	2002
ST	10	Albert Schweizer Hospiz, GGZ Stadt Graz	10	2002
		Betten im Langzeitbereich gesamt	**42**	
		Palliativ-/Hospizbetten gesamt	**255**	

Durch die LKF-Finanzierung entstanden in Österreich zusätzliche Palliativstationen in verschiedenen Krankenhäusern, aber kaum neue Hospize. Durch diese Form der Finanzierung wurde der Betrieb von Palliativstationen gesichert, aber derzeit gibt es kein Finanzierungskonzept für stationäre Hospize. Das hat zur Folge, dass für eine längerfristige palliative Betreuung schwerkranker und sterbender Menschen in Österreich kaum Betreuungsplätze vorhanden sind. Noch gibt es 42 Hospizbetten, aber diese geringe Anzahl kann dem Bedarf in Österreich keineswegs entsprechen.

	Grundversorgung	Unterstützende Angebote		Betreuende Angebote
Akutbereich	Krankenhäuser		Palliativkonsiliardienste	Palliativstationen
Langzeitbereich	Alten- und Pflegeheime	Hospizteams	Mobile Palliativteams	Stationäre Hospize
Familienbereich, Zuhause	Niedergel. (Fach-)Ärzteschaft, Mobile Dienste, Therapeuten			Tageshospize

Tabelle 2

Aktueller Plan zur abgestuften Palliativversorgung in Österreich

(Quelle: Konzept BMGFJ/ÖBIG zur abgestuften Hospiz- und Palliativversorgung in Österreich)

Strukturqualitätskriterien

Um die Qualität in palliativen Einrichtungen zu sichern, gelten bestimmte Richtlinien. Tabelle 3 enthält die momentan geltenden Richtlinien für die Strukturqualitätskriterien. Die Umsetzung dieser Richtlinien erfolgte bis Ende 2004.

Personalausstattung	
Berufsgruppe	**Personalausstattung**
Ärzte (Tagdienst)	1 *VZÄ* je 5 Betten
Dipl. Gesundheits- und Krankenpflegepersonal	1,2 VZÄ je Bett (= 1 VZÄ je 0,833 Betten)
Physiotherapeuten, Psychotherapeuten, Sozialarbeiter	6 Wochenstunden je Patient
Ergotherapeuten, Logopäden, Diätassistenten	verfügbar
Seelsorger verschiedener Konfessionen	verfügbar
ehrenamtliche Mitarbeiter mit Koordinationsperson	verfügbar
Personalausstattung im Verbund mit der Abteilung, der die PAL-Einheit zugeordnet ist.	exkl. palliativmedizinischer *Konsiliardienst*
Personalqualifikation	
Ärztliches Personal	**Pflegepersonal**
Ärzte für Allgemeinmedizin und/oder Fachärzte, jeweils mit besonderen Kenntnissen auf dem Gebiet der Palliativmedizin	Diplomierte Gesundheits- und Krankenpflegepersonen mit besonderen Kenntnissen auf dem Gebiet der Palliative Care
Technische Ausstattung	
In den PatientInnenzimmern	**Auf der Station**
Sauerstoffanschluss Vakuum	Schmerzpumpen Perfusoren und Infusomaten fahrbarer Badewannenlift Patientenheber Anti-Dekubitus-Betten und spezielle Anti-Dekubitus-Matratzen: bedarfsgerechte Vorhaltung

Tabelle 3

Strukturqualitätskriterien für Palliativmedizin (PAL)

(Quelle: ÖBIG, Auszug aus dem Österreichischen Krankenanstalten- und Großgeräteplan 2003)

VZÄ

VollzeitärztInnen

konsiliar

von lat. *consilium* = Beratung

Tabelle 3, Fortsetzung

Strukturqualitätskriterien
für Palliativmedizin (PAL)

*(Quelle: ÖBIG, Auszug aus
dem Österreichischen
Krankenanstalten- und
Großgeräteplan 2003)*

Räumliche Ausstattung
Station
wohnliche Atmosphäre, behindertengerechte Ausstattung der Patientenbereiche 1- und 2-Bett-Zimmer mit Nasszelle Übernachtungsmöglichkeiten für Angehörige Stationsbad Verabschiedungs-/Meditationsraum, multifunktionell nutzbar Räumlichkeiten für soziale Aktivitäten, multifunktionell nutzbar
Im Haus verfügbar
Therapieraum
Leistungsangebot
Kommunikation mit Zuweisenden bzw. Betreuenden Erstgespräch mit Patienten und Angehörigen vor der Aufnahme Anamnese/Status Erstellen von Symptomdiagnosen (z. B. Schmerzdiagnose) Qualifizierte Schmerzbehandlung und Symptomkontrolle Adäquate erforderliche Diagnostik Behandlung interkurrenter Erkrankungen Patientenorientierte, ganzheitliche Pflege (Bezugspflege) Funktionserhaltende und funktionsverbessernde therapeutische Maßnahmen Ernährungstherapeutische Maßnahmen Psychotherapeutische Betreuung des Patienten Psychosoziale Betreuung und Krisenintervention bei Patient und Angehörigen Spirituelle Betreuung Betreuung durch ehrenamtliche Mitarbeiter Planung und Ermöglichung von Ausgängen, Heimausflügen Miteinbeziehung und Mitbetreuung der Angehörigen Abklärung der Betreuungssituation nach der Entlassung Entlassungsvorbereitung Koordinierte Entlassung Ggf. Verabschiedung des Verstorbenen Trauerbegleitung der Angehörigen Kontakt mit Patienten und Angehörigen nach der Entlassung Kooperation mit Weiterbetreuenden Telefonische Beratung von Ärzten und sozialen Diensten, die Palliativpatienten betreuen Konsiliardienst im Haus bzw. gegebenenfalls in anderen Krankenhäusern Durchführung von Aus-, Fort- und Weiterbildung Fakultativ: Ambulanz, Tagesklinik
Größe
Palliativstationen mit 8 bis 14 Betten. Darüber hinaus sind in Abhängigkeit von regionalen Bedingungen auch Palliativbereiche mit weniger als 8 Betten möglich.

Durch die formale Trennung von Hospizen und Palliativstationen wurden Neudefinitionen erforderlich:

1.2.5 Das Hospizteam

In Hospizteams sind nach aktueller Definition zum Großteil ehrenamtliche Personen tätig, die die Familie durch ihre Anwesenheit unterstützen und entlasten. Es soll Schwerkranken und sterbenden Menschen dadurch ermöglicht werden, bis zuletzt zu Hause betreut zu werden.

> Hospizteams arbeiten mit anderen ambulanten Diensten eng zusammen und üben ihre Tätigkeit je nach Situation zu Hause, in Heimen oder in Krankenhäusern aus.

Kernaussage

Das mobile Palliativteam

Das Team setzt sich interdisziplinär zusammen. Aufgabe des mobilen Palliativteams ist es, Angehörige, ÄrztInnen und Pflegepersonen in der Betreuung zu Hause und im Heim zu unterstützen, zu beraten und zu begleiten.

- ▶ Es sorgt an der Schnittstelle Krankenhaus und häusliche Versorgung für einen reibungslosen Übergang.
- ▶ Es betreut schwerkranke Menschen zu Hause nach den Grundsätzen von Palliative Care.
- ▶ Es kann als Konsiliarteam in Krankenhäusern, Heimen, Tageshospizen beratend tätig sein.

Der Palliativkonsiliardienst

Dieser Dienst bietet in erster Linie für die betreuenden ÄrztInnen und Pflegepersonen im Krankenhaus (auf den Stationen und in den Ambulanzen) beratende Unterstützung:

- ▶ Er führt Konsiliarbesuche auf den Stationen und Ambulanzen durch.
- ▶ Er unterstützt die Einleitung einer Betreuung der Schwerkranken zu Hause oder die Überweisung in andere Einrichtungen.
- ▶ Er vermittelt weitere Dienstleistungen.
- ▶ Er bietet telefonische Beratung, Aus- und Fortbildungen.

Der Palliativkonsiliardienst kann aufgrund seines ähnlichen Tätigkeitsfeldes Aufträge des mobilen Palliativteams erfüllen und umgekehrt.

Das Tageshospiz

Die Aufgaben eines Tageshospizes umfassen die palliativpflegerische bzw. -medizinische und psychosoziale Betreuung von PatientInnen und deren Angehörigen. Ein wesentlicher Aspekt ist die Entlastung und Unterstützung der PatientInnen bzw. ihrer Angehörigen, so dass die PatientInnen möglichst lange in ihrer häuslichen Umgebung bleiben können. Die ärztliche Betreuung erfolgt durch die ÄrztInnen der Einrichtung, durch qualifizierte HausärztInnen oder durch ein mobiles Palliativteam.

1.3 Arten der Zusammenarbeit

1.3.1 Multiprofessionelle und interprofessionelle Zusammenarbeit

Definition der Begriffe:

Disziplin	=	Fach einer Wissenschaft, Teilbereich
Multidisziplinär	=	mehrere Fächer betreffend
Interdisziplinär	=	lat., fachübergreifend, die Zusammenarbeit mehrerer Fachgebiete betreffend
Multiprofessionell	=	lat., mehrere Berufe betreffend

Definition Zusammenarbeit:

▶ Tätigkeiten auf ein Ziel hin vereinigen, Grundlage ist dabei ein Vertrauen auf die fortgesetzte bzw. den Abmachungen entsprechende Wechselwirkungsmöglichkeit

▶ mindestens 2 Personen aus unterschiedlichen Disziplinen, nicht zwingend aus unterschiedlichen Professionen

„In einem guten Miteinander schaffen wir mehr ...“

interprofessionell

von lat. *inter* = zwischen und Profession = Beruf. Interprofessionell ist die Zusammenarbeit mehrerer Berufe.

Eine gelingende interdisziplinäre/*interprofessionelle* Zusammenarbeit ist die Grundvoraussetzung für eine umfassende Versorgung und Betreuung sterbenskranker Menschen.

Eine optimale Betreuung und Begleitung von sterbenden Menschen und ihren Bezugspersonen benötigt ein hohes Maß an Fachwissen und eine große Bandbreite an Angeboten, da die Bedürfnisse und Problemstellungen dieser speziellen PatientInnengruppe oft sehr komplex sind. Es ist für eine einzige Berufsgruppe nicht möglich, allen Problemen und Bedürfnissen der Betreffenden gerecht zu werden. So sind Personen aus unterschiedlichen Gesundheitsberufen und Fachrichtungen erforderlich, um diesem Auftrag gemeinsam nachzukommen.

Nicht zuletzt ist der interdisziplinäre Tätigkeitsbereich der diplomierten Gesundheits- und Krankenpflegepersonen in § 16 Gesundheits- und Krankenpflegegesetz erwähnt bzw. geregelt.

Multiprofessionelle Zusammenarbeit

In fast jedem medizinischen Bereich in allen Krankenhäusern wird in **multiprofessionellen** Teams gearbeitet. Das heißt, es arbeiten verschiedene Professionen eigenständig und unabhängig voneinander. Es sind multiprofessionelle Teams, die sich um die Bedürfnisse der Kranken und ihrer Angehörigen kümmern. Die Bedürfnisse der Kranken werden dabei häufig in einer Form bewertet, die der hierarchischen Struktur innerhalb dieses multiprofessionellen Teams entspricht.

Eine solche Bewertung geschieht beispielsweise, wenn medizinische Maßnahmen höher bewertet werden als etwa ein Gespräch mit dem Seelsorger oder der Seelsorgerin. Oder wenn ein Spaziergang mit Angehörigen zurückstehen muss zugunsten einer Infusion. Das Entscheidende dabei ist, dass die Bewertung dieser Bedürfnisse von außen erfolgt. Dieser Wert ergibt sich nicht aus dem momentanen vorrangigen Bedürfnis der Kranken, sondern die Bewertung dessen, was Vorrang hat, wird von außen festgelegt.

Interprofessionelle Zusammenarbeit

In einem **interprofessionell** arbeitenden Team werden bestehende Rollenbilder manchmal unscharf, die Grenzen verwischen sich zugunsten eines gemeinsamen Strebens nach einem übergeordneten Ziel: den Bedürfnissen der schwerkranken Menschen und ihrer Angehörigen zu entsprechen.

Die Rangordnung innerhalb dieses interprofessionellen Teams ergibt sich aus den aktuellen Bedürfnissen des Patienten oder der Patientin. Das kann bedeuten, dass die Seelsorge oder die Sozialarbeit momentan größere Bedeutung hat als die Pflege oder die Medizin.

> Interprofessionelle Betreuungs- und Therapiemaßnahmen richten sich nach den aktuellen Bedürfnissen der PatientInnen, nicht nach hierarchischen Strukturen o. ä.

Kernaussage

In Palliative Care wird die PatientInnenorientierung sehr ernst genommen, das bedeutet, dass die PatientInnen bestimmen, was geschieht. Sie legen die Rangordnung ihrer Bedürfnisse fest.

Die interprofessionelle Zusammenarbeit der verschiedenen Berufsgruppen lässt sich gut mit einem Uhrwerk symbolisieren:

Ein Uhrwerk funktioniert durch die enge Verbindung von verschieden großen Zahnrädern. Jedes einzelne dieser Zahnräder, auch das kleinste, ist für das Funktionieren des gesamten Werkes maßgeblich. Nur wenn die einzelnen Zahnräder ineinander greifen, also eng und überschneidend zusammenarbeiten, kann das Uhrwerk seine Funktion erfüllen.

Arbeiten die einzelnen Zahnräder, um bei diesem Bild zu bleiben, ohne oder mit geringer Berührung zueinander, können sich die einzelnen Räder sehr schnell und mit großem Energieaufwand drehen, werden aber ihrer Aufgabe, dem ganzen Werk zu dienen, trotz großer Anstrengung kaum gerecht werden können.

Eine gelingende interprofessionelle Zusammenarbeit verlangt also enge, überschneidende Zusammenarbeit der beteiligten Professionen.

Anregung

> Haben Sie selbst schon Erfahrungen hinsichtlich der Zusammenarbeit verschiedener Berufsgruppen machen können? Wie wurde dort gearbeitet – war es tatsächlich eine interprofessionelle Zusammenarbeit?

Bei interprofessioneller Zusammenarbeit greifen die Zahnräder ineinander und bringen das ganze Werk in Bewegung: Die verschiedenen Berufsgruppen – Medizin, Pflege, Psychologie, Physiotherapie, Seelsorge und Sozialarbeit – arbeiten dabei eigenständig, weitgehend gleichberechtigt, aber auch sehr eng zusammen.

1.3.2 Das interdisziplinäre/interprofessionelle Team

Ein Team ist eine Gruppe von Personen mit der gemeinsamen Absicht zusammenzuarbeiten. Es geht nicht nur darum, am gleichen Strang zu ziehen, sondern am selben Ende desselben Strangs (vgl. Metz/Heimerl 2002, S. 303–304).

Palliative-Care-Teams zeichnen sich durch eine enge Zusammenarbeit folgender Professionen aus:
- ▶ Medizin
- ▶ Pflege
- ▶ Physiotherapie
- ▶ Ergotherapie
- ▶ Logopädie
- ▶ Diätdienste
- ▶ Psychotherapie
- ▶ Seelsorge unterschiedlicher Konfessionen
- ▶ Sozialarbeit

Es zählen im weiteren Sinne auch noch folgende Personengruppen dazu:
- ▶ alle ehrenamtlich in Hospizen Tätigen ohne spezielle Berufsausbildung im Gesundheitsbereich: Allerdings werden alle ehrenamtlich Tätigen in der Hospizbewegung durch eine spezielle Ausbildung für ihre Aufgabe geschult.
- ▶ Stationshilfsdienste/Reinigungspersonal: Es ist wesentlich, dass diese Personengruppe bewusst ins Team integriert wird, da sie

ebenso mit den PatientInnen und ihren Angehörigen in Kontakt tritt und viel zum Wohlbefinden der Kranken beitragen kann.

1.3.3 Wesentliche Punkte für eine gute Zusammenarbeit

Jede Berufsgruppe ist gleich wertvoll

Grundsätzlich muss sich jede Berufsgruppe selbst über den Wert ihrer eigenen Profession bewusst sein, um sich zu anderen Berufsgruppen hin sinnvoll abgrenzen und Verantwortungsbereiche festlegen zu können.

Eine fruchtbringende Zusammenarbeit ist nur zu erreichen, wenn jeder Berufsgruppe das Recht zugestanden wird, sich einzubringen, Vorschläge zu machen und gehört zu werden. Verborgene Hierarchien („Der Arzt ist Chef und hat das alleinige Sagen in allen Belangen"), oft aus der geschichtlichen Entwicklung erklärbar, sowie Vorurteile und gefestigte Denkmuster gegenüber bestimmten Berufsgruppen im Sinne einer negativen Aus- oder Abgrenzung („typisch Ärzte" oder „die" Schwestern) machen eine Zusammenarbeit sehr schwer. Es geht darum, sich solcher Denkmuster bewusst zu werden und sie zu verändern.

In der Betreuung schwerkranker Menschen gibt es immer wieder besonders schwierige Situationen. Es ist ein Merkmal guter interprofessioneller Zusammenarbeit, wenn es gelingt, solche oft unlösbaren Situationen gemeinsam auszuhalten, ohne die Notwendigkeit zu verspüren, dafür einen Verantwortlichen oder eine Verantwortliche finden zu müssen.

Interprofessionalität in der Palliative Care im Sinne einer „Orchestrierung des Lebensendes" bedeutet auch: Es gibt prinzipiell keine Leitdisziplin und Leitwissenschaft (Loewy 2000).

Wertschätzung und Anerkennung äußern

Das bedeutet:

- ▶ die Leistungen jeder Berufsgruppe (be-)achten
- ▶ nach Meinungen und Einschätzungen anderer fragen und diese in die Entscheidung mit einbeziehen
- ▶ zu bestimmten Anlässen und Festen einladen, gemeinsam feiern

Eigenverantwortliches Handeln

Die jeweiligen Professionen müssen ihre eigenen *Kompetenz*- und Aufgabenbereiche erkennen und nach ihnen handeln sowie die daraus resultierende Verantwortung wahrnehmen. Erst wenn diese Kriterien erfüllt sind, entsteht echter Handlungsspielraum im interprofessionellen Team. Zudem ist dies die Voraussetzung, um zu entscheiden, ab wann

Kompetenz

Vermögen, Fähigkeit, Zuständigkeit, Befugnis, Können. Wer auf einem bestimmten Gebiet kompetent ist, beherrscht dieses Gebiet. Er oder sie hat genügend Kenntnisse, um die anvertrauten Aufgaben zu meistern.

welche Berufsgruppe in den Betreuungsprozess mit eingebunden werden soll.

Um den Bedürfnissen der PatientInnen im interprofessionellen Team entsprechen zu können, müssen Informationen, auf die die anderen Berufsgruppen ebenso angewiesen sind, weitergegeben werden (z. B. regelmäßige interprofessionelle Fallbesprechungen und Übergaben). Das setzt die Bereitschaft voraus, andere Professionen an der Betreuung teilhaben zu lassen und über ihren Aufgabenbereich Bescheid zu wissen.

Jeder Blickwinkel ist richtig und wichtig

Es ist notwendig, auch die Sicht anderer Berufsgruppen auf eine Fragestellung oder ein Problem zuzulassen, d. h. auch mit Kritik konstruktiv umgehen zu können.

Das schützt vor „blinden Flecken" im eigenen Arbeitsbereich und bringt neue Chancen, sich mit dem Handeln der eigenen Berufsgruppe immer wieder unter bestimmten Gesichtspunkten auseinander zu setzen, es laufend auf seine Sinnhaftigkeit zu überprüfen. Im Übrigen kann die unterschiedliche Betrachtungsweise aus mehreren Berufssparten zu einem wesentlich besseren Verständnis der Gesamtsituation eines Patienten oder einer Patientin beitragen und mehr kreative Lösungen ermöglichen.

Kernaussage

> Voraussetzung für eine gute interdisziplinäre Zusammenarbeit ist eine horizontale Kommunikationsebene zwischen den Berufsgruppen. Damit ist gemeint, dass sich alle Berufssparten in der interprofessionellen Zusammenarbeit auf derselben hierarchischen Stufe befinden. Alle tragen dazu bei, als Fachkräfte in ihrem Bereich wertvolle Aspekte mit einzubringen, die diskutiert und gewichtet werden, wenn beispielsweise eine Entscheidung zu treffen ist.

Beispiel:

Eine indische Parabel erzählt Folgendes: Fünf Blinde hatten den Auftrag, einen Elefanten zu beschreiben. Der erste ergriff den Rüssel und sagte: „Ein Elefant ist ein beweglicher, faltiger Schlauch!" Der zweite fasste an ein Ohr und sagte: „Ein Elefant ist groß und sehr flach. Er wackelt heftig, wenn ich ihn angreife." Der dritte umarmte ein Bein und sagte: „Ein Elefant ist eine feste Säule." Der vierte ertastete den Bauch und meinte: „Ein Elefant ist eine dicke Kugel." Der fünfte schließlich nahm den Schwanz des Elefanten und sagte: „Ein Elefant ist eine dünne Schnur mit einem Büschel Haare am Ende."

Die Parabel zeigt: Ein jeder hatte den Elefanten auf seine persönliche Weise wahrgenommen, alle haben Recht, und doch beschreibt keiner den Elefanten, wie er wirklich ist.

(Parabel aus Pleschberger)

Die Situation lässt sich auch auf die unterschiedlichen Blickwinkel der verschiedenen Berufsgruppen übertragen. Jede Profession erkennt einen spezifischen Teil der Gesamtsituation und zeichnet davon ein Bild, das ihr als Handlungsgrundlage dient. Das Ziel ist, das eigene Bild durch andere Sichtweisen zu erweitern und zu ergänzen.

Untereinander verständlich bleiben

Jede Berufsgruppe entwickelt sich weiter und zeichnet sich durch zunehmende Spezialisierung aus. Es ist wichtig, trotz dieses zunehmenden Wissens für andere Berufsgruppen verständlich zu bleiben und sie nicht durch Fachtermini über einen zumutbaren Rahmen hinaus zu belasten.

Das dient bestenfalls dem Ego der eigenen Berufsgruppe, nicht aber dem Bemühen um eine gemeinsame interprofessionelle Basis.

Gemeinsame Ziele festlegen

Die Festlegung eines gemeinsamen Zieles, zusammen mit dem Patienten oder der Patientin, ist unerlässlich. Die gemeinsame Arbeit, die zu diesem Ziel führen soll, braucht klare Arbeitsaufträge und Strukturen. Es muss für alle transparent sein, worauf Wert gelegt wird, wer welche Aufgaben oder Rollen unter Berücksichtigung der fachlichen Qualifikation, persönlicher Stärken und Erfahrungen der einzelnen Personen übernimmt.

Auf gute Rahmenbedingungen und klare Regeln achten

Bestimmte Rahmenbedingungen sind notwendig, um als interprofessionelles Team gut arbeiten zu können. An Räumlichkeiten für interprofessionelle Teamsitzungen mangelt es kaum, schwieriger ist das Zeitmanagement, um alle Berufsgruppen an einem Tisch zu versammeln. Stationäre Einrichtungen haben diesbezüglich Vorteile gegenüber ambulanten Organisationen.

Wesentlich ist auch, dass bestimmte Freiräume im Tagesablauf zugelassen werden können (z. B. den Arbeitstag nicht mit fixen Routinearbeiten „vollpflastern"), um sich nötige Zeitressourcen für interprofessionelle Angelegenheiten zu schaffen.

Für eine gute Zusammenarbeit ist auch wichtig, dass sich alle Beteiligten an die zuvor gemeinsam festgelegten Arbeitsregeln halten und verteilte Arbeitsaufträge verlässlich und zeitgerecht erfüllen.

1.3.4 Teamfähigkeit

Persönliche Voraussetzungen für gute Teamfähigkeit

Neben vielen anderen Voraussetzungen seien folgende wesentlichen Aspekte angeführt:

- ▶ fachliche Kompetenz
- ▶ eine grundsätzlich respektvolle Haltung den anderen beteiligten Berufsgruppen gegenüber
- ▶ soziale/kommunikative Kompetenz, die Fähigkeit, Kritik zu ertragen und *konstruktive Kritik* einbringen zu können, Feedback geben und annehmen zu können, Konfliktfähigkeit
- ▶ realistisches Einschätzen der eigenen Möglichkeiten und Grenzen
- ▶ Lernbereitschaft und das Interesse, von anderen etwas zu lernen
- ▶ Disziplin, gemeinsame Regeln zu tragen
- ▶ Sinn für Humor!
- ▶ geistige Vitalität und Kreativität

konstruktive Kritik
Die Beurteilung/Bewertung wird in einer Art und Weise geäußert, die Möglichkeiten zur Verbesserung aufzeigt, aufbauend und nicht zerstörerisch ist.

Störende Faktoren bei der Teamarbeit
- ▶ zu wenig Anerkennung bzw. Feedback für geleistete Arbeit
- ▶ Abwertung einzelner Personen oder Berufsgruppen
- ▶ zu großer Zeitaufwand bei Entscheidungsfindungen
- ▶ Gruppendruck und Rollenstereotypisierungen

1.3.5 Inhalt der interprofessionellen Zusammenarbeit

Grundsätzlich sollen folgende Aspekte inhaltlich beachtet werden (angelehnt an Born/Eiselin 1996):

- ▶ die bisherigen Leistungen (Erfolgreiches und Fehlschläge) thematisieren und Anerkennung aussprechen
- ▶ inhaltlich an das letzte Zusammentreffen anknüpfen und damit Kontinuität gewährleisten
- ▶ Problemlösen und Planen der jeweiligen Maßnahmen unter Bedachtnahme auf folgende drei Fragen:
  1. Was muss getan werden?
  2. Wer ist bereit was zu tun?
  3. Welche Mittel werden dazu benötigt?
- ▶ Lern- und Entwicklungsmöglichkeiten anbieten
- ▶ allgemeine Verlautbarungen

Aufnahmen und Entlassungen

Die Art und Weise, wie Entscheidungen über Aufnahmen und Entlassungen erfolgen, ist ein wichtiger Eckpfeiler für die Zusammenarbeit. In den meisten Institutionen entscheiden die ÄrztInnen über die Aufnahme und die Entlassung von PatientInnen. Bei Pflegenden kann dadurch der Eindruck entstehen, dass andere Stellen entscheiden, sie aber letztlich die Last (der Pflege) tragen, ohne ein Mitspracherecht zu haben. Das kann Unmut erzeugen.

Es ist hilfreich, wenn die Pflegenden über den Zeitpunkt einer (geplanten) Aufnahme mitentscheiden können. So kann gewährleistet werden, dass die Aufnahme eines Patienten oder einer Patientin in Ruhe und mit ausreichend Aufmerksamkeit erfolgen kann.

Die PatientInnenbesprechung

Regelmäßige interprofessionelle Besprechungen über die aktuellen Probleme und Belastungen der PatientInnen haben sich sehr bewährt. Das ist auch der Rahmen, in dem neue Ziele und Strategien festgelegt werden. Diese Besprechungen können auch ein Forum für Fragen und Diskussionen, die die Behandlung und Betreuung der PatientInnen und die Unterstützung der Angehörigen betreffen, darstellen. Dabei ist es wichtig, dass Entscheidungen und Handlungen hinterfragt werden dürfen und dass besondere Belastungen und Befürchtungen der BetreuerInnen geäußert werden können. Diese Besprechungen gewährleisten zum einen die lückenlose Information innerhalb des Teams und auch die Festlegung gemeinsamer Betreuungsziele und sie sind eine gute Möglichkeit voneinander zu lernen und sich als Team weiter zu entwickeln.

Die Error-Runde

Einen besonderen Stellenwert im Rahmen der interprofessionellen Besprechung hat die Analyse von Fehlern. Es zeigt von einer hohen Teamkultur, Fehler, die wir gemacht haben, innerhalb des Teams anzusprechen und zu reflektieren. Es ist eine Tatsache, dass immer wieder Fehler passieren, und es ist wertvoll, zu analysieren, wie es zu diesen Fehlern gekommen ist und welche Möglichkeiten der Verbesserung wir haben. Dabei geht es nicht darum, Kritik zu üben, aber es ist eine gute Möglichkeit zu lernen und künftige Fehler vielleicht zu vermeiden. Letztlich geht es um die Sicherheit unserer Patienten und Patientinnen.

Regelmäßige Besprechungen aller beteiligten Personen und Berufsgruppen verhindern, dass Informationslücken entstehen, und ermöglichen es, gemeinsam Betreuungsziele festzulegen.

Kernaussage

Vertiefung des Lernstoffes

Zusammen-fassung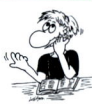

Die Hospiz- und Palliativbewegung setzt sich für eine menschenwürdige Begleitung und Betreuung unheilbar erkrankter Menschen in ihrer letzten Lebensphase und ihrer Bezugspersonen ein. Das Angebot erfolgt stationär, ambulant oder in Form einer Tagesbetreuung. In der Palliative Care ist die gute Zusammenarbeit aller betreuenden Berufsgruppen eine sehr wesentliche Voraussetzung, um auf die vielfältigen Wünsche und Bedürfnisse der kranken Menschen eingehen zu können.

Zum Üben

1. Auf welche Zielgruppe ist die Palliative Care ausgerichtet?
2. Woher stammt das Wort Hospiz und welche Personen waren maßgeblich an der Entwicklung der modernen Hospizbewegung beteiligt?
3. Welche Organisationsformen palliativer Betreuungseinrichtungen sind Ihnen bekannt?
4. Welches gemeinsame, vorrangige Ziel verfolgen alle Berufsgruppen?
5. Was ist für eine gute interprofessionelle Zusammenarbeit notwendig?

Zum Nachlesen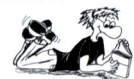

P. Ariès (2002): Geschichte des Todes. 10. Auflage. Deutscher Taschenbuch Verlag, München.

C. Barloewen (2000): Der Tod in den Weltkulturen und Weltreligionen. Insel Verlag, Frankfurt.

M. Böker et al. in S. Pleschberger et al. (2002): Palliativpflege. Grundlagen für Theorie und Praxis. Facultas Verlag, Wien.

Hospiz Österreich: Die letzten Schritte des Weges: Ansichten, Einsichten, Aussichten, Hospiz- und Palliativbetreuung in Österreich. Arbeitspapier.

S. Husebö und E. Klaschik (2003): Palliativmedizin. 3. Auflage. Springer Verlag, Wien, New York.

R. Leakey (1981) in A. Nassehi und G. Weber (1989): Tod, Modernität und Gesellschaft. Entwurf einer Theorie der Todesverdrängung. Westdeutscher Verlag, Opladen.

E. Medicus in Zeitschrift der Tiroler Hospiz-Gemeinschaft „Sonnenblume" Nr. 3, November 2003.

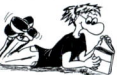

Zum Nachlesen

Ch. Metz und K. Heimerl in S. Pleschberger et al. (2002): Palliativ-pflege. Grundlagen für Theorie und Praxis. Facultas Verlag, Wien.

A. Nassehi und G. Weber (1989): Tod, Modernität und Gesellschaft. Entwurf einer Theorie der Todesverdrängung. Westdeutscher Verlag, Opladen.

S. Pleschberger in Ch. Metz et al. (2002): Balsam für Leib und Seele. Lambertus Verlag, Freiburg.

S. Rinpoche (2003): Das tibetische Buch vom Leben und Sterben. Ein Schlüssel zum tieferen Verständnis von Leben und Tod. Scherz Verlag, Bern.

C. Saunders (1993): Hospiz und Begleitung im Schmerz. Wie wir sinnlose Apparatmedizin und einsames Sterben vermeiden können. Herder Verlag, Freiburg, Basel, Wien.

M.-A. Strege und A. Busche (1999): Die Rolle der Sozialarbeiterin. In: J. C. Student: Das Hospizbuch. 4. Auflage. Reinhardt Verlag, München.

J. C. Student (2004): Soziale Arbeit im Hospiz und Palliative Care. Reinhardt Verlag, München.

P. G. Zimbardo et al. (1999): Psychologie. 7. Auflage. Springer-Verlag, Berlin, Heidelberg.

2   Der Sterbeprozess

Nach dem Studium dieses Kapitels sollten Sie ...

... verstehen, dass Sterben ein Bestandteil des Lebens ist.

... wissen, welche typischen Symptome in der Terminalphase eines Patienten oder einer Patientin eintreten.

... wissen, dass ein sterbender Mensch, auch wenn er keine oder wenig Reaktionen zeigt, trotzdem noch hören kann.

... das Sterbephasenmodell nach E. Kübler-Ross kennen und um die Grenzen dieses Modells wissen.

... den Sterbeprozess nach Renz bzw. Jonen–Thielemann kennen.

2.1 Sterben ist ein Teil des Lebens

Es ist zu allererst wichtig, den Tod und das Sterben voneinander zu unterscheiden. Sie sind zwei verschiedene Dinge: Der Tod steht am Ende des Sterbeprozesses, er ist abstrakt, er ist das Ende des Lebens. Das Sterben ist ein Teil des Lebens, sterbende Menschen leben und der Prozess des Sterbens gehört ins Leben. Das Sterben ist viel greifbarer, nicht so abstrakt wie der Tod.

Wittkowski hat das Sterben einmal als „dritten Zustand" beschrieben, nicht mehr zu leben, aber auch noch nicht tot zu sein. Wir können dem nicht zustimmen. Sterben ist ganz eindeutig leben, sterbende Menschen leben, und sie leben oft in einer einzigartigen Intensität. Das Sterben kann sich auch über einen längeren Zeitraum, über Wochen und Monate erstrecken.

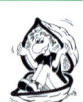

> Sterben bedeutet immer einen mehr oder weniger lang andauernden Prozess, den „Augenblick des Sterbens" gibt es nicht.

2.1.1 Wann beginnt der Sterbeprozess?

Wissenschaftliche Betrachtung

Die Frage, wann das Sterben beginnt, hat einen fast schon philosophischen Charakter. Es gibt nur sehr vage formulierte Definitionen dieses Prozesses und es liegt kaum Grundlagenforschung darüber vor. Das ist umso erstaunlicher, wenn man weiß, wie viel zum Beispiel über den Hirntod, über Nahtodeserfahrungen oder über Veränderungen beim Absterben einer Zelle geforscht und geschrieben wurde.

Für die Medizin beginnt das Sterben dann, wenn die elementaren Körperfunktionen unaufhaltsam versagen und medizinische Maßnahmen keinen Erfolg mehr versprechen. Die Medizin mit ihrer Ausrichtung auf Heilen, auf Wiederherstellen, tut sich oft schwer damit zu akzeptieren, dass der Prozess des Sterbens begonnen hat.

Aus biologischer Sicht beginnt das Sterben durch das stete Absterben von Zellen bereits mit der Geburt. Wir nähern uns also mit jedem Tag in unserem Leben dem Sterben.

Psychologisch ist ein Mensch dann als Sterbender zu bezeichnen, wenn er objektiv vom Tod bedroht ist und er sich dieser Todesbedrohung soweit bewusst ist, dass sie sein Erleben und Verhalten bestimmt (vgl. Seel 2001).

Aus der Sicht der Praxis

Man spricht häufig von der so genannten *Terminal*phase, wenn ein Patient oder eine Patientin als sterbend erkannt wird.

Hier ist es von Bedeutung, dass sich das Betreuungsteam gemeinsam erneut überlegt, welche Maßnahmen nun eher belasten als lindern.

Aufgrund fehlender explizit definierter Anhaltspunkte über den Beginn der Terminalphase ist der therapeutische Handlungsspielraum sehr groß. Es würden mit Sicherheit so manche Therapieentscheidungen anders ausfallen, wenn klar wäre, dass das Sterben bereits begonnen hat. Medizinische, diagnostische und pflegerische Maßnahmen würden dann auf das Notwendige beschränkt werden, um den Sterbenden nicht zu belasten!

terminal
von lat. *terminus* = Grenze, Ende, Schluss, die Grenze, das Ende betreffend. Die Terminalphase wird als Endphase des Lebens bezeichnet und umfasst die Zeitspanne von wenigen Tagen oder auch nur Stunden vor dem Tod.

2.1.2 Die Terminalphase

Wir haben nicht einmal eindeutige sprachliche Begriffe, um zu beschreiben, dass der Sterbeprozess eines Menschen begonnen hat. Wie teilen ÄrztInnen und Pflegende ihren KollegInnen mit, dass ein Patient oder eine Patientin sterbend ist?

Häufig sagen wir bei den Dienstübergaben: „Frau A. geht es schlecht", oder: „Herr B. hat sich deutlich verschlechtert". Wenn wir dann nachfragen, was sich denn verschlechtert hat, ob die Schmerzen zugenommen haben, ob die Übelkeit oder das Erbrechen stärker geworden sind, dann wird das verneint. Genau genommen ist der Patient oder die Patientin oft in einem entspannteren, gelösteren Zustand als zuvor, aber der Tod ist deutlich näher gerückt. Das bezeichnen wir als Verschlechterung. Aber ist es tatsächlich eine Verschlechterung?

Dass wir für diese Veränderungen keine Worte in unserer Sprache haben, zeigt deutlich unsere Scheu davor, uns mit diesem Bereich des Lebens zu beschäftigen.

Allerdings gibt es bislang auch keine sichere Definition, wann der Sterbeprozess endet. Es ist ja keineswegs so, dass das Sterben mit dem letzten Atemzug endet. Mehrere Organ- und Körperfunktionen bleiben noch Stunden bis Tage danach aufrecht.

Es setzt eine gewisse Erfahrung im Umgang mit Sterbenden voraus, um die Veränderungen im beginnenden Terminalstadium zu erkennen. Dabei haben Pflegende aufgrund ihrer oft intensiven Nähe zu den PatientInnen eine besonders sensible Wahrnehmung.

Liverpool Care Pathway

Zur Verbesserung der Betreuung Sterbender wurde Ende 1990 der so genannte Liverpool Care Pathway (LCP) als Leitfaden entwickelt. Das Palliative-Care-Team des Royal Liverpool and Broadgreen University Hospitals hat dieses Konzept gemeinsam mit MitarbeiterInnen des Marie Curie Hospice in Liverpool erarbeitet. Die Übersetzung ins Deutsche erfolgte von MitarbeiterInnen des Palliativzentrums im Kantonsspital in St.Gallen (s. Ellershaw et al. 2003).

Der Liverpool Care Pathway umfasst 20 Ziele, die ersten elf Ziele beziehen sich auf die Betreuung Sterbender, die restlichen auf die Betreuung nach dem Tod. Sobald ein oder zwei Teammitglieder feststellen, dass bei einem Patienten oder einer Patientin der Sterbeprozess bereits begonnen hat, gelten folgende Leitlinien:

- ▶ Aktuelle Medikation ist erfasst und Unnötiges abgesetzt, keine orale Gabe von Medikamenten mehr, Umstellung auf subcutane oder intravenöse Gabe.
- ▶ Reservemedikamente für plötzlich auftretende Symptome wie Schmerz, Atemnot, Übelkeit etc. sind verordnet.
- ▶ Inadäquate Planungen und Maßnahmen sind gestoppt.
- ▶ Angehörige sind verständigt, verständliche Kommunikation ist sichergestellt.
- ▶ Selbsteinschätzung der PatientInnen betreffend ihres Zustandes ist beurteilt.
- ▶ Religiöse und spirituelle Bedürfnisse sind erfasst.
- ▶ Wie Angehörige über den bevorstehenden Tod informiert werden, ist geklärt.
- ▶ Unterstützung für die Angehörigen ist abgeklärt und in die Wege geleitet.
- ▶ Der Hausarzt oder die Hausärztin ist über den Zustand des Patienten oder der Patientin informiert.
- ▶ Vorgehensweise ist mit den PatientInnen und Angehörigen diskutiert.
- ▶ Die Angehörigen bestätigen, dass sie den Betreuungsplan verstanden haben.

(Vgl. http://www.Pflegewiki.de/wiki/Liverpool Care Pathway (Stand 9. Jan. 2008))

Verstärkter Rückzug nach innen

Am Beginn des Sterbens ist oft eine Art innerer Rückzug des kranken Menschen zu bemerken, eine ganz auffallende Veränderung in gewohnten Verhaltensweisen. Dinge, die diesen Menschen zuvor sehr interessiert haben, verlieren zunehmend an Bedeutung und die verbalen Äußerungen reduzieren sich allmählich auf das Notwendigste.

Es scheint eine Verlagerung der Interessen von außen nach innen stattzufinden. Auch wenn die kranken Menschen dabei manchmal passiv und uninteressiert wirken, ist diese Innenschau ein höchst aktives Geschehen. Die PatientInnen vermitteln den Eindruck, ganz bei sich zu sein.

Für die Angehörigen ist diese Situation oft schwer zu akzeptieren, sie versuchen häufig, den Kranken bzw. die Kranke zu bestimmten Handlungen zu aktivieren, ihn bzw. sie zu motivieren, gewisse Angewohnheiten beizubehalten. Es ist für sie nicht einfach, diesen inneren Rückzug zu akzeptieren. Gute Information und Unterstützung der Angehörigen ist in dieser Phase sehr wichtig.

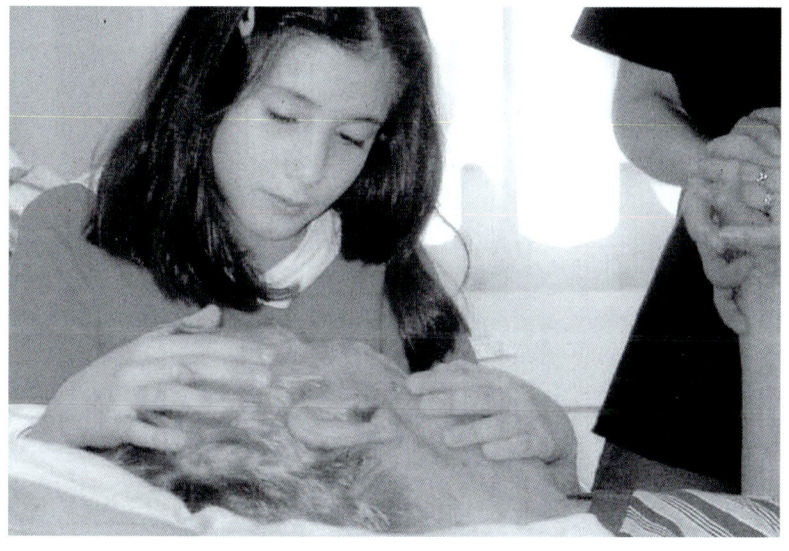

Foto: Angelika Feichtner

Zunehmende Bewusstseinstrübung

Im weiteren Verlauf des Sterbens nimmt die Bewusstseinstrübung zu und es gelingt immer weniger, den Menschen aufzuwecken.

Hier haben Medizin und Pflege eine entscheidende Aufgabe: Sie müssen dafür sorgen, dass die Menschen in dieser Zeit nicht durch Schmerzen oder andere belastende Symptome gestört werden. Schmerzen zum Beispiel verhindern die Konzentration auf sich selbst sehr stark. Der Ausdruck, vor Schmerz „außer sich" zu sein, ist bezeichnend dafür.

Die Bewusstseinstrübung ist selten gleichbleibend, sie schwankt ständig. Menschen, die seit Tagen im Koma liegen, werden manchmal für kurze Zeit wieder wach und sind fähig, ein paar Worte zu sagen.

Oft reagieren die Kranken in dieser Phase nur mehr auf die Stimme von ihnen sehr nahe stehenden Menschen. Es kann aber auch vorkommen, dass sie Bezugspersonen gar nicht mehr erkennen.

In diesem Zustand ist es manchmal hilfreich, wenn Angehörige oder den Kranken vertraute Menschen in der Nähe sind. Unruhe im Zimmer, häufiges Kommen und Gehen, kann jetzt besonders stören. Es ist auch günstig, die Sterbenden immer wieder für eine Zeit alleine zu lassen. Wichtig ist aber, zuvor Bescheid zu geben, also zu sagen: „Ich gehe jetzt und in einer halben Stunde komme ich wieder."

Auch wenn die Betreffenden nicht mehr in der Lage sind zu sprechen, können sie dennoch hören. Sterbende benötigen aber mehr Zeit, um Worte ankommen zu lassen. Es ist daher notwendig, sich den Sterbenden gegenüber langsam und in einfachen Worten auszudrücken, um ihnen das Aufnehmen des Gesagten zu erleichtern und ihnen immer zu erklären, welche Pflegemaßnahmen oder sonstigen Handlungen durchgeführt werden.

Kernaussage

> Wenn die PatientInnen auf nichts mehr reagieren, dürfen wir nicht daraus schließen, dass sie nichts mehr wahrnehmen! In jedem Fall gebührt Menschen mit vermindertem Bewusstsein und Menschen im Koma jene Würde und jener Respekt, die ihnen auch im wachen Zustand zuteil würden.

Veränderungen der Atmung

Cheyne-Stokes-Atmung

rhythmisch wechselnde Atmung mit zu- und wieder abnehmender Atemfrequenz und -tiefe und dazwischen liegenden Atempausen

Stunden bis Minuten vor dem Tod kommt es meist zu typischen Veränderungen des Atemmusters. Die *Cheyne-Stokes-Atmung* tritt durch die Schädigung des Atemzentrums auf. Sie ist oft ein Vorzeichen der Schnappatmung, die kurz vor dem Tod einsetzen kann. Die Schnappatmung äußert sich durch einzelne schnappende Atemzüge, zwischen denen lange Pausen liegen können.

Hilfe für Angehörige

Die Aufgabe des Palliative-Care-Teams liegt auch darin, den Angehörigen diese Veränderungen zu erklären. Vor allem die Information, dass der innere Rückzug kein Zeichen von Ablehnung bedeutet, sondern vielmehr für die Sterbenden langsam der Bezug zur „Realität" (in unserem Sinne) verloren geht, kann Entlastung bringen.

Angehörige müssen unbedingt darauf hingewiesen werden, dass das Hörvermögen von Sterbenden deutlich länger bestehen bleibt, als es ihnen gelingt, sich selbst zu äußern, und sie daher noch immer „ansprechbar" sind. Oft möchten Angehörige noch sehr wesentliche Dinge aussprechen, die von den Sterbenden gehört werden sollen.

2.2 Stadien des Sterbens

2.2.1 Das Sterbephasenmodell nach Kübler-Ross

Die Psychiaterin Dr. Elisabeth Kübler-Ross brachte die Probleme und Aspekte des Sterbens Mitte der 80er Jahre in die breite Öffentlichkeit. Mit Hilfe von mehr als 200 PatientInnen-Interviews hat sie versucht, den Prozess der bewussten Auseinandersetzung mit dem Sterben in einem Phasenmodell darzustellen.

Die fünf Phasen sind durch die wechselnde seelische Verfassung der Sterbenden geprägt. Eine Phase steht für mögliche emotionale Reaktionen und Verarbeitungsweisen, die unterschiedlich intensiv sein können. Kübler-Ross ging davon aus, dass die Betroffen diese Phasen nicht unbedingt linear (in der Reihenfolge Phase 1 bis Phase 5) durchleben, sondern auch zirkulär, die Phasen können sich wiederholen und sich in ihrer Intensität unterscheiden.

Die fünf Phasen

Nicht wahrhaben wollen/leugnen: Die Betroffenen versuchen, die Erkenntnis von sich abzuwehren: „Nein, ich doch nicht." Sie können die gesamte Tragweite der Situation für sich nicht wahrnehmen, die Antwort ist (vorerst) eine Verdrängungsreaktion.

Es ist möglich, dass Betroffene sogar an eine Fehldiagnose oder an eine Verwechslung ihrer Untersuchungsbefunde glauben.

Verhalten der Pflegeperson:
- ▸ Gesprächsbereitschaft signalisieren
- ▸ die Abwehr der Betroffenen als Bewältigungsstrategie akzeptieren und auch respektieren
- ▸ ihnen keine Informationen aufzwingen

Zorn: Die Betroffenen sind erfüllt von Groll, Wut und Neid: „Warum gerade ich?" Wut und Zorn liegen häufig darin begründet, dass alle Pläne und Aktivitäten ein Ende haben sollen. Der Neid richtet sich auf diejenigen, die das Leben ungestört genießen können. Die Aggression kann gegen sich selbst gerichtet sein oder gegen die Umwelt, z. B. direkt gegen einzelne Personen (auch Pflegepersonen). Das ist mitunter für diese Personen schwer auszuhalten. Der betreffende Mensch äußert in der Betreuung Unzufriedenheit, z. B. die Mahlzeiten, das Zimmer, die Personen des Betreuungsteams, die Angehörigen etc. betreffend.

Verhalten der Pflegeperson:

- ▸ negative Gefühle zulassen können
- ▸ dem/oder der Betroffenen die Möglichkeit geben, die eigene Unzufriedenheit ausdrücken zu dürfen
- ▸ den Zorn des/oder der Betroffenen nicht persönlich nehmen, keine Bewertung vornehmen
- ▸ Grenzen setzen können, sich abgrenzen lernen

Verhandeln: Die Betroffenen versuchen durch Verhandlungen einen Aufschub, also mehr an Lebenszeit zu erlangen. Sie glauben, durch ein besonderes Zutun ihrerseits noch etwas bewirken zu können. Das Bitten um weitere Therapiemöglichkeiten mit dem Versprechen, alle Verordnungen genau einzuhalten, sowie das Ablegen diverser Gelübde oder sonstiger Verpflichtungen können Ausdruck für dieses Verhandeln sein. Häufig basieren diese Versprechungen auf persönlichen Schuldgefühlen.

Verhalten der Pflegeperson:

- ▸ übersteigerte Hoffnungen nicht nehmen, aber auch nicht nähren
- ▸ aktiv zuhören, keine Bewertungen vornehmen

Depression: Es taucht die Frage auf: „Was bedeutet das für mich?" Die Betroffenen verlieren alles, was ihnen ein sinnerfülltes Dasein und Freude bereitet hat. Sie nehmen innerlich von vielen Plänen, Zielen, Träumen, Menschen, Plätzen etc. Abschied. Dieses Abschiednehmen verursacht eine tiefe Traurigkeit, ermöglicht aber eine Auseinandersetzung mit dem eigenen Tod und bietet die Chance, noch Wichtiges mit nahestehenden Menschen zu klären. Dieses schrittweise Abschiednehmen kann zu einem inneren Rückzug der Betreffenden führen. Sie beginnen sich von ihren Bindungen zu lösen. Für nahestehende Personen kann dieser Rückzug sehr schmerzlich sein, weil sie nicht nur unter dem drohenden Verlust leiden, sondern diesen Rückzug vielleicht auch als Distanzierung ihnen gegenüber empfinden.

Verhalten der Pflegeperson:

- ▸ Traurigkeit zulassen, aushalten können
- ▸ Gespräche ermöglichen
- ▸ unterstützende Maßnahmen einleiten, wenn die Betreffenden Hilfe bei der Erledigung ihrer letzten Dinge benötigen
- ▸ Unterstützung der Angehörigen in dieser für sie oft besonders schwierigen Phase

Zustimmung: Der nahe bevorstehende Tod kann von den Betreffenden, oft nach einer intensiven Auseinandersetzung mit ihren Emotionen, akzeptiert werden. Der betreffende Mensch schläft in dieser Phase viel und hat ein gesteigertes Ruhebedürfnis. Die Kommunikation zur Außenwelt beschränkt sich meist auf Gesten bzw. wenige Worte.

Verhalten der Pflegeperson:
- den Rückzug akzeptieren
- die Betreffenden möglichst wenig stören
- Ruhe ermöglichen

Das Ziel der Pflegenden in diesen fünf Phasen ist es, den Sterbenden Hilfe und Beistand zu bieten.

Zu beachten

Im Erklärungsmodell von Elisabeth Kübler-Ross sind vor allem Personen mit einer unheilbaren, malignen Erkrankung erfasst.

Obwohl wir heute nicht mehr davon ausgehen, dass diese Phasen in allen Einzelheiten für alle Menschen zutreffen, können sie dazu beitragen, momentane Stimmungen, Äußerungen oder Handlungen der einzelnen Menschen besser zu verstehen. Sie helfen uns, den Gefühlen der PatientInnen wie Zorn, Ablehnung und Aggression Raum zu geben und unrealistisch scheinende Pläne eher nachvollziehen zu können (vgl. Arndt 2002, S. 60).

> Sterben ist immer ein höchst aktives, intimes und emotionales Geschehen.

Kernaussage

2.2.2 Die drei Stadien im Sterbeprozess von Renz

Monika Renz ist Musik- und Psychotherapeutin und hat Erfahrung in der therapeutisch-spirituellen Sterbebegleitung. Sie hat eine Untersuchung mit 80 betroffenen PatientInnen und deren Angehörigen durchgeführt, um zu analysieren, wie diese den Sterbeprozess wahrnehmen und ausdrücken. Renz sieht das Sterben als eine letzte Reifung des Menschen, in der das Ich radikal losgelassen werden muss und darüber hinaus ein tiefer Wandlungsprozess vollzogen wird, der durch ein starkes emotionales Erleben gekennzeichnet ist.

Renz unterscheidet drei Stadien im Sterbeprozess, in denen sich Sterbende im Übergang zum Tod befinden. Diesen Übergang versteht sie als ein Hin und Her zwischen „zwei Welten", als bewusstseinsnähere und -fernere Befindlichkeiten.

Davor

Der oder die Sterbende ist geistig anwesend im Hier und Jetzt. Häufig ist dieser Zustand verbunden mit der Angst, sich ins Ungewisse hinein loszulassen.

Hindurch

Hier kann es notwendig werden, grundlegende Ängste durchzustehen. Es geht dabei vor allem um jene Ängste, die für uns real schwer nachzuvollziehen sind, wie z. B. um die Angst nackt, minderwertig oder ausgesetzt zu sein. Renz geht davon aus, dass in Todesnähe sichtbar wird, mit welchen Ängsten ein Mensch in seinem Leben konfrontiert war. Einige Sterbende drücken ihre Ängste in Worten aus, andere beschreiben sie eher symbolisch (z. B. befinden sie sich in Tunnels, Röhren u. ä.).

Auf körperlicher Ebene besteht häufig extreme Unruhe, die sich auch über ein Durch-, Ab- oder Wegstoßen mit Beinen und Armen äußern kann. Aussagen wie: „Ich falle.", oder: „Ich war ganz leicht.", drücken Veränderungen im Gefühl der Leiblichkeit und der Schwerkraft aus.

Häufig wollen Sterbende für sie Unerledigtes, Unsauberes aus der Vergangenheit bereinigen. Sie sprechen dann z. B. von Schmutz, Spinnen und dgl. und haben unter Umständen das Bedürfnis sauber zu machen, zu wischen oder zu waschen. Auch innere Kämpfe gegen bedrohliche Wesen oder Läuterungsszenarien (Feuer, höllische Hitze u. ä.) können Ausdruck für dieses Hindurch-Stadium sein. Es treten dabei mitunter plötzliche körperliche Reaktionen wie Schweißausbrüche und Zittern auf. Renz betont, dass es für die Sterbenden wichtig ist, durch dieses „Hindurch-Stadium" zu gehen und betont: „Angst ist nicht das Letzte."

Danach

Nach dem Hindurch folgt eine Auflösung. Obwohl medizinisch noch nicht tot, befinden sich Sterbende dabei wie „innerlich drüben" (jenseits der Bewusstseinsschwelle). Diese Zustände werden häufig als Befindlichkeiten des Ursprungs erfahren, als „Sein" ohne jede Angst. Einige Sterbende können sich dazu äußern, z. B. sprechen sie mitunter von Heimkehr oder von einer Höhle als „gutes Sein", von einem „heiligen Raum" u. ä. Bei anderen erkennt man lediglich veränderte Gesichtszüge, die friedlich, verzückt oder erfüllt auf uns wirken.

Auch Renz geht davon aus, dass jeder Mensch das Sterben anders erlebt. Manche sterben ohne für uns sichtbare Hinweise auf das Hindurch, bei anderen erstreckt sich das Hin und Her über Wochen. Bei Menschen, die nicht sterben können, steht häufig noch Unerledigtes dazwischen.

Für die Pflegepraxis sollen die Erkenntnisse von Monika Renz dazu dienen, psychisch-spirituelle Vorgänge während des Sterbeprozesses besser zu verstehen und sensibel auf Ängste sowie auf *verbale* und *nonverbale Äußerungen* zu reagieren.

2.2.3 Die vier Phasen nach Jonen-Thielemann

Jonen-Thielemann (1997) beschreibt 4 Phasen im Sterbeprozess. Diese orientieren sich an:

- den noch möglichen Aktivitäten
- der geschätzten noch verbleibenden Lebenszeit. Die Zeitdauer bis zum Tod eines unheilbar kranken Menschen kann nicht sicher vorhergesagt werden, weil das Lebenspotential des betroffenen Menschen nicht wirklich berechenbar ist.

Phase	Zeitraum	Aktivität	Schwerpunkte
1. Rehabilitationsphase	die letzten Monate – Jahre	weitgehend normale Teilnahme am gesellschaftlichen Leben trotz fortgeschrittener Krankheit	Palliativstationen
2. Präterminalphase	die letzten Wochen – Monate	eingeschränkte Möglichkeiten des aktiven Lebens	
3. Terminalphase	die letzten Tage: wenige Tage – Wochen	Bettlägerigkeit, innerer Rückzug oder Ruhelosigkeit; die Aktivität ist deutlich beeinträchtigt	Symptome können rasch wechseln
4. Sterbephase	die letzten Stunden: einige Stunden – 1 Tag	der Mensch „liegt im Sterben"; das Bewusstsein ist nicht auf die Außenwelt gerichtet	

Tabelle 4

Die 4 Phasen nach Jonen-Thielemann

In allen diesen Phasenmodellen wird deutlich, dass sterbende Menschen ihr Interesse zunehmend von außen nach innen richten. Auch wenn der Eindruck von Passivität entstehen kann, so ist dies vermutlich ein höchst aktives Geschehen. Die Menschen sind ganz mit sich selbst beschäftigt, sie sind ganz „bei sich". Die Pflege in dieser Zeit muss dafür sorgen, dass dieses „bei sich sein Können" nicht gestört wird. Es gehört zu den Aufgaben von Pflege und Medizin dafür zu sorgen, dass diese Konzentration des Patienten oder der Patientin auf sich selbst nicht durch eine unbequeme Lagerung, Übelkeit, Schmerzen oder Atemnot gestört wird.

Vertiefung des Lernstoffes

Zusammen-fassung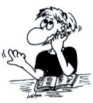

Der Beginn des Sterbeprozesses kann nicht genau festgelegt werden. Die Endphase des Lebens (= Terminalphase) ist u. a. durch vermehrten Rückzug, zunehmende Bewusstseinstrübung, durch den Verlust des Interesses an Essen und Trinken und im weiteren Verlauf auch durch eine veränderte Atmung gekennzeichnet.

Ein Sterbephasenmodell kann grobe Anhaltspunkte hinsichtlich der Verhaltensweisen von Sterbenden geben. Das Sterben ist aber ein sehr persönliches Geschehen, das dementsprechend unterschiedlich erlebt und ausgedrückt wird.

Zum Üben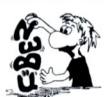

1. Wie verhalten Sie sich einem sterbenden Menschen gegenüber, dessen Bewusstsein getrübt ist?

2. Was versteht man unter der Terminalphase?

3. Welche Phasen beschreibt Kübler-Ross in ihrem Sterbemodell?

4. Wie lauten die vier Phasen des Sterbeprozesses nach Jonen-Thielemann 1997?

5. Welche Stadien beschreibt Renz im Sterbeprozess?

Zum Nachlesen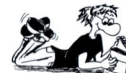

M. Arndt (2002): Pflege bei Sterbenden. Schlütersche Verlag, Hannover.

G. Holle (2001): Homöopathie-Zeitschrift, Fachzeitschrift für Klassische Homöopathie des Homöopathie-Forums, Gauting.

S. Husebö und E. Klaschik (2003): Palliativmedizin. 3. Auflage. Springer Verlag, Wien, New York.

S. Kostrzewa und M. Kutzner (2002): Was wir noch tun können. Hans Huber Verlag, Bern.

M. Renz (2000): Zeugnisse Sterbender. Todesnähe als Wandlung und letzte Reifung. Verlag Junfermann, Paderborn.

S. Kränzle (2007): Wenn nichts mehr zu machen ist – Der Beginn der Therapie ist der Anfang von Palliative Care. In: Kränzle et al.: Palliative Care Handbuch für Pflege und Begleitung. 2. Auflage. Springer Verlag, Heidelberg.

M. Seel und E. Hurling (2001): Die Pflege des Menschen im Alter. Brigitte Kunz Verlag, Hagen.

I. Jonen-Thielemann (2000): Die letzte Lebenszeit unheilbar Kranker – Definition von Phasen. Zeitschrift für Palliativmedizin.

J. E. Ellershaw, S. Wilkinson (2003): Care of the Dying: A Pathway to Excellence. Oxford University Press, Oxford.

http://www.forum-gesundheitspolitik.de/dossier/PDF/GA_Buch-010.pdf

Zum Nachlesen

3 Bedürfnisse Sterbender

Lernziel

Nach dem Studium dieses Kapitels sollten Sie ...

... häufige körperliche Bedürfnisse Sterbender kennen.

... Bedürfnisse sterbender Menschen aufgrund der veränderten Sinneswahrnehmung kennen.

... die Sterbenden in ihren religiösen/spirituellen Anliegen unterstützen können.

... Basiskenntnisse über den Umgang mit Tod und Sterben in anderen Kulturen haben.

... sensible Bereiche in der religiösen/spirituellen Begleitung sterbender Menschen kennen.

... erkennen, dass der Eintritt des Todes nicht eindeutig definiert werden kann.

... Maßnahmen einleiten können, wenn ein Mensch verstirbt.

... wissen, wie wichtig es ist, Angehörige in die Betreuungsmaßnahmen bei Verstorbenen einzubeziehen, und danach handeln können.

... eine würdevolle Abschiedssituation gestalten können und sich der Wichtigkeit dieser Maßnahme bewusst sein.

Für eine optimale Betreuung sterbender Menschen ist es von besonderer Bedeutung, ihre individuellen Bedürfnisse und Wünsche zu erfassen und darauf im Rahmen der Pflegeplanung einzugehen. Das Einbeziehen von Angehörigen kann wertvolle Informationen zur Einschätzung der individuellen Pflegesituation bieten.

3.1 Alltagsbedürfnisse

3.1.1 Körperliche Bedürfnisse

Ausreichende Nahrungs- und Flüssigkeitsaufnahme

Schwerkranke Menschen verlieren zunehmend das Interesse am Essen. Meist sind es nur noch einzelne Lieblingsspeisen, die sie – oft nur in sehr geringen Mengen – zu sich nehmen. Besonders bewährt hat sich Vanille- oder Zitroneneis. Menschen, die oft gar nichts mehr essen können oder wollen, empfinden kleine Mengen Vanilleeis als wohltuend.

Für die Angehörigen kann die zunehmende Ablehnung von Nahrung enorm belastend sein. Es entstehen Ängste, der Patient oder die Patientin könnte verhungern und verdursten. Jemanden zu ernähren bedeutet ja auch, ihn am Leben zu erhalten, und Ernähren ist eine ganz unmittelbare Art der Fürsorge und Hilfe. In dieser Phase kann Ernährung für die schwerkranken Menschen aber eine zusätzliche Belastung darstellen. Es ist daher ganz wesentlich, den Angehörigen diese Vorgänge zu erklären, damit sie nicht versuchen den Kranken oder die Kranke zum Essen zu drängen.

Es ist hilfreich, wenn Pflegende den Angehörigen Vorschläge machen, was sie für den Patienten oder die Patientin tun können, wenn ernähren nicht mehr möglich ist. Das kann eine sanfte Massage der Hände und der Füße sein. Die Kranken finden in dieser Phase besonders das einfache Danebensitzen, die stille Präsenz als besonders wohltuend und unterstützend.

Bei unzureichender Flüssigkeitszufuhr wird besonders das ständige Feuchthalten der Mundschleimhaut zu einem großen Bedürfnis der sterbenden PatientInnen ($\rightarrow$ Kapitel 6, Symptomkontrolle).

Erhöhtes Ruhebedürfnis

Die schwerkranken Menschen haben ein erhöhtes Ruhe- und Schlafbedürfnis. Störungen im Schlaf-Wach-Rhythmus sind häufig zu beobachten und der Bezug zur Zeit kann verloren gehen. Es ist wichtig, darauf zu achten, dass dem sterbenden Menschen ausreichend Ruhezeiten ermöglicht werden. Meistens benötigen Sterbende nicht rund um die Uhr jemanden an ihrer Seite, sondern Zeiten der Anwesenheit und Nähe sowie Zeiten des Alleinseins und der Distanz.

Der Zeitpunkt von Pflegehandlungen muss sich vorrangig nach den Bedürfnissen der sterbenden Menschen richten und nicht umgekehrt. Die Durchführung pflegerischer Maßnahmen im finalen Stadium soll höchstens jeweils 30 Minuten dauern, da es die PatientInnen ansonsten belasten könnte (vgl. Stapel).

Unerwünschte Besuche

Es gibt Besuche, die den Kranken gut tun, sie stärken und unterstützen. Andere Besuche sind möglicherweise belastend. Den Kranken ist es aber oft nicht möglich, von sich aus diese Besuche zu verhindern. Ein Schild an der Türe: „Wir bitten BesucherInnen, sich vor dem Betreten des Zimmers beim Pflegepersonal zu melden", kann eine gute Unterstützung bieten. Wir können die PatientInnen fragen, ob sie möchten, dass Herr X oder Frau Y zu Besuch kommt. Es ist sehr viel leichter für schwerkranke Menschen, den Besuch uns gegenüber abzulehnen als gegenüber den BesucherInnen selbst.

Regelrechte Ausscheidung

Durch eine verminderte Flüssigkeitszufuhr nimmt die Harnmenge ab. Dadurch wird die Belastung durch pflegerische Maßnahmen reduziert und meist ist das Legen eines Dauerkatheters nicht erforderlich. Geschlossene Inkontinenzsysteme sind unangenehm und in dieser Phase nicht angebracht.

Die erste Körperfunktion, die im Sterbeprozess versagt, ist die Verdauung. Abführmittel und Einläufe sind in dieser Situation meist nicht mehr angemessen, da sie für den sterbenden Menschen eine große Belastung darstellen können. Vor allem die Gabe von Quellmitteln kann den Patienten oder die Patientin belasten: Aufgrund der zunehmenden Schwäche sind sterbende Menschen nicht mehr in der Lage, eine Bauchpresse einzusetzen, und es ist leicht vorstellbar, wie unangenehm ein starker Stuhldrang in dieser Situation sein kann.

Sollte aber der Eindruck entstehen, dass der Bauch gespannt und druckempfindlich ist und dass der Patient oder die Patientin unter der Obstipation leidet, kann ein behutsamer Einlauf Erleichterung bringen.

Gleichzeitig ist aber zu bedenken, dass sterbende Menschen durch eine mögliche Obstipation belastet sind, wenn der Stuhlgang über einen längeren Zeitraum hinweg ausbleibt. Zu entscheiden, ob ein Abführen den Schwerkranken mehr Erleichterung bringt oder sie zusätzlich belastet, ist eine Gratwanderung. Das entscheidende Kriterium ist zum einen, inwieweit die Schwerkranken durch das Abführen leiden, zum anderen der Tastbefund des Abdomens (weich oder hart). Wenn die Entscheidung für eine Laxanziengabe gefallen ist, dann sollen vorwiegend möglichst sanfte Mittel eingesetzt werden.

Andere körperliche Bedürfnisse

Diese sind im Kapitel 6, Symptomkontrolle, näher beschrieben. Sehr häufige körperliche Bedürfnisse sind noch:

- ▶ Schmerzfreiheit/Schmerzlinderung (→ Kapitel 7, Das Symptom Schmerz)
- ▶ Das Aufrechterhalten einer schmerzfreien und ausreichenden Atmung

3.1.2 Bedürfnisse aufgrund von veränderten Sinneswahrnehmungen

Sterbende Menschen haben meist eine intensivere Sinneswahrnehmung, da der Sterbeprozess mit einem vermehrten inneren Rückzug, einer Konzentration nach innen verknüpft ist.

Berührung/Tastsinn

Sterbende Menschen reagieren empfindsamer auf äußere Reize. Die Zuwendung über die Haut spielt eine besonders große Rolle. Es besteht häufig ein erhöhtes Bedürfnis nach Hautkontakt, danach, bei der Hand oder in den Armen gehalten zu werden sowie nach Umarmungen ($\rightarrow$ auch Kapitel 4.2.2, Nonverbale Kommunikation in Form von Berührung).

> *„Berührung ist immer gegenseitig.*
> *Wir können sehen, ohne gesehen zu werden,*
> *und so mit allen Sinnen.*
> *Aber niemand kann berühren, ohne berührt zu werden.*
> *Daher die Ehrfurcht, die echter, wacher, dankbarer Berührung bedarf. "*
>
> *(David Steindl-Rast)*

Die Berührung der Haut erreicht den kranken Menschen in allen Seins-Ebenen. Gezielte Berührungen wie einfaches Eincremen – am besten durch leicht angewärmte Lotionen oder Öle – rhythmische und atemstimulierende Einreibungen sind geeignete Maßnahmen, um das subjektive Wohlbefinden zu fördern und Entspannung zu erzielen. Eine pflegerische Handlung ist immer als Angebot zu verstehen, das dem kranken Menschen gemacht wird. Es ist dabei wesentlich, dass die Berührungen behutsam und achtsam erfolgen.

> Schwerkranke nehmen sehr sensibel wahr, ob wir bewusst berühren oder ob wir mit unseren Gedanken woanders sind.

Kernaussage

Es gilt dabei zu beachten, dass Berührung zeitweise auch als unangenehm erlebt werden kann. Es kann sein, dass Berührungen, die zuvor als angenehm empfunden wurden (z. B. Massagen, Einreibungen) in der Terminalphase (Endphase) als belastend wahrgenommen werden. Zu erkennen, was der sterbende Mensch zum jeweiligen Zeitpunkt braucht, setzt großes Einfühlungsvermögen voraus.

▶ Berührungen sollen in der Pflege ganz bewusst ausgeführt werden. Das vermittelt das Gefühl von Schutz und menschlicher Wärme.

▶ Berührungen und Bewegungen müssen dem oder der Kranken selbstverständlich vorab erklärt werden.

▶ Es ist wichtig, nonverbale Signale der PatientInnen zu erkennen, um entsprechend darauf reagieren zu können.

Durch die Bewegungslosigkeit und die Unfähigkeit, die eigene Position zu verändern, verlieren Sterbende ihr **Körpergefühl**. Sie wissen dann nicht mehr, wie groß und wie breit ihr Körper ist, wo er beginnt und wo er endet. Sie nehmen die Lage ihrer Füße nicht mehr wahr. Beim Lagewechsel ist es hilfreich, die Arme und Beine zunächst einmal nur zu berühren, damit sie dem Patienten oder der Patientin wieder bewusst werden.

Anregung

> Üben Sie, Berührungen bewusst wahrzunehmen. Wie reagieren Ihnen vertraute Menschen auf Ihre Berührung? Wie fühlen sich Berührungen von anderen Menschen für Sie an? Versuchen Sie, sich ganz bewusst auf die Qualität der Berührung zu konzentrieren, wenn Sie jemanden berühren oder von jemandem berührt werden.

Geschmacks- und Geruchssinn

Diese Sinne sind bei Sterbenden meist stärker ausgeprägt. Duftstoffe (für uns kaum wahrnehmbar) können höchsten Widerwillen und Unbehagen auslösen.

Wenn Pflegende Parfüms und Rasierwasser benützen, kann das durch die Intensivierung der Geruchswahrnehmungen bei den Kranken Übelkeit hervorrufen (Vorsicht auch mit den eigenen Parfüms der PatientInnen).

Dasselbe gilt für Zigarettenrauch. Es kann belastend für sterbende Menschen sein, wenn die Kleidung und/oder der Atem der Pflegenden nach Zigarettenrauch riechen. Es liegt in unserer Verantwortung, die sterbenden Menschen nicht durch unachtsames Verhalten zusätzlich zu belasten.

Säurehaltige Obstsäfte können in der Geschmacksintensität als zu intensiv empfunden werden. Das ist bei der Mundpflege zu berücksichtigen.

Auch mit der Anwendung von Aromatherapie ist Vorsicht geboten, wenn sich der sterbende Mensch dazu nicht mehr äußern kann! Ätherische Öle sollen nur verwendet werden, wenn der Patient oder die Patientin in der Lage ist, die gewünschte Duftrichtung auszuwählen und diesbezüglich Rückmeldungen zu geben. Ansonsten: Weniger ist mehr! Viele PatientInnen empfinden es als erfrischend, wenn eine frisch aufgeschnittene Zitrone oder Orange in ihrer Nähe aufgestellt wird.

Sehen

KunsttherapeutInnen, die mit sterbenden Menschen gearbeitet haben, berichten, dass offenbar auch die Farbwahrnehmung intensiviert sein kann. Farben, die wir gerade noch sehen können, werden von Sterbenden manchmal als sehr kräftig empfunden.

In der Pflege ist es deshalb wichtig, auf ein angenehmes Licht zu achten und darauf, dass die Dinge, die die Kranken sehen, von ihnen nicht als störend empfunden werden. Häufig ist zu grelles Licht den Sterbenden unangenehm. Bei direkter Sonneneinstrahlung ist es von Vorteil, den Vorhang zuzuziehen und insgesamt für eine eher gedämpfte Beleuchtung zu sorgen. Im Blickfeld der Kranken sollten (persönliche) Dinge stehen, die den Sterbenden wichtig sind und ihnen gut tun.

Beispiel

Ich erinnere mich an eine Station, die in den Zimmern gemalte Bilder von Clowns aufgehängt hatte. Eigentlich waren es heitere Bilder, aber von den Schwerkranken wurden sie oft als bedrohlich wahrgenommen und sie mussten entfernt werden.

Wärmeempfinden

Das Wärmeempfinden verändert sich bei Sterbenden. Es fehlt ihnen die Kraft, eigene Wärme zu produzieren, aufgrund mangelnder Blutzirkulation bekommen sie leichter kalte Hände und Füße. Allerdings scheinen die Kranken dieses Auskühlen der Hände und Füße meist nicht wahrzunehmen.

Wärme wird assoziiert mit dem Gefühl von Geborgenheit und Sicherheit und daher kann es von sterbenden Menschen als sehr angenehm empfunden werden, wenn wir für Wärmezufuhr von außen sorgen. Zusätzliche Bettdecken werden aber meist als zu schwer empfunden. Die Kranken sind oft nicht mehr in der Lage, die Decken selbst zurückzuschieben. Hilfreich sind alle Formen von Nest-Lagerungen, dazu können Still-Kissen und echte Schaffelle verwendet werden. Sie vermitteln Wärme und Geborgenheit.

Auch Wärmeflaschen oder warme Socken aus Schafwolle können geeignete Hilfsmittel sein.

Hören

Sterbende Menschen **hören** sehr gut. Sie nehmen Geräusche überdeutlich wahr. Selbst Menschen, die zuvor schwerhörig waren, reagieren jetzt sogar auf leises Sprechen oder Flüstern. Deshalb ist es wichtig, laute und plötzliche Geräusche zu vermeiden.

Vorsicht auch mit Musik!

Die frühere Lieblingsmusik der Kranken kann jetzt durch die Bewegungsunfähigkeit und durch das gesteigerte Hörvermögen belastend sein. Oft wird eher „fließende", leise Musik ohne Rhythmen bevorzugt.

Beispiel

Sehr gute Erfahrungen gibt es mit Klängen eines Monochords und Musik von Entspannungs-CDs für Babys. Einige Schwerkranke empfinden Naturgeräusche wie Wasserrauschen, Vogelgezwitscher, Wellengeräusche oder auch Töne von Klangschalen als wohltuend.

3.1.3 Seelisch/spirituelle Bedürfnisse

Was bedeutet Spiritualität?

Spiritualität meint die innere Einstellung, den inneren Geist (lat. spiritus), mit der ein Mensch auf die Widerfahrnisse des Lebens reagiert, auf sie persönlich zu antworten versucht. Spiritualität ist das ganz persönliche Ringen um Sinngebung und die innere Lebenseinstellung, mit der ein Mensch der existenziellen Herausforderung begegnet. Diese Suche nach Sinn begleitet den Menschen ein Leben lang, wird aber besonders aktuell in Krisensituationen wie jener am Lebensende (vgl. Weiher 2007, S. 439).

Heller versteht Spiritualität als eine bestimmte, individuelle Haltung gegenüber dem Leben und dem Tod. Diese Haltung ist geprägt von

- der Art der Sinngebung,
- der spezifischen Weise, wie sich ein Mensch zu seiner Mitwelt in Beziehung setzt und diese Beziehungen lebt.

Weiher unterscheidet eine Alltagsspiritualität von der Glaubensspiritualität. Die Alltagsspiritualität umfasst die Beziehungsgeschichte eines Menschen mit den Dingen und Ereignissen des Lebens, der alltäglichen Lebensgestaltung, z. B. die Liebe zum Garten, zur Musik etc. Wenn diese Verbundenheit einem alles umfassenden Sinngrund, wie Gott, zugeschrieben wird, entsteht aus dieser Alltagsspiritualität die Glaubensspiritualität (vgl. Weiher 2007, S. 444).

Spirituell-religiöse Bedürfnisse werden geprägt durch (vgl. Heller 2007, S. 434):

- die persönliche Einstellung zu Leben und Tod
- die Vorstellung zum „Danach"
- Überzeugungen zu Ernährung und Körperpflege
- religiöse Observanzen in der letzten Lebensphase
- Sterbe- und Totenrituale
- Verlust und Trauer

Spiritualität ist Teil des menschlichen Lebens. Besonders in einer Krisensituation können *spirituelle* Bedürfnisse für die Betreffenden große Bedeutung haben und viel Raum einnehmen. Die Pflegenden werden häufig mit spirituellen Bedürfnissen der PatientInnen konfrontiert. Nachdem gerade die Pflegephilosophie von einem ganzheitlichen Menschenbild ausgeht, ist es mit ihre Aufgabe, den Menschen auch in seinen spirituellen Belangen wahrzunehmen. Im Folgenden werden einige wichtige spirituelle Bedürfnisse beschrieben.

spirituell

geistig, geistlich

Menschliche Zuwendung und Liebe

Sterbende verlangen oft nach Beistand und Nähe, danach, dass Angehörige ihnen sagen: „Ich bin bei dir!" Es ist für den sterbenden Menschen wesentlich, von anderen angenommen und anerkannt zu werden als der Mensch, der er ist, damit sein Gefühl der Selbstachtung positiv unterstützt wird.

In der Pflege können wir dahingehend wirken, dass den Sterbenden die Möglichkeit eingeräumt wird, selbstständig Entscheidungen soweit möglich zu treffen, nach denen unser Handeln ausgerichtet wird.

Gefühle und Ängste ausdrücken können

Manche PatientInnen haben mit großen Ängsten zu kämpfen. Sie bringt der Gedanke an einen nahen Tod in eine schwere innere Krise, der sie sich nicht gewachsen fühlen. Manche haben Schuldgefühle und Angst vor Strafe oder befürchten, dass ihr Leben in wichtigen Punkten gescheitert ist und jetzt nicht mehr in Ordnung gebracht werden kann. Andere bewältigen ihre Angst im Gedanken an ihre Geborgenheit in Gott.

Letzte Dinge für sich regeln können

Das Ordnen der Hinterlassenschaften (z. B. Testament) sowie klärende Gespräche mit Personen, die den Sterbenden wichtig sind, sind hier von Bedeutung. Zwischenmenschliche Konflikte und Schuldgefühle können für sterbende Menschen sehr bedrückend sein. Es könnte in diesem Zusammenhang sehr wichtig sein, dass die Möglichkeit zu einer Aussöhnung besteht.

Sinnfragen stellen können

Das Sterben eines Menschen, sein Abschied vom Leben, stellt in besonderer Weise die Sinnfrage: War mein Leben so, wie ich es mir gewünscht habe? War mein Bemühen umsonst? Was bleibt von meinem Leben? Für wen war es wichtig, dass ich gelebt habe? Solche Fragen stellen sich besonders in Zusammenhang mit wichtigen Beziehungen wie der zum/zur EhepartnerIn oder zu den Kindern.

Spirituelle Rituale

Die Begleitung durch religiöse Rituale kann für Sterbende eine große Unterstützung sein. Ein Kreuzzeichen, das man den PatientInnen auf die Stirn zeichnet, kann sehr viel tröstende Kraft geben. In einer Situation, in welcher der Patient oder die Patientin oft nicht mehr in der Lage ist, anspruchsvolle Texte zu verstehen und nachzuvollziehen, sind gerade solche rituellen Handlungen hilfreich. Selbstverständlich müssen solche Handlungen mit allem gebotenen Respekt vor der spirituellen Einstellung der Kranken erfolgen.

Besonders gilt das auch für die Krankensalbung, die freilich oft als „letzte Ölung" verstanden und dann vielleicht gefürchtet wird. Es ist daher von Bedeutung, dass das Sakrament empfangen wird, wenn der oder die Sterbende noch in der Lage ist, dieses Ritual bewusst und frei zu erbitten sowie entsprechend innerlich zu vollziehen.

Auch den Angehörigen ist es wichtig, sich zu verabschieden. Die Verarbeitung der Trauer kann sehr erschwert werden, wenn die Trennung nicht in Frieden geschehen konnte, wenn das Gefühl bleibt, man habe nicht alles getan, was möglich und nötig war. Deshalb ist etwa der Empfang der Krankensalbung oft ein dringender Wunsch der Angehörigen. Gerade auch für die Hinterbliebenen können religiöse Riten für die Trauerbewältigung wichtig sein.

Kernaussage

> Es ist wichtig, dass Pflegepersonen die Bedeutung erkennen, die spirituelle Bedürfnisse für PatientInnen und ihre Angehörigen haben. Der individuellen Haltung der Kranken soll prinzipiell mit Achtung begegnet werden.

Die Pflegeperson als spirituelles Wesen

Auch Sie als Pflegeperson haben Ihre persönliche Spiritualität. Diese hat Auswirkungen auf das berufliche Handeln, weil Spiritualität die inneren Werte eines Menschen beeinflusst und daher ethische Entscheidungen durch sie mitbestimmt werden (vgl. Weiher 2007, S. 438). In diesem Zusammenhang ist es wünschenswert, wenn Pflegepersonen ihre eigene Spiritualität reflektiert wahrnehmen, weil persönliche Haltungen und Handlungen besser nachvollziehbar werden.

3.2 Religiöse Begleitung Sterbender

Unter Religion versteht man ein getragenes Sinngebungssystem einer Gemeinschaft, das helfen soll, sich mit einem höchsten Prinzip, z. B. Gott, in Beziehung zu setzen. Spezifische Symbole und Praktiken sind dabei unterstützend und bedeutend (vgl. Weiher 2007, S. 440).

3.2.1 Sinn des Lebens, Tod und Religion

Wir leben heute in einer Gesellschaft, in der viele unterschiedliche Kulturen und Religionen nebeneinander existieren. Gerade deshalb ist es notwendig, sich über verschiedene Rituale, Gebräuche und Einstellungen hinsichtlich Tod und Sterben Gedanken zu machen.

Religionen beruhen auf Jahrtausende alten Wurzeln, die bis heute große Bedeutung für die Menschheit haben. Daraus haben sich Rituale entwickelt, die dem Menschen Sicherheit, Zugehörigkeit und Sinnhaftigkeit im eigenen Leben, im Sterben und im Tod geben, ihn hoffen und vertrauen lassen, ihn nähren.

Es wäre vermessen, würde man behaupten, man könne im Rahmen dieses Lehrbuchs den Inhalt der Religionen erklären. Ganz im Gegenteil, es besteht sogar die Gefahr, mit ein paar zusammenfassenden Aussagen eine Religion auf diese wenigen Aussagen zu reduzieren und erst recht für Missverständnisse zu sorgen.

Die folgende Zusammenstellung zum Thema „Tod und Religion" hat dankenswerter Weise der Theologe Univ.-Prof. Dr. Hans Rotter für unser Buch verfasst:

Religionen geben dem Sterben die Ausrichtung auf einen Sinn. „*Wer ein Warum zu leben hat, erträgt fast jedes Wie*" (F. Nietzsche). Wenn man einem Geschehen einen Sinn zusprechen kann, ist es weit leichter zu verkraften, als wenn es völlig sinnlos erscheint. Das darf freilich nicht so verstanden werden, als ob der Glaube das Sterben immer leicht machen würde. Das geistige Bestehen des Sterbeprozesses, die Angst vor dem Ende sowie das Ja zum Abschiednehmen brauchen ausreichend Zeit, besonders wenn man sich in gesünderen Tagen nicht damit auseinander gesetzt hat. Das Sterben ist in der Tradition oft auch als *„ars moriendi"* verstanden worden, die man einüben und ein Stück weit lernen kann. Aber auch in dieser geistigen Auseinandersetzung mit dem Tod stellt sich immer wieder die Frage, ob damit alles aus ist oder ob es ein Weiterleben gibt. Gibt es eine Gerechtigkeit, in welcher der Mensch für seine Leiden und für das Gute in seinem Leben einen Lohn findet, oder ist letztlich auch das irdische Leben schon sinnlos, weil das, wonach sich der Mensch im Innersten sehnt, nur Schein und Trug ist? Auf solche quälenden Fragen geben die verschiedenen Religionen auf verschiedene Weise eine Antwort: Sie sprechen von Gericht, von Auferweckung des Menschen, oft auch in seiner leiblichen Gestalt, von Wiedersehen, von ewigem Leben, von Lohn und Strafe.

Ars moriendi

Bezeichnung für die Kunst des Sterbens, kleines Sterbe- und Trostbuch des Mittelalters, -> auch Kap. 1.1.1, Der Tod in früheren Zeiten

Im Folgenden sollen einige Antworten kurz zusammengefasst werden:

Antworten des Christentums

Für das Christentum ist die Vorstellung von einem personalen Gott entscheidend, dem der Mensch im Tod begegnet. Die Bestimmung des Lebens und seine letzte Erfüllung werden als liebende Begegnung mit diesem Gott verstanden. Der letzte Sinn liegt also in der personalen Liebe zwischen Gott und Mensch, die der Mensch oft nur sehr unvollkommen im irdischen Leben erfährt und nach deren vollkommener Gestalt er sich sehnt. Im Eingehen in die Ewigkeit wird ihm, im Angesicht Gottes, diese Unvollkommenheit und damit seine schmerzhafte Schuld bewusst. Hier erfährt er aber auch Gottes Vergebung und das Geschenk des ewigen Lebens.

Der Mensch wird im Tod nicht ausgelöscht, sondern er geht mit seiner ganzen Lebensgeschichte, die ja sein Ich ausmacht, in einen neuen Zustand ein, in dem die ganze irdische Vergangenheit zu einer unvergänglichen, aber verklärten und beglückenden Gegenwart wird.

Antworten des Judentums

Das Judentum hat keine eindeutige, verpflichtende Vorstellung von Tod und Jenseits. Man glaubt zwar an ein Leben nach dem Tod, aber im Alten Testament stellt man sich das Jenseits meist als eine dunkle Unterwelt vor, in der die Toten Gott nicht mehr preisen können. Es gibt auch verschiedene Auffassungen, ob zunächst nur die Seele weiterlebt, oder ob es nach dem Tod eine „Auferstehung der Toten" (mit Leib und Seele) gibt. Diese beiden Auffassungen haben sich später vereinigt zu dem Glauben, dass zunächst nur die Seele den Tod überdauert, aber dass sie sich später in der Zeit des Messias wieder mit dem Körper vereinigen und dann leiblich auferstehen wird. Den Menschen erwarten im Jenseits Lohn oder Strafe, durch die die offenkundigen Ungerechtigkeiten des irdischen Lebens ausgeglichen werden.

Antworten des Islam

Der Prophet Mohammed (7. Jh. n. Christus) verkündet, ausgehend vom Christentum, wie er es kennen gelernt hatte, eine neue Interpretation, die sich zu einer eigenen Religion entwickelt.

Auf den Tod des oder der Gläubigen folgt der Tag der Wiedererweckung und des Gerichtes. Wer an Gott und seinen Gesandten glaubt, geht in das Paradies mit seinen Gärten und Bächen ein. Dort gibt es weder Krankheit und Schmerzen noch Trauer und Tod.

Die Ungläubigen werden hingegen in das Höllenfeuer eingetaucht. Es gibt für sie keine Gelegenheit, auf die Erde zurückzukehren und den wahren Glauben anzunehmen. „Wahrlich, jene, die ungläubig sind und im Unglauben sterben – niemals wird von ihnen eine Erde voll Gold angenommen werden, auch wenn sie sich damit loskaufen wollten. Diese haben eine schmerzhafte Strafe und sie werden keine Helfer haben" (Koran 3,91).

„Wenn jemand im Unglauben stirbt, wird er nicht die Gelegenheit bekommen, nochmals zu dieser Welt zurückzukehren, um zu glauben. Und wenn du nur sehen könntest, wie sie vor das Feuer gestellt werden! Dann werden sie sagen: ‚Ach, würden wir doch zurückgebracht! Wir würden dann die Zeichen unseres Herrn nicht für Lüge erklären, und wir würden zu den Gläubigen zählen'" (Koran 6,27).

Antworten des Hinduismus und Buddhismus

Die Todesvorstellung des Hinduismus und des Buddhismus ist entscheidend geprägt durch die Vorstellung einer Wiedergeburt. Entsprechend dem Zustand der Seele (dem „Karma") bedarf der Mensch im Tod meist noch einer Reinigung, die erst in einem weiteren irdischen Leben geschehen kann. Dazu wird der Mensch wiedergeboren, und zwar, je nach der Art seiner verbliebenen Unvollkommenheit, im Buddhismus als Titan, Mensch, Tier oder Hungergeist, im Hinduismus zusätzlich auch als Pflanze.

Der Glaube an eine Wiedergeburt wird nicht als befreiend empfunden, sondern im Gegenteil als belastend. Dadurch vervielfältigt sich für den einzelnen Menschen das Leid des irdischen Daseins. Das Leid des Menschen im irdischen Leben trägt zu der Reinigung bei, die schließlich aus dem Kreislauf der Wiedergeburten heraus- und in das Nirwana hineinführt. Die Sehnsucht des Menschen gilt deshalb der Befreiung aus dem Kreislauf des Lebens und dem Eingehen in das Nirwana, wo der Mensch als individuelles, personales Wesen völlig ausgelöscht wird und in einem überindividuellen Zustand oder auch in einem persönlichen Gott aufgeht.

Religiöse Riten

Die Religionen institutionalisieren ihre Antworten in verschiedenen *Riten*. Riten haben zwei wichtige Funktionen:

1. das Bewusstsein eines symbolischen Sinns wach zu halten und zu repräsentieren
2. wieder Kontinuität herzustellen, wenn ein Ereignis (z. B. Tod) den Ablauf der Alltagswelt stört

Ritus
der lebendige Ausdruck von Glaubensüberzeugungen einer soziale Gruppe (vgl. Nassehi/Weber 1989, S. 54). Ritus meint auch den religiösen (Fest-)Brauch in Worten, Gesten und Handlungen sowie das Vorgehen nach einer festgelegten Ordnung, das Zeremoniell.

Man denke an die Begräbniszeremonien, die den Hinterbliebenen helfen, Abschied zu nehmen; an das Grab, das einerseits dazu dient, das Andenken an die Verstorbenen zu bewahren, andererseits aber auch, im Glauben an ihr Weiterleben Trost zu finden. Ähnlich kann auch das Gebet der Gemeinde an bestimmten Tagen und bei bestimmten Gelegenheiten den Trauernden Stütze und Trost geben.

3.2.2 Sensible Bereiche in der religiösen Begleitung Sterbender

Die verschiedenen Religionen haben bestimmte gemeinsame Bereiche, die einer besonderen Aufmerksamkeit durch uns Pflegende bedürfen, da sie sehr sensible und zugleich zentrale Themen in der jeweiligen religiösen Anschauung darstellen.

Folgende Punkte darf man bei der religiösen Begleitung Sterbender nie außer Acht lassen:

1. Gläubige einer Religionsgemeinschaft leben ihren Glauben gänzlich unterschiedlich. Manche messen den Ritualen der eigenen Religion eine hohe Bedeutung bei und praktizieren sie streng, während andere diese Handlungen entweder gar nicht oder in sehr unterschiedlicher Art und Weise durchführen.
2. Es ist wichtig, sich darüber im Klaren zu sein, dass man allein aufgrund der Religionszugehörigkeit eines Menschen noch nichts über seine spirituelle Lebensart weiß. Es käme einer groben Vorverurteilung gleich, würde man allein aufgrund der angegebenen Religion Rückschlüsse auf das praktizierte spirituelle Verhalten eines Menschen ziehen.
3. Religiöse Rituale lassen oft nur im Zusammenhang mit ihrem jeweiligen Ursprung ihren Wert und ihre Sinnhaftigkeit erkennen. Für Menschen mit anderen Glaubensvorstellungen mag manche Handlung nur schwer nachzuvollziehen sein.

Ernährung

Fleischverzehr: In einigen Religionen werden bestimmte **Fleischsorten** sowie einzelne Fischarten nicht gegessen. Beispielsweise verzichten viele MuslimInnen und JüdInnen auf Schweinefleisch, Hindus essen kein Rindfleisch. Die meisten BuddhistInnen sind VegetarierInnen und verzichten gänzlich auf Fleischprodukte.

Das den Regeln entsprechende **Schlachten** von Tieren stellt ebenso einen sensiblen Punkt dar und kann Grund dafür sein, dass Fleisch im Krankenhaus nicht verzehrt wird.

In manchen Religionen und Kulturen existieren Vorschriften für das **Zubereiten** von Speisen. So kann es sein, dass z. B. jüdisch Gläubige nicht dasselbe Messer nacheinander für Schinken und Gemüse verwenden oder Milch und Fleisch nur im Abstand von sechs Stunden essen bzw. nicht im selben Kühlschrank lagern.

Fasten: Das Fasten zu bestimmten Zeiten oder an gewissen Wochentagen (islamischer Fastenmonat Ramadan oder die Karwoche im Christentum) spielt in vielen Religionen eine große Rolle.

Problematisch kann die Situation werden, wenn kranke Menschen mit schlechtem Allgemeinzustand am Fasten festhalten möchten. Es kann zum Beispiel sein, dass muslimische PatientInnen im islamischen Fastenmonat Ramadan in der Zeit von Sonnenauf- bis Sonnenuntergang keine Mahlzeit und auch keine Medikamente einnehmen wollen. Der Ramadan berührt viele MuslimInnen emotional besonders stark, da es für sie die letzte Gelegenheit bedeutet, ihre Angelegenheiten ins „Reine" zu bringen.

Körperpflege

Schamgefühl: Das Schamgefühl hängt von kulturellen *Normen* und auch maßgeblich von der einzelnen Person ab. In Kulturen, wo üblicherweise die Haut (und ev. auch das Haupt) ganz mit Kleidung bedeckt wird, wo sich Frauen selbst in der Nacht vollständig bekleiden, kann Nacktheit ein sehr großes Problem bedeuten. Es kann für sie demnach schwierig bis unmöglich sein, sich für bestimmte pflegerische und medizinische Handlungen entkleiden zu müssen. Oft wird bei einer Untersuchung der Frau das Beisein ihres Mannes gewünscht.

Normen

allgemein anerkannte, als verbindlich geltende Regeln. Sie sind auch Richtschnur für das Zusammenleben von Menschen.

Für manche Menschen (z. B. manche Hindus) kann es auch schwierig sein, über diverse Beschwerden im Bereich der Geschlechtsorgane, des Harntraktes oder Verdauungsapparates zu sprechen, daher äußern sie sich dazu nicht.

In vielen Kulturen wird es generell als angenehmer empfunden, wenn die Pflege (vor allem bei Pflegeverrichtungen wie beispielsweise bei der Intimwaschung) von gleichgeschlechtlichen Personen durchgeführt werden kann. Dies gilt es in jedem Fall zu erfragen.

Reinigungsrituale: Die Körperhygiene ist in vielen Religionen deshalb ein sehr sensibler Bereich, weil Waschungen nicht nur zur Reinigung des Körpers dienen, sondern rituelle Waschungen auch einen Ausdruck von innerer, seelischer Reinheit bedeuten. Das Ermöglichen spezieller Reinigungszeremonien kann einen wertvollen Beitrag zum Wohlbefinden der PatientInnen leisten.

Der Zeitpunkt der Waschung kann für die Pflegeplanung von besonderer Wichtigkeit sein.

Mögliche gewünschte Zeitpunkte können sein:
- ▶ vor dem Beten: z. B. beten MuslimInnen häufig fünf Mal am Tag
- ▶ vor den Mahlzeiten: z. B. Hände waschen und Ausspülen des Mundes
- ▶ nach dem Toilettengang: Für manche Personen ist es wichtig, die Geschlechtsteile danach mit fließendem Wasser zu reinigen.

Fließendes Wasser: Häufig wird fließendes Wasser zur Waschung bevorzugt, weil Bäder mitunter als unhygienisch oder gar Ekel erregend angesehen werden.

Für viele Personen ist es von großer Bedeutung, dass alles, was mit Exkrementen in Berührung gekommen ist, äußerst sorgfältig gereinigt wird.

Gebete

Das Beten oder Meditieren zählt für viele Menschen unterschiedlicher Glaubensrichtungen zu einem wesentlichen Bestandteil ihrer Religionsausübung.

Zum Beispiel könnten viele MuslimInnen das Verlangen haben, fünf Gebetszeiten am Tag einhalten zu können und dazu eine vorherige rituelle Waschung durchzuführen: Die Körperteile Gesicht, Ohren, Stirn, die Füße bis zu den Knöcheln sowie Hände und Arme bis zu den Ellenbogen werden unter fließendem Wasser gereinigt. Die Reinigung der Nase erfolgt durch das Hochziehen von Wasser und der Mund wird ausgespült. Das Gebet erfolgt meist in Blickrichtung *Mekka*. Häufig wird beim Beten das Haupt bedeckt, die Betenden ziehen die Schuhe aus und verwenden einen Gebetsteppich. Das Gebet wird von bestimmten Bewegungen begleitet, etwa niederknien oder den Boden mit der Stirn berühren.

Religiöse Gegenstände: Viele Religionen verwenden spezielle Gegenstände zur Ausübung von Riten:

- ▶ Figuren, Bilder von Göttern, Gebetsperlen, Glücksbringer, Talismane, Amulette, Blumen (z. B. Hindus)
- ▶ Rosenkranz, Kreuz (z. B. ChristInnen)

Begleitung der Sterbenden

Manchmal wünschen sich sterbende Menschen den Beistand eines Priesters ihres Glaubenskreises (Rabbiner, Imam, Brahmane etc.). Meist sorgen die Angehörigen selbst dafür, wenn nicht, ist es unsere Aufgabe, das zu organisieren.

Hindus werden oft während des Sterbeprozesses *Mantras* aus den Veden (den heiligen Schriften des Hinduismus) und Gebete, besonders die Gottesnamen, ins Ohr geflüstert.

Für **MuslimInnen** bedarf ein friedvoller Sterbeprozess vor allem der Begleitung durch Angehörige. Für viele MuslimInnen ist es wichtig, dabei in Blickrichtung Mekka zu sitzen oder zu liegen. Es wird im heiligen Buch, dem Koran, gelesen und das Glaubensbekenntnis für den Sterbenden oder die Sterbende gebetet: *„Es gibt keinen Gott außer Allah, und*

Mekka

Geburtsort Mohammeds, des Propheten des Islam und der Offenbarung des Koran (heiliges Gebetsbuch des Islam). Mekka liegt in Saudi-Arabien (in südöstlicher Himmelsrichtung).

Mantra

ein religiöser, als wirkungskräftig geltender Spruch, die poetischen Verse der Veden. Magische Formel der Inder.

Muhammad ist sein Prophet." Für viele MuslimInnen ist es ein großes Anliegen, diese Worte zuletzt auszusprechen.

BuddhistInnen werden von Mönchen, Nonnen oder anderen BuddhistInnen begleitet, die ihnen meditative Texte, Gebetstexte vorlesen und Sutren (buddhistische Lehren) vorsingen, um die Angst zu mindern und den Geist zu beruhigen. Beim Sterben sind oft keine Angehörigen anwesend, da sie durch ihren Trennungsschmerz die Sterbenden zu sehr ablenken und sie noch zu sehr an das irdische Dasein binden könnten. So nehmen BuddhistInnen oft schon vor Eintritt ihres Todes bewusst von ihren Angehörigen Abschied. Für viele ist es wichtig, bei vollem Bewusstsein sterben zu können, weshalb die Schmerztherapie in diesem Fall gut darauf abgestimmt werden muss. Das „tibetische Totenbuch" dient als Anleitung, um gut zu sterben. Die Meditation ist für viele sterbende BuddhistInnen sehr wichtig.

Im **Judentum** wird häufig vom Familienkreis oder der Glaubensgemeinschaft z. B. die erste Zeile des Gebetes „Schma Israel" für einen sterbenden Menschen auf Hebräisch gesprochen: *„Höre, Israel, der Herr ist unser Gott, der Ewige ist einzig! Liebe den Ewigen, deinen Gott mit ganzem Herzen, mit deiner ganzen Seele und mit deiner ganzen Kraft ..."* Die Sterbenden segnen ihre Kinder und Enkelkinder.

Umgang mit dem toten Körper

Berührung kann unerwünscht sein: Die Berührung eines toten Menschen kann unter Umständen problematisch sein. Gerade bei MuslimInnen kann es absolut unerwünscht sein, dass der tote Mensch von Nicht-MuslimInnen berührt wird. Lässt sich eine Berührung nicht vermeiden, so ist das Tragen von Handschuhen unbedingt anzuraten. BuddhistInnen warten mit dem Berühren bzw. Bewegen des toten Menschen eine Zeitlang, da sie davon ausgehen, dass das Bewusstsein nicht sofort nach dem Tod erlischt. Jüdisch Gläubige berühren den toten Körper an einem *Sabbat* oder Feiertag unter Umständen nicht.

Hier kann es hilfreich sein, die Verstorbenen bis zur Abholung in die Aufbahrungskapelle zu verlegen. Die Angehörigen halten Totenwache, das heißt, dass der Leichnam nicht allein gelassen wird.

Sabbat
der jüdische Ruhe- und Feiertag, der 7. Tag der Woche (Samstag)

Spezielle Lagerungen: Viele MuslimInnen wünschen, dass der Kopf des Verstorbenen in Richtung Mekka gedreht und die Hände seitlich an den Körper gelegt werden sowie dass die beiden großen Zehen mit einem Faden zusammengebunden werden. Bei einer toten Frau werden die Hände über der Brust, beim Mann über dem Bauch gefaltet.

Nach jüdischem Ritual wird einem verstorbenen Menschen acht Minuten lang eine Feder über Mund und Nase gelegt um das endgültige Aussetzen der Atemtätigkeit festzustellen. Danach ist es die Aufgabe des Sohnes bzw. des nächsten Verwandten, die Augen des toten Menschen zu schließen. Vor allem orthodoxe JüdInnen beauftragen die Chewra Kadischah – „die heilige Gemeinschaft"– mit der Versorgung des/oder der Verstorbenen. Der Leichnam wird mit den Füßen in Richtung Tür auf den Boden gelegt oder, alternativ, das Bett so gestellt, dass die Beine in Richtung Tür zeigen. Der tote Mensch wird mit einem Laken bedeckt, die Arme werden ausgestreckt neben den Rumpf gelegt. Neben dem Kopf wird eine Kerze angezündet. Der Leichnam wird während der Totenwache nie allein gelassen.

Rituelle Waschungen: In einigen Religionen (z. B. Judentum und Islam) wird der Leichnam nicht nur mit rituellen Gebeten begleitet, sondern auch einer rituellen Waschung unterzogen. Es ist deshalb ratsam, den verstorbenen Menschen vorerst nur mit einem sauberen, weißen Tuch zu bedecken, um mit den Angehörigen abzuklären (falls noch nicht erfolgt), wie sie die rituelle Waschung organisieren möchten.

Im orthodoxen Judentum findet einige Stunden nach dem Tod die sog. Tahara, die Reinigung des Leichnams statt. Der tote Körper wird mit lauwarmem Wasser gewaschen, beginnend mit dem Kopf, die Füße zuletzt. Der Leichnam wird dabei nie zur Gänze entblößt und nicht auf den Bauch gedreht. Dem toten Menschen wird anschließend ein weißleinenes Sterbekleid angezogen.

Beim Islam wird eine rituelle Waschung ausschließlich durch den Imam oder einen anderen unterwiesenen Muslim durchgeführt. Ist das vor Ort nicht möglich, da für diese Waschungen größere Mengen fließenden Wassers erforderlich sind, wird der Leichnam vorerst versorgt und die rituelle Reinigung im Nachhinein durchgeführt. Der tote Körper wird mit fließendem Wasser gewaschen und zur Bekleidung werden saubere, weiße Baumwollkleider, unter anderem ein nahtloses Hemd, verwendet.

BuddhistInnen hüllen den toten Körper in ein Laken ein, das kein *Emblem* haben darf.

Emblem

Kennzeichen, etwa das Logo des Krankenhauses oder Pflegeheims, Hoheitszeichen, Sinnbild

Bestattung

Die Bestattungsart richtet sich nach den religiösen Vorstellungen nach dem Tod. So ist es im Islam und Judentum üblich, die Verstorbenen oft innerhalb von 24 Stunden zu beerdigen. Im Hinduismus wird die Feuerbestattung bevorzugt, BuddhistInnen wählen ihre Bestattungsform frei.

Obduktion

Für manche Religionen ist der unversehrte Körper von hohem Wert, weshalb eine Obduktion ein großes Problem darstellen kann. Eine Obduktion kann auch als Respektlosigkeit gegenüber dem Toten und seiner Familie empfunden werden.

Trauer/Rituale der Hinterbliebenen

In den verschiedenen Kulturen und Religionen wird Trauer auf unterschiedliche Art und Weise ausgedrückt. Einige Beispiele:

▸ Im Judentum reißen Trauernde z. B. einen Kleidersaum auf.

▸ Hindus zeigen Trauer offen und mit Gesten; es wird viel körperliche Nähe zugelassen.

▸ Bei den Hindus sind auch Opfergaben über einen bestimmten Zeitraum in Form von Speisen und Getränken üblich.

▸ Beim Islam begleiten Verwandte und FreundInnen die Trauerfamilie in der ersten Zeit und übernehmen viele alltägliche Aufgaben. In den ersten paar Tagen vernachlässigen die Angehörigen der Verstorbenen die eigene Körperpflege (waschen und kämmen sich nicht, wechseln ihre Kleidung nicht etc.). Die Familie hält sich eine bestimmte Zeit an gewisse Einschränkungen (z. B. verzichtet die Witwe auf Schmuck und verlässt das Haus nur, wenn unbedingt notwendig).

Es kann leicht zu Missverständnissen führen, wenn wir ohne zu fragen vorwegnehmen, welche Voraussetzungen muslimische, jüdische oder buddhistische PatientInnen für die Praxis ihrer Religion brauchen. Es ist Aufgabe der Pflegepersonen, die PatientInnen oder ihre Angehörigen zu fragen, was ihnen wichtig ist und was sie benötigen.

3.2.3 Haltung der Pflegepersonen

Die Herausforderung für Pflegepersonen besteht nun darin, dass sie mit für sie fremden Kulturen und Religionen und deren Verhaltensweisen und Ritualen in Berührung kommen, aus denen lediglich die jeweiligen Handlungen sichtbar sind.

Die eigentliche Motivation, an solchen Handlungen teilhaben zu wollen, kann von Personen mit anderer religiöser Zugehörigkeit in der Regel oft nicht oder nur unzureichend nachvollzogen werden. Die Gefahr besteht dann vor allem darin, dass die Wertigkeit, die eine bestimmte Handlung für die Betroffenen hat, unterschätzt oder erst gar nicht (anerkannt wird. So gilt es zunächst, sich bewusst zu machen, dass Menschen mit anderer Religionszugehörigkeit unter Umständen auch ein für sich anderes Wertesystem vertreten und bestimmte Handlungen für sie eine große Bedeutung haben.

Kernaussage

Aufgabe der Pflegepersonen ist es, die PatientInnen in ihren religiösen Wertvorstellungen anzunehmen und sie so weit wie möglich und vertretbar dahingehend zu unterstützen, dass sie diese Werte leben können.

Das erfordert von den Pflegepersonen die Bereitschaft, einen anderen Blickwinkel zuzulassen, auch wenn er gar nicht in das eigene Lebenskonzept passt oder zu passen scheint.

3.3 Der Umgang mit dem verstorbenen Menschen

3.3.1 Sichere und unsichere Todeszeichen

Ab wann ist ein Mensch tot? Diese Frage kann man nicht eindeutig und nur unter Berücksichtigung der folgenden Unterscheidungen beantworten: Mit der Definition des „klinischen Todes" entsteht der Eindruck, dass wir genau feststellen könnten, wann der Tod eingetreten ist. Es ist aber keineswegs so, dass der Sterbeprozess mit dem klinisch feststellbaren Tod beendet ist.

Der „klinische" Tod

Ein Mensch ist innerhalb von drei Minuten nach Herz- und Atemstillstand klinisch tot. Der klinische Tod ist von den so genannten unsicheren Todeszeichen (s. u.) begleitet. Unsicher nennt man sie deshalb, weil eine Reanimation den Tod möglicherweise noch einmal verhindern kann.

Der Hirntod

Das ist der irreversible und vollständige Funktionsausfall des Gesamthirns (Großhirn und Hirnstamm). Der Hirntod bedeutet auch rechtlich den Tod des Menschen. Die Feststellung des vollständigen und irreversiblen Zusammenbruchs aller Gehirnfunktionen ist an einen umfangreichen Kriterienkatalog gebunden (vgl. Frowein 1999).

Diese Hirntod-Definition spielt im Zusammenhang mit der Organtransplantation eine große Rolle. Die vitalen Funktionen hirntoter Menschen werden durch spezielle Maßnahmen (Beatmung) künstlich aufrechterhalten, damit die Organe für den/oder die EmpfängerIn funktionsfähig bleiben.

Der biologische Tod

Es erlöschen sämtliche Organfunktionen, was mit einer Veränderung einhergeht, die als sichere Todeszeichen (s. u.) verstanden werden. Der Körper erkaltet langsam (jede Stunde um ungefähr 1° Celsius).

Biologisch leben Zellen noch nach dem Hirntod weiter:	
Herz	15–30 Min.
Leber	30–35 Min.
Lunge	bis zu 2 Std.
Muskeln	über 8 Std.
Magen, Darm	arbeiten noch bis zu 24 Std. weiter
Schweißdrüsen	arbeiten noch über 30 Std.
Spermien	leben noch bis mehrere Tage nach dem Tod

Abbildung 1

Der biologische Tod

Mit dem Eintreten des Todes finden markante Veränderungen am Körper des toten Menschen statt. Beim Erkennen des Todes wird zwischen sicheren und unsicheren Zeichen oder Merkmalen unterschieden.

Sichere Todeszeichen

▶ **Totenflecke** (Livor mortis) an der Haut. Sie haben eine rotviolette Farbe und entstehen durch das Absinken des Blutes an die tiefsten Körperstellen. Sie bilden sich eine bis mehrere Stunden nach dem Tod.

▶ **Rigor mortis**: Sie ist die Folge einer *Kontraktion* der Muskulatur. Ursache ist der durch den Stillstand des Stoffwechsels bedingte Mangel an Adenosintriphosphat (ATP). Fehlt ATP, so verharren die Muskelproteine Aktin und Myosin in einer festen Bindung zueinander und der Muskel wird starr. Die muskuläre Erstarrung erfolgt von kaudal nach kranial. Sie beginnt ein bis zwei Stunden nach dem Tod an den Augenlidern, nach 2 bis 4 Stunden in den Kaumuskeln, schreitet über Schultergürtel und Arme fort und breitet sich schließlich am ganzen Körper aus. Die Starre löst sich nach etwa zwei bis drei Tagen, abhängig von der Todesart und Temperatur.

▶ **Fäulnis- und Auflösungsprozesse** sowie der Verwesungsgeruch entstehen durch die Bildung von Gasen wie Ammoniak, Kohlendioxid, Schwefelwasserstoff und Stickstoff. Dieser Prozess beginnt fast immer im Darmtrakt.

Kontraktion

von lat. *contrahere* = zusammenziehen

Unsichere Todeszeichen

Folgende Todeszeichen werden als unsicher bezeichnet, weil ihr Vorhandensein noch nicht zwingend den Tod des Menschen bedeuten muss. Diese Symptome können auch bei einem lebenden Menschen auftreten, z. B. bei Menschen, die sich im weit fortgeschrittenen Sterbeprozess befinden:

▶ Eintritt von Bewusstlosigkeit
▶ Atemstillstand
▶ kein Puls tastbar, fehlender Blutdruck
▶ schlaffe Muskulatur
▶ fehlende Reflexe

In jedem Fall muss der Tod eines Menschen durch einen Arzt oder eine Ärztin festgestellt werden. ÄrztInnen sind verpflichtet, den verstorbenen Menschen zu untersuchen und die Todesanzeige auszufüllen, in der Angaben zur Person, zum Todeszeitpunkt, zur Todesart, Angaben im Falle übertragbarer Krankheiten sowie Angaben zur Todesursache natürlicher oder unnatürlicher (= Gewalt, Unfälle, Verletzung, Selbstmord, Vergiftung) Art festgehalten werden.

Die Krankenhausverwaltung und die Angehörigen der Verstorbenen müssen, den hausinternen Richtlinien folgend, benachrichtigt werden.

Pflegepersonen müssen den Arzt oder die Ärztin und ihre Stationsleitung vom Tod eines Patienten oder einer Patientin sofort verständigen.

Wenn ein Mensch zu Hause stirbt, führen die zuständigen HausärztInnen bzw. SprengelärztInnen die Todesfeststellung durch und stellen die Todesanzeige aus.

3.3.2 Pflegemaßnahmen für den verstorbenen Menschen

Die innere Haltung von Pflegepersonen

Die Maßnahmen, die wir für einen verstorbenen Menschen ergreifen, sind die allerletzte Tat, ein Akt der Mitmenschlichkeit, den wir einem Menschen zukommen lassen können. Wie unterschiedlich auch immer sich die jeweilige Situation darstellen mag, vergessen wir nie, dass unsere Handlungen vordergründig zur Wahrung der Personenwürde des toten Menschen und für seine Angehörigen gesetzt werden.

Ein würdevoller Umgang drückt sich durch überlegtes und bewusstes Handeln bezogen auf den verstorbenen Menschen und seine Angehörigen aus, nicht aber durch ein mechanistisches Abarbeiten einer Maßnahmenliste. Werden die Tätigkeiten in Gedanken an die Person und an das, was wir von ihrem Leben erfahren konnten und durften, verrichtet, können sich daraus Möglichkeiten zu einer sehr persönlichen Gestaltung des Abschiednehmens ergeben. Es sind die kleinen Dinge und Aufmerksamkeiten, die in einer solchen Situation große Wirkung haben und ihr die nötige Würde geben.

Es sei an dieser Stelle auch an unsere berufsethische Verantwortung nach dem grundlegenden Prinzip „Der Wert des Lebens" nach M. Arndt erinnert, die auch die Wahrung der Personenwürde eines verstorbenen Menschen mit einschließt.

Von der Wichtigkeit des letzten Anblickes

Der letzte Anblick eines Verstorbenen prägt sich in der Regel tief in das Gedächtnis der Angehörigen ein. Noch Jahre später ist man in der Lage, sich dieses Bild jederzeit in allen Einzelheiten in Erinnerung zu rufen. Von daher kann die Bedeutung dieses Augenblicks gar nicht hoch genug eingeschätzt werden. Den Pflegepersonen kommt hier die besondere Aufgabe zu, eine würdevolle Situation zu schaffen, damit die Erinnerung an diesen letzten Anblick eine entlastende und gute Erinnerung für die Angehörigen sein und bleiben kann. Ausdruck dafür, wie wichtig diese letzte Erinnerung sein kann, ist die Tatsache, dass manche Angehörige ein Foto des oder der Verstorbenen machen möchten: Es ist ihnen ein Anliegen, diesen gelösten und friedlichen Eindruck festzuhalten.

Manche Angehörigen befürchten eine übermäßige emotionale Belastung oder äußern Angst beim Gedanken, ihre Verstorbenen noch einmal zu sehen. Es ist wichtig, die Betreffenden keinesfalls zu drängen, aber wir sollten die Angehörigen dazu ermutigen, sich von ihren verstorbenen Lieben zu verabschieden.

Hilfreich ist es, wenn Pflegende anbieten, mit ihnen in das Zimmer der Verstorbenen zu gehen, sie dabei gleichsam an die Hand nehmen. Die Erfahrung zeigt, dass die Angehörigen, die diesen Schritt trotz ihrer Angst gewagt haben, immer große Erleichterung darüber empfinden, dass der Anblick der Verstorbenen nichts „Schreckliches" für sie darstellt. Aber selbstverständlich gilt auch in dieser Situation die Entscheidung der Angehörigen, ob sie die Verstorbenen noch einmal sehen möchten oder nicht, zu respektieren!

> Bei allen Maßnahmen, die am verstorbenen Menschen ergriffen werden, gilt grundsätzlich: Es gibt keinen Grund zur Eile oder Hektik! Verrichten Sie Ihre Tätigkeiten in Ruhe.

Kernaussage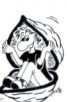

Körperpflege

Die Körperpflege der Verstorbenen ist nicht eine verpflichtende Hygienemaßnahme, sondern dient ausschließlich der Gestaltung einer würdevollen Abschiedssituation. Daher ist es nicht zwingend notwendig, dem toten Menschen eine Ganzkörperwaschung zukommen zu lassen, es sei denn, Angehörige oder die Pflegepersonen selbst verspüren dieses Bedürfnis im Sinne einer letzten Zuwendungshandlung für die Verstorbenen.

Bei Todeseintritt **kann** es vorkommen, dass aufgrund der Erschlaffung der *Sphinkter* Exkremente aus dem Körper gelangen. Es empfiehlt sich deshalb, eine saugfähige Unterlage einzubetten und gegebenenfalls eine Waschung an verschmutzten Körperstellen durchzuführen. Wunden sollen frisch verbunden werden, speziell bei übelriechenden Wunden ist geruchsdichtes Verbandsmaterial (z. B. Folie) erforderlich, damit die Angehörigen beim Abschiednehmen nicht zusätzlich belastet werden. Im Falle eines Stomas wird der Stomabeutel gewechselt.

Sphinkter
Schließmuskel

Gekämmte Haare und eine Rasur tragen ebenso zur Pflege des toten Menschen bei wie das Einsetzen der Prothesen, sofern diese dem Patienten oder der Patientin noch passen. Die Augen werden sanft geschlossen. Sollten sich die Augenlider nicht schließen lassen und der Anblick deshalb für die Angehörigen belastend sein, dann hilft es, für kurze Zeit feuchte Wattepads aufzulegen.

Hygiene

Es bestehen dieselben Richtlinien wie bei lebenden Menschen. Das PatientInnenzimmer bedarf keiner besonderen hygienischen Nachbereitung, sofern keine infektiöse Erkrankung bestand. Verstorbene können ohne Handschuhe berührt werden, die Gefahr einer Vergiftung durch Eiweißfäulnisprodukte besteht nicht. Es ist bemerkenswert, dass Pflegende, die eine Patientin oder einen Patienten kurz zuvor noch ohne Scheu ohne Handschuhe berührt haben, sich wenige Minuten später, nach Eintritt des Todes, mit Handschuhen schützen möchten. Es drängt sich die Frage auf, wovor wir uns schützen möchten. Ist es nicht noch immer dieselbe Frau oder derselbe Mann, die wir kurz zuvor noch ohne Angst berührt haben?

Das Betten des verstorbenen Menschen

Die Lagerung eines verstorbenen Menschen ist einerseits wichtig für das Gesamtbild, andererseits ist eine entsprechende Lage für das anschließende Einbetten in den Sarg von Bedeutung. Aufgrund der beginnenden Leichenstarre ist es wichtig, dass der tote Mensch mit dem Oberkörper nur leicht hochgelagert wird. Man kann eine kleine Rolle (zusammengerolltes Handtuch oder Zellstoffrolle) unter das Kinn legen, damit der Unterkiefer nicht herunterfällt. Vor allem wenn der offene Mund einen grotesken oder unästhetischen Eindruck vermittelt, ist diese Maßnahme angezeigt. Zudem können sich die Gesichtszüge des Leichnams innerhalb der ersten 24 Stunden noch verändern. Das Lächeln, das zum Zeitpunkt des Todes und in den ersten Stunden danach zu sehen war, kann sich wieder verlieren. Diese Veränderungen sind naturwissenschaftlich dadurch zu erklären, dass nach dem Tod Umbauprozesse in der Gesichtsmuskulatur erfolgen und Wasser aus der Haut verdunstet. Diese Erklärung kann für die trauernden Angehörigen wichtig sein.

Die Verstorbenen werden zugedeckt, die Hände werden über die Decke gegeben, zusammengelegt (ev. gefaltet), je nach individuellen Wünschen der Angehörigen kann man auch z. B. einen Rosenkranz oder Blumen darauf legen. Bei einer geplanten Obduktion ist es günstiger, die Arme parallel zur Körperachse zu legen. Sämtliche Sonden, Drainagen und Katheter dürfen nur verschlossen, nicht aber entfernt werden.

Kernaussage

> Bei einer Lageveränderung des verstorbenen Menschen kann durch Entweichen von restlicher Luft aus der Lunge ein gut hörbares Geräusch entstehen. Es ist wichtig, das zu wissen, damit Sie in dieser Situation nicht erschrecken.

Gestaltung des Raumes

Im Idealfall findet das Abschiednehmen in dem Raum statt, in dem der oder die Verstorbene die letzten Tage verbracht hat, da alle Beteiligten zu diesem Raum großen Bezug haben.

Das Zimmer soll in erster Linie einen aufgeräumten und ordentlichen Eindruck machen. Decken und alle Lagerungshilfen sowie andere medizinische Hilfsmittel wie Absaug- oder Sauerstoffgerät werden entfernt.

Individuelle Gegenstände wie Bilder, Blumen, Kerzen (als Symbol eines Lebens nach dem Tod), religiöse Gegenstände können für den persönlichen Rahmen sorgen.

Ist es aus diversen Gründen nicht möglich, im PatientInnenzimmer Abschied zu nehmen, muss auf spezielle Aufbahrungsräumlichkeiten oder auf einen Raum der Station zurückgegriffen werden, der „zweckentfremdet" wird.

Es ist wichtig, dies *vorher* mit den Angehörigen zu besprechen, damit für sie nicht der Eindruck entsteht, der oder die Verstorbene werde in eine „Kammer abgeschoben". Weiters ist darauf zu achten, dass dieses Zimmer in dieser Zeit nicht von anderen Personen betreten wird und die Gestaltung des Raumes so gut wie möglich dem Anlass gerecht wird. Aufbahrungsräume haben oft den Nachteil, dass sie ohne Tageslicht ausgestattet und sehr kühl sind.

Anregung

> Machen Sie sich selbst ein Bild von den Aufbahrungsmöglichkeiten in Ihrer Institution und lassen Sie die Atmosphäre dieses Raumes auf sich wirken.

Sonstiges

Im Krankenhaus wird an der Großzehe des Leichnams eine Identifikationskarte angebracht. Die Schmuck- und Wertgegenstände des bzw. der Verstorbenen müssen schriftlich aufgelistet und nach der jeweiligen Hausregelung verwahrt und unterschrieben werden.

3.3.3 Abschied nehmen

Der Abschied der Angehörigen

Für manche Angehörigen ist es eine Hilfe zur Bewältigung des Verlustes, wenn sie bei den pflegerischen Aufgaben mithelfen und die Abschiedssituation mitgestalten können. Es ist von enormer Wichtigkeit für Angehörige, sich individuell verabschieden zu können. Dabei brauchen sie Unterstützung durch uns Pflegende. Sie haben oft Scheu davor, ihren Impulsen und Wünschen in der Situation zu folgen. Unsere Hauptaufgabe liegt dann darin, die Angehörigen zu **ermutigen**, sich ganz persönlich, auf ihre Art und Weise, zu verabschieden. Manche Angehörigen nehmen das Angebot eines Fotos von ihrem aufgebahrten Verstorbenen an. Dies kann hilfreich für die Trauerverarbeitung sein und unterstützt die Erinnerung an die Verstorbenen noch Jahre später. Es kann auch für jene Angehörigen eine Hilfestellung bieten, die keine Möglichkeit hatten, sich persönlich von den Verstorbenen zu verabschieden. Ein wichtiger Hinweis: Verstorbene sollten von der Seite oder von oben fotografiert werden, nicht frontal, da durch den liegenden, zurück geneigten Kopf ein eigenartiger Eindruck entstehen kann.

Berührungsängste: Berührungsängste sind keine Seltenheit. Es liegt an uns, den Angehörigen einen möglichst natürlichen Umgang mit dem oder der Verstorbenen zu zeigen: Oft wagen die Angehörigen erst, den toten Menschen zu berühren, nachdem wir Pflegepersonen ihn berühren, so, wie wir ihn wenige Minuten zuvor auch noch berührt haben.

Sich Zeit nehmen: Es ist wichtig, den Angehörigen zu vermitteln, dass die Zeit, in der der oder die Verstorbene noch da ist, besonders wichtig ist. Noch haben sie Gelegenheit, dem verstorbenen Menschen all das zu sagen, was während des Lebens ungesagt geblieben ist oder ihnen noch am Herzen liegt. Dazu kann es wichtig sein, dass alle Familienmitglieder auch die Gelegenheit haben, mit den Verstorbenen alleine zu sein, wenn sie das wünschen. Angehörige benötigen ein unterschiedliches Maß an Zeit, um sich von ihrem oder ihrer Verstorbenen für immer zu verabschieden. Das kann unter Umständen Stunden bis Tage dauern. Die meisten Angehörigen werden aber innerhalb eines Tages dahin kommen, dass es jetzt „gut ist" und sie die Verstorbenen zurücklassen können.

Eine Einschränkung bezüglich des Zeitrahmens für den Abschied kann der entstehende Fäulnisgeruch darstellen. Das Einsetzen des Fäulnisprozesses ist abhängig von der Grunderkrankung und von der Umgebungstemperatur. Es gilt daher, den Raum kühl zu halten und die Heizung abzustellen. Da die Fäulnis vom Darmtrakt ausgeht, kann eine Grünfärbung der Haut im Bereich des Appendix als erstes Zeichen dafür gewertet werden, dass eine rasche Kühlung des Leichnams erforderlich ist.

> Der Faktor Zeit ist beim Abschiednehmen der Angehörigen nicht zu unterschätzen. Die nachfolgende Trauer ist nachweislich besser zu bewältigen, wenn ausreichend Zeit und Raum für den Abschied ermöglicht wurde.

Kernaussage

Gemeinsames Gebet: Ein gemeinsames Gebet kann für Angehörige sehr hilfreich sein. Es ist wichtig, dass wir Pflegepersonen keine Scheu davor haben, nachzufragen, ob der Wunsch zu beten besteht, und entsprechende Gebete auch vorschlagen können, sollten die Angehörigen Schwierigkeiten damit haben, ein passendes selbst zu finden.

Klären, wer sich sonst noch gern verabschieden möchte: Es ist hilfreich, wenn wir fragen, ob es noch jemanden gibt, für den oder die es wichtig sein kann, sich zu verabschieden. Oft werden FreundInnen oder gute Bekannte vergessen und dieser Abschied ist in der Form nie mehr nachzuholen. Häufig denken die Angehörigen in dieser Situation nicht an die Kinder, für die es ebenso wichtig ist, sich verabschieden zu können. Gerade Kinder leiden darunter, wenn sie ausgeschlossen werden. Der Tod eines nahen Angehörigen bedeutet auch für sie Verlust und Trauer. Wie die Erwachsenen brauchen sie die Möglichkeit, sich verabschieden zu können und dazu kann es hilfreich sein, den Verstorbenen oder die Verstorbene noch einmal sehen zu dürfen. Die Erfahrung zeigt, dass Kinder sehr gut in der Lage sind, selbst zu entscheiden, ob und wie lange sie im Zimmer bei dem oder der Verstorbenen bleiben möchten, sie haben eine gute Wahrnehmung für eigene Grenzen.

Deshalb sollen sie die Möglichkeit haben, den Raum zu verlassen, wenn sie dies möchten, und ebenso, nach ihrer Entscheidung, wieder hineinzugehen, wenn sie das wünschen.

Kinder stellen viele Fragen, sie möchten wissen, warum die Oma die Augen nicht aufmacht oder warum der Papa jetzt so bleich ist. Viele Kinder möchten die Verstorbenen berühren und mit der Erklärung, dass die Haut des Toten jetzt möglicherweise kühl ist, soll ihnen das erlaubt werden.

Grabbeigaben

Hilfreich für Angehörige kann die Anregung sein, zu überlegen, was sie ihren Verstorbenen in den Sarg mitgeben möchten.

Einige Beispiele dafür:

▶ Fotos der Familie
▶ ein bestimmter Gegenstand, zu dem der oder die Verstorbene eine besondere Beziehung hatte
▶ ein Brief an den oder die Verstorbene
▶ ein Rosenkranz oder andere religiöse Symbole

- Die Mutter legt ihrer Tochter den Schmuck an, den sie gern getragen hatte.
- Ein Ehemann legt seiner verstorbenen Frau den Hochzeitsschal um.
- Ein 5-Jähriger legt seiner Oma eine Orange, die er mit Nelken bestückt hat, mit in den Sarg mit der Erklärung, damit es im Sarg immer gut rieche.
- Die 12-jährige Tochter flechtet für ihre verstorbene Mutter ein Freundschaftsbändchen und bindet es ihr um das Handgelenk.
- Kinder fertigen sehr gern Zeichnungen an, die sie mitgeben möchten, aber auch Spielzeugautos oder Teddybären werden von Kindern gern beigelegt.
- Sehr oft werden Blumen mitgegeben.
- Die Ehefrau gibt ihrem Mann einen Bildband über eine Reise mit, die sie geplant hatten, wenn er wieder gesund gewesen wäre.
- Der Ehemann gibt seiner Frau die Hochzeitsschuhe mit.

Manchmal gibt es auch etwas, das Angehörige von den Verstorbenen behalten möchten. Eine Mutter schneidet ihrer verstorbenen Tochter eine Locke aus dem langen Haar ab. Sie erklärt der anwesenden Pflegeperson: „Wissen Sie, ich habe auch die erste Locke von ihr aufbewahrt."

Der Abschied der Pflegepersonen

Auch Pflegepersonen dürfen und sollen die Möglichkeit nutzen, sich von den PatientInnen zu verabschieden. Eine Pflegebeziehung kann nicht allein durch das Beenden einer Pflegedokumentation abgeschlossen werden. Es ist von großer Wichtigkeit, dass Pflegende für sich eine individuelle Form des Abschieds finden. Nur so können wir uns wirklich gut auf andere PatientInnen einlassen und ihnen auch gerecht werden.

Kernaussage

> Pflegepersonen haben auch das Recht, Trauer zu empfinden und diese auszudrücken. Hinter jeder Professionalität steht der Mensch mit all seinen Gefühlen und Empfindungen. Und als solcher kann und darf er berührt sein vom Tod eines anderen Menschen. Trauer und Tränenspuren zeugen nicht von unzureichender psychischer Belastbarkeit oder von unprofessionellem Verhalten, sondern von Menschlichkeit im Pflegeberuf.
>
> Wir müssen uns auch bewusst sein, dass Pflege eine Berufsgruppe ist, die mit vielen Verstorbenen zu tun hat, zu denen eine Beziehung bestand. Daher ist es unerlässlich, dass wir auch für uns individuelle und angemessene Formen des Abschiednehmens entwickeln.

Beispiel

Eine Intensiv-Schwester hat Folgendes berichtet: „Nach einer erfolglosen Reanimation ziehen sich alle beteiligten Ärzte und KollegInnen zurück. Ich bleibe mit dem toten Menschen allein zurück. Ich habe für mich eine Form des Abschiedes gefunden, die mir hilft: Ganz bewusst und sehr behutsam entferne ich alle Schläuche, alle Spuren der Reanimation, und ich tue das im Bewusstsein, dass das der letzte Dienst an diesem Menschen und zugleich mein persönlicher Abschied von ihm ist.“

Angehörige berichten oft tief berührt, wie wertvoll und unterstützend sie es empfunden haben, wenn ÄrztInnen und Pflegende ihre Gefühle gezeigt haben. Sie empfinden es sehr unterstützend, als tiefe Mitmenschlichkeit und Mitgefühl.

Abschiedsrituale

Sie sind von großer Wichtigkeit für die Angehörigen und das Betreuungsteam. Sie unterstützen dabei, bewusst von verstorbenen PatientInnen Abschied zu nehmen, geben dabei das Gefühl von Sicherheit und laden dazu ein, der eigenen Trauer Raum zu geben und sie gemeinsam im Team zu tragen.

Die folgenden Abschiedsrituale sollen für Angehörige und das gesamte Betreuungsteam gleichermaßen eine Stütze für ihre Trauerarbeit sein. Sie kommen vorwiegend in Langzeiteinrichtungen zur Anwendung:

▶ Abschied nehmen von den Verstorbenen im Zimmer
▶ Eine Abschiedskerze für die Verstorbenen anzünden (z. B. einen Platz beim Eingangsbereich oder Stützpunkt dafür einrichten, mit Blumen schmücken u. ä.).
▶ Auf das gereinigte und frisch überzogene Bett eine Zeitlang eine Rose legen.
▶ Ein Totengebet – Angehörige und das Betreuungsteam gemeinsam – sprechen
▶ In der Einrichtung eine Mappe gestalten (z. B. „Gedanken zum Abschied"), in die Fotos von den Verstorbenen eingeklebt werden und wo Personen aus dem Team kurze Biografien, bleibende Eindrücke aus der Zeit der Betreuung u. ä. hineinschreiben können.
▶ Ein Buch für Angehörige, in das sie ihre Gedanken hineinschreiben können.
▶ Ein Buch, in das sowohl Personen aus dem Betreuungsteam als auch Angehörige etwas hineinschreiben können.

▸ Ein monatlich stattfindendes Verabschiedungsritual für das Team, in dem an alle in diesem Monat Verstorbenen gedacht wird. Es können zur Gestaltung Texte, Gebete, Fürbitten und Musik eingesetzt werden.

Beispiele

„Wir stellen eine Öllampe auf, wenn jemand verstorben ist, so als sichtbares Zeichen dafür. Das gibt den anderen PatientInnen die Möglichkeit zu fragen, wer gestorben ist, wenn sie das wollen, und es ist auch eines unserer Rituale für das Team. Die Lampe wird im Gang aufgestellt und bleibt so lange, wie der oder die Verstorbene auf der Station ist. Dazu gestaltet die jeweilige Pflegeperson eine Kerze mit dem Vornamen der Verstorbenen. Diese Kerze wird gleich nach Eintritt des Todes angezündet und sie wird dann später den Angehörigen mitgegeben. Diese Geste ist wohltuend für Angehörige, sie schätzen das sehr und für uns Pflegende ist es Teil unserer Verabschiedung."

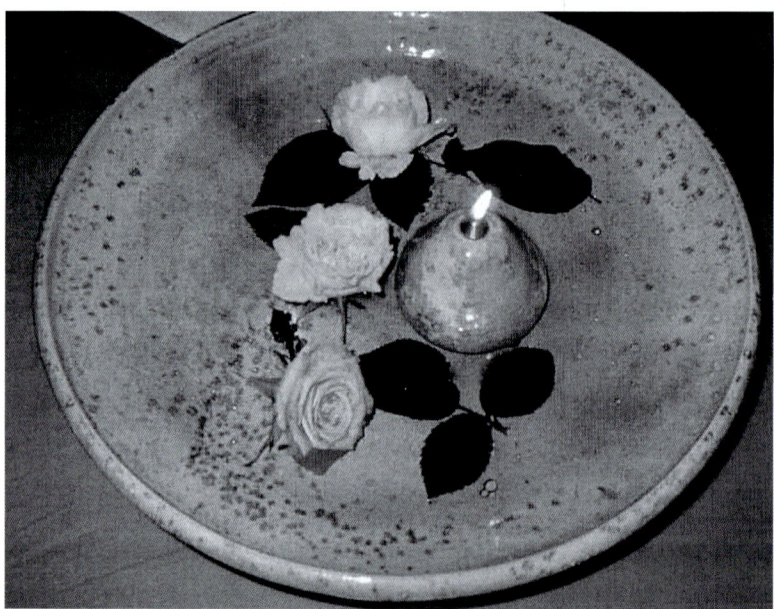

Eine Kerze, aufgestellt an einem allgemein zugänglichen Ort des Krankenhauses, Hospizes oder der Palliativstation, kann Teil des Abschiedsrituales sein.

„Außerdem haben wir in der Pflegedokumentation eine Rubrik, in der sich alle vom Team eintragen können, wenn es ihnen wichtig ist, dass sie verständigt werden, wenn Herr/Frau XY verstorben ist. Manchmal kann es dann sehr gut sein, ev. auch an freien Tagen zu kommen, um sich persönlich zu verabschieden. Es verhindert auch, dass man nach einigen freien Tagen in den Dienst kommt und der

Mensch, den man zuvor intensiv betreut hat, ist dann einfach nicht mehr da. Abschiede sind uns allen sehr wichtig, nicht bei allen PatientInnen gleich, aber ganz besonders bei den Menschen, zu denen einzelne von uns eine tiefere Beziehung hatten."

„Ein weiteres Ritual ist, dass wir bei der Teambesprechung immer kurz auch an die Menschen denken, die im letzten Monat gestorben sind. Wir reflektieren kurz die Betreuung, wie sie gelaufen ist, was wir dabei gelernt und erlebt haben. Ich meine, das ist unerlässlich, wenn wir unsere Fähigkeit, uns immer wieder auf neue Menschen sehr einlassen zu können, aufrechterhalten wollen."

Vertiefung des Lernstoffes

Zusammen-fassung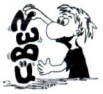

Es ergeben sich für den sterbenden Menschen meist eine Reihe an körperlichen, seelischen und sozialen Bedürfnissen. Diese gilt es zu erheben und darauf im interprofessionellen Rahmen einzugehen. Für die religiöse Begleitung ist es wichtig, sich sensibler Bereiche bewusst zu sein und wertschätzend damit umzugehen.

Beim Umgang mit dem toten Menschen ist eine respektvolle Haltung der verstorbenen Person gegenüber sehr wichtig.

Pflegepersonen haben mit der Gestaltung der Abschiedssituation größten Einfluss auf den letzten Augenblick für die Angehörigen und damit auch auf die Trauerverarbeitung.

Zum Üben

1. Worauf sollten Sie hinsichtlich Berührung bei sterbenden Menschen allgemein achten?
2. Welche seelischen/spirituellen Bedürfnisse können für sterbende Menschen von Bedeutung sein?
3. Welche Bereiche sind in der Begleitung sterbender Menschen unterschiedlicher Religionen besonders sensibel?
4. Was sind sichere/unsichere Todeszeichen?
5. Wie können Sie Angehörige beim Abschied vom verstorbenen Menschen unterstützen?
6. Wie nehmen Sie selbst von Verstorbenen Abschied?

Zum Nachlesen

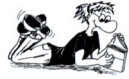

M. Arndt (2002): Pflege bei Sterbenden. Schlütersche Verlag, Hannover.

M. Arndt (2007): Vom Leib zum Leichnam – Vom würdigen Umgang mit dem Verstorbenen. In: Knipping, Lehrbuch der Palliative Care. 2. Auflage. Huber Verlag Bern.

E. Biser, F. Hahn, M. Langer et al. (Hg.) (1999): Der Glaube der Christen. Bd. I: Ein ökumenisches Handbuch, bes. S. 926–1082. Pattloch, München und Stuttgart.

D. Domenig (2001): Professionelle transkulturelle Pflege. Huber Verlag, Bern.

B. Heller (2007): Bedeutung religiös-kultureller Unterschiede in der Palliative Care. In: Knipping, Lehrbuch der Palliative Care. 2. Auflage. Huber Verlag, Bern.

W. Kasper et al. (Hg.)(1993–2001): Lexikon für Theologie und Kirche. 11 Bde. 3. Aufl. Herder, Freiburg i. Br.

E. Kellnhauser et al. (2004): Thiemes Pflege. 10. Auflage. Georg Thieme Verlag, Stuttgart New York.

J. Lengauer (2002): Sterbekultur und Abschiedsrituale im Seniorenheim in Schloss Hall. http://predigten.at/palliative/kult.htm

A. May (2007): Physiologie des Sterbens. In: Kränzle et al.: Palliative Care, Handbuch für Pflege und Begleitung. 2. Auflage. Springer Verlag, Heidleberg.

N. Menche et al. (2001): Pflege Heute. Urban & Fischer Verlag, München.

A. Nassehi und G. Weber (1989): Tod, Modernität und Gesellschaft. Entwurf einer Theorie der Todesverdrängung. Westdeutscher Verlag, Opladen.

J. Neuberger (1995): Die Pflege Sterbender unterschiedlicher Glaubensrichtungen. Ullstein Mosby, Wiesbaden.

S. Pleschberger (2002): Palliative Care – ein Paradigmenwechsel, Österreichische Pflegezeitschrift 12/02, Wien.

U.-N. Riede et al. (2004): Allgemeine und Spezielle Pathologie. 5. Auflage. Thieme-Verlag, Stuttgart.

F. H. O. Rest (1995): Leben und Sterben in Begleitung. Vier Hospize in Nordrhein-Westfalen. Münster.

H. J. Schoeps (1957): Die großen Religionen der Welt. Christentum, Judentum, Islam, Buddhismus, China, Hinduismus. Droemer, München.

M. Seel (1992): Die Pflege des Menschen. Brigitte Kunz Verlag, Hagen.

B. Stapel (2003): Palliative Care. Palliativmedizin (PAL) und Hospizbewegung, http://www.ahop.at/html/stapel2.pdf.

B. Stapel (2003): Palliative Care. Die letzten Lebenstage, Pflege in der Terminalphase. http://www.ahop.at

M. Tanzler (2005): Wenn der Tod eingetreten ist. Die Aufgabe der Pflege. In: Pleschberger et al.: Palliativpflege. Grundlagen für Praxis und Unterricht. Facultas Verlag, Wien.

E. Weiher (2007): Spirituelle Begleitung in der palliativen Betreuung in Knipping, Lehrbuch der Palliative Care. 2. Auflage. Huber Verlag, Bern.

Zum Nachlesen

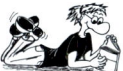

4   Kommunikation in der Palliative Care

Nach dem Studium dieses Kapitels sollten Sie ...

... die Kommunikation als ein wichtiges Basiswerkzeug in der Betreuung sterbender Menschen verstehen.

... wesentliche Kommunikationsgrundlagen kennen.

... wissen, wie aktives Zuhören funktioniert und die Bedeutung für die Praxis verstehen.

... die Besonderheiten in der Sprache sterbender Menschen kennen.

... Basiskenntnisse über die Berührung als nonverbale Kommunikationsform in der Betreuung sterbender Menschen haben.

... wissen, welche Bedeutung allgemein Wahrheit und Wahrhaftigkeit für den schwerkranken Menschen und seine Angehörigen hat.

... die Bewusstseinskontexte nach Glaser und Strauss kennen.

... wissen, wie ein gutes Aufklärungsgespräch organisiert und gestaltet sein soll.

... pflegerische Aufgaben im Zusammenhang mit dem Thema Wahrheit/Aufklärung kennen.

Kommunikation

von lat. *communicatio* = Mitteilung, und *communicare* = miteinander machen, beraten, einander mitteilen. Kommunikation findet immer zwischen zwei oder mehr Menschen statt.

Reflexion

von lat. *reflexio* = Rückstrahlung. Reflexion meint vertieftes Nachdenken über etwas, im hier genannten Zusammenhang über sich selbst, seine eigenen Handlungen und Verhaltensweisen.

Die *Kommunikation* ist das Hauptwerkzeug unserer beruflichen Tätigkeit. Die Qualität des Betreuungsprozesses und der Pflegebeziehung sowie die Lebensqualität der PatientInnen und ihrer Angehörigen hängen zum überwiegenden Teil vom Gelingen einer guten Kommunikation ab, sie ist die Grundvoraussetzung dafür.

In der Palliative Care benötigen alle Teammitglieder eine hohe kommunikative Kompetenz, also den nötigen Sachverstand und die Fähigkeit, mit anderen in Verbindung zu treten. Die Basis dieser Kompetenz erwerben wir uns in unserer Ursprungsfamilie. Zusätzlich ist es durch Lernprozesse möglich, seine kommunikativen Fähigkeiten zu verbessern. Kenntnisse verschiedener methodischer Ansätze der Kommunikation sowie die Bereitschaft, sich in seinen kommunikativen Fähigkeiten durch ständige *Reflexion* in der praktischen Anwendung zu steigern, können diesen Lernprozess fördern. Damit verbunden ist auch eine Reifung der eigenen Persönlichkeit, was besonders in der Pflegetheorie nach Hildegard Peplau betont wird.

4.1 Kommunikationsgrundlagen

4.1.1 Kommunikationskanäle

Die Kommunikation erfolgt zum einen über die Sprache (= verbal), und zum anderen über körpersprachliche Signale (= nonverbal). Die Körpersprache drückt sich über die Körperhaltung und -bewegung, über Gesten, Mimik, Blickrichtung und Körperkontakt bzw. Nähe aus. Zu beachten ist, dass die Kommunikation zum überwiegenden Teil von nonverbalen Signalen bestimmt wird. Der nonverbalen Ausdrucksweise wird wesentlich mehr Bedeutung beigemessen, sie verrät (gewollt oder ungewollt) einiges über die Person selbst.

Beispiel

Sagt uns eine Patientin mit herunterhängenden Mundwinkeln oder gar Tränen in den Augen, dass sie sich heute ausgezeichnet fühlte, werden wir ihre Worte anzweifeln.

Für die Entwicklung einer guten Pflegebeziehung ist es ganz besonders bei sterbenden Menschen von Bedeutung, dass Pflegepersonen in ihrem Verhalten *kongruent* erscheinen, um für die PatientInnen vertrauenswürdig zu sein.

kongruent
deckungsgleich. Sachinhalt und nonverbales Verhalten stimmen überein.

Gerade sterbende Menschen haben ein ausgeprägtes Gespür für Echtheit. Sie merken schnell, ob ihnen ein Mensch oder eine „menschliche Fassade" gegenüber sitzt. Sich jemandem als Mensch zu zeigen, bedeutet, Zugang zu seinen eigenen Gefühlen zu haben und sich selbst mit den eigenen Stärken und Schwächen annehmen zu können.

Paul Watzlawick hat folgende zwei Grundsätze (Axiome) definiert:

1. Man kann nicht nicht kommunizieren.

Kommunikation findet in jeder Begegnung zwischen Menschen statt. Jede Pflegehandlung bedeutet auch Kommunikation, selbst wenn dabei nicht gesprochen wird. Auch ein Schweigen oder ein Nichthandeln haben Mitteilungscharakter. Es kommt wesentlich darauf an, wie sich die Pflegeperson dem Patienten oder der Patientin gegenüber gibt und verhält.

2. Jede Nachricht besteht aus Inhalts- und Beziehungsebene.

Jede Nachricht vermittelt neben der sachlichen Information auch etwas über das persönliche Verhältnis zum Kommunikationspartner oder zur Kommunikationspartnerin. Es geht darin um Botschaften über die Beziehung, die „mitgesendet" werden. Man kann sagen, je eindeutiger die Beziehung zum Kommunikationspartner oder zur Kommunikationspartnerin ist, desto eher kommt die Nachricht im Sinne des Senders oder der Senderin an.

Beispiel

Fr. Mair fragt Eva: *„Gefällt Ihnen dieser Beruf?"* In dieser Frage schwingen aber auch Aussagen über die Beziehung der beiden mit. So könnte die Schülerin diesen Aspekt wie folgt interpretieren:

Interesse: Fr. M. möchte von mir etwas Persönliches erfahren.
Kritik: Fr. M. hat den Eindruck, ich bin nicht geeignet für diesen Job.
Bewunderung: Fr. M. bewundert mein Engagement.
Bedürfnis: Fr. M. möchte sich mit mir unterhalten.

Je nachdem, wie sich die Beziehung zwischen Eva und Fr. Mair bisher gestaltet hat, wird Eva die Nachricht in die eine oder in die andere Richtung verstehen.

Kernaussage

> Das Aufbauen einer aufrichtigen und einfühlsamen Pflegebeziehung erleichtert die Kommunikation erheblich. Sie beugt Missverständnisse vor.

Specht-Tomann und Tropper (2000) betonen zum Gelingen einer tragfähigen Beziehung zwei wesentliche Faktoren nach Tausch und Tausch:

1. Wertschätzende Haltung: Der Mensch soll als vollwertige, gleichberechtigte Person verstanden werden, der mit Achtung und Wohlwollen begegnet wird. Höflichkeit, Takt und freundliche Ermutigung sind Ausdruck dieser Wertschätzung. Die Art und Weise, wie man mit den anderen spricht, ihnen gegenübertritt, soll so passieren, wie man es für sich selbst ebenfalls wünschen würde. Mangelnde Wertschätzung erzeugt Gefühle wie sich ausgeliefert, abgeschoben oder unverstanden zu fühlen.

2. Zulassen von Mitbestimmung und Entscheidungsfreiheit: Ein hohes Maß an Lenkung und Kontrolle, ein reines Vorbringen von Anweisungen, Vorschriften und Verboten lassen ein Gefühl von Bevormundung entstehen, das bei dem oder der Betreffenden zunächst Widerstand, später auch Resignation und Verzweiflung auslöst. Die Möglichkeit, am eigenen Leben mitzugestalten, mitentscheiden zu dürfen, lindert Gefühle der Ohnmacht oder des Ausgeliefertseins. Daher ist es auch Aufgabe der Pflege für die betreffenden PatientInnen nach Möglichkeiten zu suchen, wie er oder sie selbst Entscheidungen treffen kann. Das unterstützt einen menschenwürdigen Umgang.

Die vier Seiten einer Nachricht

Schulz von Thun hat die Axiome von Watzlawick auf die folgenden vier Aussagen erweitert.

Jede Aussage enthält:

- einen sachlichen Inhalt: die Mitteilung des Inhalts
- eine Selbstoffenbarung: der oder die SprecherIn teilt damit etwas über sich mit
- eine Beziehungsebene: enthält eine Information über die Beziehung der jeweiligen KommunikationspartnerInnen
- einen Appell: darin ist enthalten, was die SprecherInnen mit ihrer Aussage erreichen möchten.

Beispiel

Hr. Müller sagt zur Schülerin Elke: *„Meine Familie kommt mich so selten besuchen."*

sachlicher Inhalt: Meine Familie kommt mich so selten besuchen.

Selbstoffenbarung: Ich fühle mich einsam.

Beziehungsinhalt: Ihnen kann ich das anvertrauen.

Appell: z. B.: Bleiben Sie bei mir für ein Gespräch!

So wie jede Aussage vier Seiten enthält, kann der Empfänger oder die Empfängerin mit den vier darauf ausgerichteten „Empfangsohren" hören. Je nachdem, auf welchem Ohr Schülerin Elke diese Botschaft empfängt, wird ihre Reaktion dementsprechend unterschiedlich sein:

Beispiel

Hört Elke mit dem:

Sachohr, wird ihre Reaktion folgende sein: Sie wird vor dem Hinausgehen noch sagen: „Ja, ich weiß. Sie sind ja alle berufstätig."

Selbstoffenbarungsohr, wird sie vielleicht sagen: „Sie machen auf mich den Eindruck, als ob Sie sich einsam fühlen."

Beziehungsohr, wird sie sich vielleicht denken: „Schön, dass Hr. Müller mit mir darüber sprechen möchte."

Appellohr: „Wissen Sie was, Hr. Müller, ich verräume noch schnell die Tabletts und werde Ihnen anschließend ein wenig Gesellschaft leisten, wenn Sie das möchten."

> Mit einer Nachricht wird wesentlich mehr transportiert als die reine Sachinformation. Unabhängig von dieser kann die Nachricht unterschiedlich verstanden werden, was nachfolgende Reaktion und Handlung des Empfängers oder der Empfängerin bestimmt.

Dieses Wissen kann helfen, die Absichten und Wünsche des Gegenübers besser zu ergründen und die eigene Reaktion bewusster zu steuern.

Es gibt darüber hinaus noch andere, sehr hilfreiche Kommunikationsmodelle (z. B. die Transaktionsanalyse nach E. Berne), auf die aber in diesem Rahmen nicht näher eingegangen werden kann.

4.1.2 Aktives Zuhören

Aktives Zuhören ist derjenige Teil der Kommunikation, den wir Pflegepersonen bei Problemsituationen der kranken Menschen am häufigsten einsetzen. Hier stehen die PatientInnen im Zentrum der Aufmerksamkeit, sie möchten uns etwas mitteilen und wir hören „nur" zu. Das aktive Zuhören soll den betreffenden Menschen dabei helfen, sich ihrer eigenen Gefühle mehr bewusst zu werden, um dadurch mit ihrer Situation besser zurecht zu kommen.

> Gutes Zuhören ist Schwerstarbeit!

Zuhören ist nicht so einfach, wie man gern glauben möchte. Aktives Zuhören benötigt ein höchstes Maß an Aufmerksamkeit und Konzentration. Ein ablenkender Gedanke (über die gestrige Geburtstagsfeier z. B.) genügt, um diese notwendige Konzentration zu stören. Es ist deshalb Voraussetzung, uns bewusst auf aktives Zuhören einzustellen, die PatientInnen ganz in den Mittelpunkt unserer Aufmerksamkeit zu rücken und sich die Welt aus ihren Blickwinkeln schildern zu lassen. Dabei geht es darum, den Menschen mit seinen persönlichen Erfahrungen und Sichtweisen als diesen anzunehmen und nicht zu bewerten, zu korrigieren oder mit Sofortlösungen aufzuwarten: Zum anderen *„Ja"* zu sagen als Mensch, der er ist.

Nonverbal wird das aktive Zuhören durch eine interessierte, dem Sprecher oder der Sprecherin zugewandte Körperhaltung, durch Kopfnicken und Blickkontakt unterstützt. Zudem ist es hilfreich, die Körpersprache und -haltung, den Tonfall, die Sprechgeschwindigkeit usw. beim Gegenüber genau zu beobachten, da diese nonverbale Ausdrucksform Gefühle oft deutlicher transportieren können als Worte. Es gilt dann, diesen gewonnenen Eindruck mitzuteilen.

Beispiel

Fr. Brecht erklärt, dass ihre Tochter sie nur selten besuchen kommt, wenn sie im Krankenhaus liegt. Während sie diesen Satz ausspricht, lehnt sie ihren Oberkörper zurück, überkreuzt ihre Oberarme vor der Brust und hält sich mit ihren Händen an ihren Oberarmen fest. Zudem wird ihre Stimme leiser und ihr Kopf neigt sich während des Sprechens nach unten. Nach einer Pause antwortet die Pflegeperson: *„Fr. Brecht, ich habe den Eindruck, dass Sie das sehr, sehr traurig macht."* Oder: *„Das hört sich für mich so an, als ob Sie ihre Tochter gern öfter um sich haben würden."* Jetzt hat Fr. Brecht die Möglichkeit, darauf einzusteigen und mehr über die Beziehung zu ihrer Tochter bzw. ihre Gefühle, Wünsche, Ängste zu schildern.

Techniken beim aktiven Zuhören

Paraphrasieren: den gehörten Gesprächsinhalt in eigenen Worten sinngemäß wiedergeben. Das hat drei Wirkungen:

▶ Es lässt sich feststellen, ob man den Inhalt richtig verstanden hat.

▶ Für den Sprecher oder die Sprecherin kann das eine wertvolle Hilfe sein, das eigene Anliegen mit den Worten und aus dem Mund einer anderen Person wieder zu hören. Das hat eine völlig andere Wirkung.

▶ Es vermittelt der sprechenden Person gegenüber Verständnis, Wertschätzung und Nähe.

Verbalisieren: in Worten ausdrücken, was bei einem gefühlsmäßig „ankommt". Dadurch wird Einfühlungsvermögen und Menschlichkeit spürbar.

4.1.3 Bausteine für ein gutes Gespräch

angelehnt an Specht-Tomann und Tropper (2000)

Zeit und Raum: Ein gutes Gespräch braucht eine Einladung um abzuklären, ob beide PartnerInnen überhaupt für ein Gespräch bereit sind. Für das Gespräch müssen ausreichend Zeit und ein geeigneter Raum zur Verfügung stehen. Gespräche, die zwischen Tür und Angel ablaufen, verhindern eine geeignete Atmosphäre und das Gespräch erfährt damit automatisch eine Abwertung. Selbstverständlich ist das nicht immer leicht im Stationsalltag umzusetzen. Je wichtiger die Pflegeperson selbst eine geeignete Gesprächsatmosphäre bewertet, desto eher wird sie mittels kreativer Lösungen akzeptable Rahmenbedingungen für ein Gespräch schaffen können.

Haltung: Das Gespräch soll grundsätzlich getragen sein von Wertschätzung, Respekt und Akzeptanz gegenüber den GesprächspartnerInnen. Ziel ist es, den anderen als den Menschen zu akzeptieren, der er ist.

Ebenso ist empathisches Verhalten, also die Situation aus dem Blickwinkel des betroffenen Menschen betrachten zu können, wesentlich für ein gelingendes Gespräch.

Blickkontakt: Ein offener, aufrichtiger Augenkontakt ist Grundlage für jedes Gespräch. Das zeugt von der eigenen Präsenz und dem Interesse, das den GesprächspartnerInnen entgegen gebracht wird. Wenn immer möglich, sollen sich die GesprächspartnerInnen in selber Höhe befinden. Gespräche „von oben herab" lassen beim betreffenden Menschen leicht ein Gefühl der Unterlegenheit entstehen.

Authentizität: Gute GesprächspartnerInnen transportieren Authentizität. Das bedeutet, dass das, was sie sagen, mit ihrer Körpersprache übereinstimmt. Das vermittelt im Gegenüber ein Gefühl von Echtheit und Wahrhaftigkeit. Das kann natürlich nur gelingen, wenn die Pflegeperson tatsächlich in ihrem Denken und Fühlen mit dem übereinstimmt, was sie sagt. Es ist zum Beispiel nicht möglich, authentisch zu wirken, wenn die Pflegeperson so tun muss, als ob alles in Ordnung sei, während die lebensbedrohlich erkrankten PatientInnen über ihre Situationen noch nicht aufgeklärt wurden.

Platz für Fragen: In einem guten Gespräch wird den GesprächspartnerInnen ausreichend Möglichkeit geschaffen, Fragen stellen zu können.

Positiver Umgang mit negativen Reaktionen: Grundsätzlich fällt es nicht jedem Menschen leicht, mit Widerstand oder negativen Gefühlen wie Wut, Trauer, Ärger, Enttäuschung etc. eines anderen Menschen umzugehen. Menschen sind auch von unterschiedlichen Werten und Einstellungen geprägt. So kommt es vor, dass Menschen nicht die selbe Meinung zu einem bestimmten Sachverhalt oder Problem haben. Je starrer ein Mensch seine eigenen Vorstellungen und Beurteilungen vertritt, je weniger er anderes in sein Weltbild zulassen und integrieren kann, desto schlechter wird er sich als Gesprächspartner eignen. Die Entwicklung soll also in Richtung Aufgeschlossenheit gegenüber einer Andersartigkeit sowie der Akzeptanz von negativen Gefühlen gehen.

Schweigen lernen: In der Kommunikation mit schwerkranken Menschen entsteht häufig Stille, ein vorübergehendes Schweigen. Es ist notwendig, dies nicht als Versagen oder Peinlichkeit zu bewerten, denn Pausen sind oft wichtige Standortbestimmungen, Möglichkeiten sich zu sammeln oder den roten Faden wieder zu finden. Schweigen kann auch Ausdruck dessen sein, dass es in einer bestimmten Situation nichts in Worte zu fassen gibt, Worte oft nicht mehr ausreichen. Dann ist es gut, einfach zu schweigen und trotzdem präsent zu sein, auch wenn es vielleicht anfangs etwas gewöhnungsbedürftig anmutet.

4.2 Kommunikation mit Sterbenden

4.2.1 Symbolhafte Ausdrucksform

Menschen, die dem Tod sehr nahe sind, drücken sich häufig über Andeutungen, Gleichnisse, Bilder, Märchen, Mythen und Symbole aus. Diese stellen für uns Menschen seit Jahrtausenden Energieträger und die bevorzugte Sprache des Unbewussten dar. Diese Ausdrucksform lässt Sterbenden mehr Möglichkeiten, innere Vorgänge zu beschreiben und nach außen zu bringen. Das bedeutet, Sterbende sprechen plötzlich „verschlüsselt" und für uns oft auf den ersten Blick nicht nachvollziehbar. Es handelt sich bei diesen Mitteilungen um die spirituelle Dimension, in der sich uns ein Mensch mitteilen möchte. Die Grenze zwischen Leben und Tod wird nicht in Form einer scharf begrenzten Linie durchschritten, sondern mehr in Form eines prozesshaften Geschehens. Diese Erfahrungen können oft nur verschlüsselt transportiert werden.

Zum Beispiel kann ein Sterbender oder eine Sterbende mit folgendem Satz versuchen etwas anzudeuten: *„Ich glaube, ich habe es geschafft."*

Solche Aussagen können ein Tor öffnen und dem Patienten oder der Patientin ein offenes Gespräch ermöglichen. Oft steht dahinter die Hoffnung, dass der oder die andere diese Botschaft aufnimmt und darauf entsprechend reagiert: z. B.: *„Wie soll ich das verstehen?"*, *„Was wollen Sie damit sagen?"*

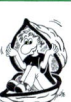

Kernaussage

> Diese besondere Art der Kommunikation erfordert von den BetreuerInnen sehr viel Sensibilität und Fingerspitzengefühl sowie Zeit, echtes Interesse am jeweiligen Menschen und Mut sich einzulassen.

Häufig verwendete, klassische Symbole

Zeit und Raum: Sterbende Menschen bedienen sich häufig der Symbole und Bilder von Zeit und Raum. Hier spürt der sterbende Mensch, dass sich für ihn die Dimensionen Zeit und Raum zu verändern, sich aufzulösen beginnen. Aussagen wie: *„Meine Uhr geht nicht richtig"*, oder: *„Ich spüre eine andere Zeit"*, können auf diese innere Veränderung hindeuten (vgl. Specht-Tomann/Tropper 2000, S. 145).

Sterbende haben ein anderes Gefühl für Raum und Zeit, sie erleben Gegenwärtiges viel intensiver. Eine unbequeme Lage oder eine erschwerte Atmung kann in dieser erlebten „Zeitlosigkeit" als endlose Zeitspanne erlebt werden. Aus diesem Grund ist es wichtig, auf momentan belastende Symptome sofort zu reagieren!

Eine Reise machen: Der sterbende Mensch bereitet sich auf seine „letzte Reise" vor und bringt diese in Form von Aussprüchen zum Ausdruck wie z. B.: *„Ich habe meinen Koffer gepackt"*, *„Ich habe meinen Reisepass vergessen"* oder: *„Ich versäume den Zug"*. Sterbende sprechen sehr häufig von größeren und kleineren Reisen. Sie sehnen sich oft auch nach bestimmten Orten zurück, an denen sie glücklich waren (vgl. Specht-Tomann/Tropper 2000, S. 144–145).

Beispiele für andere Metaphern:

Heimat, nach Hause kommen, der Garten, der passende Schlüssel, das Haus umbauen oder neu bauen, irgendetwas reparieren müssen.

Wie soll sich die Pflegeperson in dieser symbolhaften Art der Kommunikation verhalten?

▶ Die Pflegeperson lässt sich ein auf diese Art der Mitteilung, reagiert sensibel auf solche Äußerungen, tut dies nicht einfach als Verwirrtheit ab.

▶ Die Aussagen können nicht wörtlich genommen werden. Sie sind die zerbrechliche Hülle für einen tiefer dahinter stehenden Wortsinn.

▶ Die Botschaft des betreffenden Menschen wird so akzeptiert wie sie ist, ohne sie verändern oder be*"richtigen"* zu wollen.

▶ Die symbolhaften Mitteilungen sollen wertschätzend berührt werden. Sie sollen nicht durch andere bewertet werden.

▶ Vorsicht vor Überinterpretationen! Es braucht Fingerspitzengefühl.

Beispiel

Fr. A. befindet sich seit zwei Tagen im terminalen Stadium. Sie reagiert kaum noch auf ihre Umwelt und die Zeichen des herannahenden Todes werden zunehmend wahrnehmbar. Fr. A. taucht aus ihrer Bewusstseinseintrübung aber noch einmal auf und sagt zur Pflegeperson: *„Es hat noch nicht funktioniert mit dem Sterben. Ich hatte meinen Pass nicht dabei."*

Hier steht der Reisepass also symbolisch für das Überschreiten der Grenze von hier nach drüben. Die Pflegeperson sollte in diesem Fall nicht so reagieren, dass sie:

▶ Fr. A. zu erklären versucht, sie würde gar keinen Pass benötigen,

▶ die Aussage von Fr. A. lediglich ihrer „Verwirrtheit" zuschreibt und deshalb nicht näher darauf eingeht oder

▶ die Sache mit dem Pass als Lächerlichkeit abtut oder ironisch darauf reagiert.

Die Pflegeperson soll die Aussage von Fr. A. aufnehmen und sich für diese Ebene der Kommunikation gesprächsbereit zeigen. Einfühlsam gestellte Rückfragen können Fr. A. dazu einladen, über ihre Wahrnehmungen zu erzählen, z. B.: *„Darf ich Sie fragen, wie sich das für Sie anfühlt/wie ist das für Sie?"* Fr. A. hatte in diesem Fall geantwortet, dass sie das nächste Mal den Pass dabei haben wird. Kurz darauf starb sie.

Beachte: Es ist üblich, dass die Betreffenden von der symbolhaften Kommunikationsebene plötzlich und nahtlos zur gemeinsamen Realitätsebene übergehen. Dies kann befremdlich erscheinen und es erschwert es manchmal, die jeweilig verwendete Ebene zu erkennen.

4.2.2 Nonverbale Kommunikation in Form von Berührung

Körperkontakt und Berührung sind ursprünglichste Formen der sozialen Kommunikation, sie findet ohne sprachliche Hilfsmittel, also nonverbal, statt. Wenn die Kommunikation z. B. aufgrund zunehmender Bewusstseinstrübung eingeschränkt ist, wird der direkte Körperkontakt zu einem sehr wesentlichen Kommunikationsmittel.

Forschungsarbeiten aus Kliniken beschreiben, dass Pflegepersonen Sterbende leider zunehmend weniger und flüchtiger berühren. Das kann mit der Scheu vor dem nahenden Tod begründet sein oder eine Antwort auf den Rückzug und den Abschied des oder der Sterbenden bedeuten (vgl. Jancke 2002, S. 98).

Die Qualität der Berührung

Es ist wesentlich zu wissen, dass die Art und Weise der Berührung (fest, flüchtig, hart, oberflächlich, kosend etc.) den PatientInnen indirekt immer etwas mitteilt, etwas „aussagt". Die Qualität der Berührung bestimmt das Wohlbefinden der PatientInnen entscheidend mit.

Anregung

Versuchen Sie, sich verschiedener Berührungsqualitäten anhand eigener Erfahrungen bewusst zu werden.

Erinnern Sie sich an eine Situation, in der eine bestimmte Berührung in Ihnen Wohlgefühl oder Missgefallen ausgelöst hat und zwar abhängig davon, wer diese Handlung ausgeführt hat.

Denken Sie dabei z. B. an einen Begrüßungshandschlag oder an eine Haarwäsche beim Frisör o. ä. Können Sie nachvollziehen, wie wichtig die Art der Berührung ist? Stellen Sie sich weiter vor, Sie wären nicht in der Lage, ein Missempfinden, ausgelöst durch eine nicht angenehme Berührung, zu äußern.

In der Pflege läuft man aufgrund der gewonnenen Routine und Sicherheit bald Gefahr, Berührungen insgesamt schnell, kurz und zweckmäßig durchzuführen. Beobachtet man zwei Pflegepersonen beim Richten eines Bettes, so kann man sich dies gut bildhaft vorstellen.

Berühren wir einen Menschen, so ist es notwendig, das Augenmerk weg von der Zweckmäßigkeit hin zur Qualität der Berührung zu lenken. Weiters ist es wichtig darüber nachzudenken, wer der Mensch ist, dem man eine Berührung zuteil werden lässt. Es wird von der jeweiligen Prägung und dem Kulturkreis abhängen, wie ein Mensch berührt werden möchte. Deshalb ist es hilfreich, wenn man schon vor dem Terminalstadium etwas über die individuellen Berührungsgewohnheiten und -wünsche des Patienten oder der Patientin weiß. Feinfühlige Pflegepersonen wissen binnen kurzer Zeit, welche Form von Berührung dem Patienten oder der Patientin Wohlbefinden bringt. Auch das hat etwas mit Professionalität zu tun.

Kernaussage

> Berührung ist im Umgang mit Sterbenden eine wichtige Kommunikationsform. Es ist wesentlich, Berührungen bewusst anzuwenden. Sie sollen menschliche Zuwendung ausdrücken und eine Steigerung des Wohlbefindens zum Ziel haben. Wie werden Berührungen eingesetzt?

Gezielte Berührungen können subjektives Wohlbefinden fördern und Entspannung bringen. Zu diesen Berührungen gehören:

- Hand halten
- streicheln von Körperzonen, die nicht als Intimzone empfunden werden (z. B. Arme, Hand etc.)
- in den Arm nehmen
- wiegen
- Massagen an Händen, Füßen, Kopf, Nacken
- verbunden mit Pflegemaßnahmen wie z. B. Lagerungen, Waschungen, Anlegen von Wickeln, atemstimulierende Einreibungen etc.

Nonverbale Reaktionen auf Berührung

Kommt der Körperkontakt positiv bei dem Patienten oder der Patientin an, kann sich dies durch eine ruhige und regelmäßige Atmung sowie durch entspannte Muskeln ausdrücken. Im Gegensatz dazu wird bei unpassender Berührung die Atmung unruhiger und die Muskeln verspannen sich. Dies lässt sich oft auch am Gesichtsausdruck erkennen.

Was Berührung für die Pflegenden bedeutet

Einen anderen Menschen zu berühren bedeutet immer ein sehr intimes Geschehen. In unserer Arbeit sind wir aufgefordert, Menschen in einer Art und Weise zu berühren, wie wir es unter anderen Umständen nicht tun würden. Besonders in der Anfangsphase des Pflegeberufes sind Berührungsängste nicht ungewöhnlich. Wichtig ist dabei, einerseits die eigenen Grenzen wahrzunehmen und zu respektieren sowie andererseits sensibel für die Bedürfnisse und Reaktionen der PatientInnen zu sein.

Gezielte Übungen im Unterricht (z. B. in Kommunikation, Ergonomie etc.) können dazu dienen, erste Berührungshemmnisse bei KlassenkameradInnen zu überwinden. Durch gegenseitiges Feedback erlangt man auch mehr Sicherheit im Geben und Nehmen von Berührung und lernt, seine eigenen Grenzen besser wahrzunehmen. Weiters ist es in der Regel wohltuend zu erfahren, dass auch andere Personen zum Thema Berührung Fragen haben oder über diesbezügliche Schwierigkeiten und Probleme diskutieren.

4.3 Von der Wahrheit am Krankenbett

4.3.1 Was bedeuten Wahrheit und Wirklichkeit?

Wahrheit bedeutet herkömmlich „die Übereinstimmung von Aussage und Wirklichkeit". Wirklichkeit wird dabei als etwas *Objektives* betrachtet, als eine Art Sachverhalt, welcher sich auf allgemein gültige Grundannahmen stützt. Dieser Ansatz findet insbesondere in den Naturwissenschaften (z. B. Medizin) Anwendung.

Bei näherer Betrachtung ergibt sich allerdings die Frage, inwieweit wir überhaupt etwas mit Gewissheit für „wahr" oder „wirklich" erklären können (vgl. Birkenbihl 2003, S. 199).

Die subjektive Wirklichkeit

Wenn ein Mensch erfahren muss, dass er an einer nicht heilbaren Erkrankung leidet, und wenn sein Tod nahe bevorsteht, so wird deutlich, dass diese Wahrheit nicht allein auf *rationaler* Ebene in ihrer vollen Tragweite erfasst werden kann. Zu begreifen, dass das Ende des Lebens nahe bevorsteht, lässt sich nicht durch einen Willensakt bewerkstelligen, die Erkenntnis kann nur nach und nach in dem Patienten oder der Patientin heranwachsen. Um diese Bedrohung auch emotional psychisch, also mit allen Gefühlen erfassen zu können, sie zu verarbeiten und die daraus folgenden Konsequenzen tragen zu können, ist ein Prozess notwendig. Erst durch diesen Prozess kann die Wahrheit für den Betreffenden zu seiner **subjektiven Wirklichkeit** werden.

Wesentlich für das Begreifen der Situation ist, wie sicher sich der oder die Betroffene sein kann, dass er oder sie gute Unterstützung und

objektiv

von außen betrachtet, allgemein gültig, unabhängig von der persönlichen Wahrnehmung und von persönlichen Gefühlen

subjektiv

zu einer Person (einem Subjekt) gehörend, von persönlichen Gefühlen bestimmt, die eigene, persönliche Wirklichkeit und Wahrnehmung betreffend

rational

von lat. *ratio* = Vernunft. Etwas rein rational zu erfassen bedeutet, nur den der Vernunft und dem Verstand zugänglichen Inhalt zu begreifen und die Gefühlsebene dabei vollständig auszublenden.

Begleitung aus dem sozialen Umfeld und dem professionellen Betreuungsteam erhält. Darin liegt für uns ein hohes Maß an Verantwortung.

4.3.2 Der Wunsch nach Wahrheit

Die Meinung, dass unheilbar Kranke aus verschiedenen Gründen die Wahrheit gar nicht wissen wollen, gilt heute als überholt und widerlegt. Jaspers (1954) vertrat die Ansicht, dass die Kranken ihre Krebsdiagnose nicht wirklich wissen wollen. Falls sie das Gegenteil behaupteten, begehrten sie lediglich Beruhigung, nicht aber Wahrheit.

Aus einer Vielzahl von Befragungen geht inzwischen eindeutig hervor, dass sich die allermeisten PatientInnen Offenheit hinsichtlich der Diagnose, Therapie und Prognose ihrer Erkrankung wünschen (vgl. Husebö 2003, S. 128).

Andeutungen und Fragen im Hinblick auf die Diagnose müssen ernst genommen werden. Leider sind bis heute trotzdem noch nicht alle PatientInnen, die aufgrund einer unheilbaren Erkrankung in naher Zukunft sterben werden, ausreichend darüber aufgeklärt.

Das Recht auf Wahrheit und Information

Gesetzliche Situation: PatientInnen haben ein Recht darauf, vom behandelnden Arzt oder der Ärztin über ihren Gesundheitszustand umfassend aufgeklärt zu werden. Dies ist auch in den PatientInnenrechten im Österreichischen Krankenanstalten- und Kuranstaltengesetz festgehalten.

Der Wert der Autonomie: Aus ethischer Sicht ist die Aufklärung der PatientInnen deshalb zu befürworten, weil gerade in unserem Kulturkreis *Autonomie* und Selbstbestimmung einen sehr hohen Wert haben. Um selbstbestimmt handeln und über weitere Schritte mitentscheiden zu können, sind die PatientInnen auf Informationen, die ihren Gesundheitszustand betreffen, angewiesen. Werden also den PatientInnen diese Informationen vorenthalten, muss man sich bewusst sein, dass man sie in ihrer Selbstbestimmungsmöglichkeit erheblich einschränkt.

Autonomie
Selbstständigkeit,
Unabhängigkeit

Vertrauen verlangt verantwortetes Handeln: Ehrlichkeit und die Achtung vor der Persönlichkeit sind die unabdingbaren Voraussetzungen, um ein Vertrauensverhältnis zwischen PatientInnen, Bezugspersonen und ÄrztInnen sowie dem Betreuungsteam aufzubauen bzw. zu erhalten. Lügen zerstören dieses Vertrauen nachhaltig.

Die Chance, persönliche Angelegenheiten zu regeln und zu ordnen: Wird den PatientInnen eine wahrheitsgemäße Aufklärung vorenthalten, werden sie damit auch um die einmalige Chance gebracht, die verbleibende Lebenszeit auf die persönlichen Bedürfnisse hin zu gestalten und Dinge in die Wege zu leiten, die sie in Anbetracht der Situation noch regeln möchten.

Recht auf Nicht-Wissen

Es gibt aber auch das Recht auf Nicht-Wissen. Wenn ein Patient oder eine Patientin für sich entscheidet, nichts über die Diagnose oder die Prognose des Krankheitsverlaufes wissen zu wollen, so ist das zu respektieren. Zugleich muss das Angebot bestehen bleiben, auf Fragen, wenn sie gestellt werden, ehrlich und umfassend zu antworten.

> Letzten Endes bleibt die Tatsache, dass der oder die Betreffende die Wahrheit ohnehin erfahren wird. Niemand kann einen anderen Menschen vor dem Wissen um den nahenden Tod „schonen".

Kernaussage

Befürchtungen beim Mitteilen der Wahrheit

Im Folgenden sollen zwei wesentliche Punkte angesprochen werden, die von MedizinerInnen bei der Diskussion um die „Wahrheit am Krankenbett" häufig genannt werden:

1. Der Patient oder die Patientin könne die Wahrheit psychisch nicht verkraften oder wolle sie gar nicht wirklich wissen.

Man muss sich gut überlegen, welcher Mensch (ob Angehörige oder Arzt bzw. Ärztin) eine Entscheidung darüber treffen darf oder kann, was für einen anderen Menschen „zumutbar" ist oder nicht. Vor allem muss man auch hinterfragen, ob die Situation nicht eher für einen selbst als unzumutbar empfunden wird und das eigene Schutzbedürfnis dazu führt, die Tatsache vor dem Menschen zu verleugnen, den sie eigentlich betreffen würde. Oft entsteht dieser *paternalistische* Ansatz aufgrund gut gemeinter und fürsorglicher Überlegungen. Doch die Kritik bleibt, dass der Patient oder die Patientin dadurch völlig entmündigt wird und dass eine große Gefahr der Fehleinschätzung besteht. Je ängstlicher und belasteter die Begleit- oder Helferperson selbst ist, desto weniger wird sie dem betroffenen Menschen zutrauen können.

Häufig wird auch mit der Sorge vor einem möglichen *Suizid* argumentiert, wenn die PatientInnen ihre Diagnosen und Zukunftsaussichten erfahren. Die Gefahr eines Suizides allein aufgrund eines Aufklärungsgespräches darf aber als sehr gering eingestuft werden, wenn wesentliche Grundsätze im Gespräch berücksichtigt wurden (vgl. Husebö 2003, S. 139).

2. Es könnte die Hoffnung (auf Genesung oder Besserung) zerstört werden.

Von Hoff (1975) war der Meinung, dass durch die Diagnosemitteilung die letzte Hoffnung der Kranken zerstört würde, die zum Weiterleben so dringend erforderlich sei. Das Leiden würde sich mit der Mitteilung rapide verschlechtern.

Paternalismus

das Bestreben (eines Staates), andere (Staaten) zu bevormunden, zu gängeln. Paternalismus ist hier die Haltung der Ärzte oder Ärztinnen und Pflegenden, die eine Entscheidung für einen Patienten oder eine Patientin treffen, weil sie meinen, aufgrund ihrer besseren Einsichten zu wissen, was in einer bestimmten Situation für diesen bzw. diese das Beste ist (vgl. Husebö 2003)

Suizid

Selbstmord

Hoffnung ist tatsächlich eine wichtige emotional-menschliche Grundhaltung, da sie in erster Linie der Angstabwehr dient und sich immer auf eine Situation/ein Ziel in der Zukunft bezieht. Mit einer einfühlsamen Aufklärung kann man aber gewährleisten, dass der oder die Betroffene in jeder Phase der Erkrankung Hoffnung schöpfen kann. Niemand kann ohne Hoffnung leben, aber es muss eine realistische Hoffnung sein. Falsche Hoffnungen zerstören Vertrauen nachhaltig und belasten die kranken Menschen zusätzlich. Wenn es nicht mehr die Hoffnung auf das Wieder-Gesundwerden sein kann, dann ist es oft die Hoffnung auf eine Besserung der Symptome, die Hoffnung auf eine gute Nacht oder die Hoffnung, die Geburt des Enkelkindes noch zu erleben.

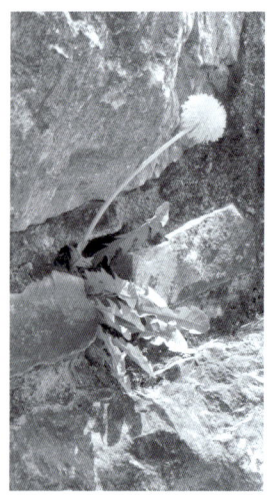

> *„Die Fähigkeit oder Unfähigkeit eines Arztes, mit seinen Patienten über seine Krankheit, Behandlung und Leben zu kommunizieren, macht nicht selten den Unterschied zwischen einem Leben in Verzweiflung und Angst und einem Leben mit Hoffnung und Zukunft aus."*
>
> *(Husebö 2003, S. 128)*

Werden Aufklärungsgespräche „patientInnengerecht", d.h. für die betroffene Person gut und passend durchgeführt, kann das für sie eine neue Dimension an Hoffnung bedeuten.

4.3.3 Bewusstheitskontexte

Glaser und Strauss beobachteten die Verhaltensweisen, die abhängig davon auftreten, ob und wie PatientInnen über ihre Erkrankung bzw. das Sterben-Müssen aufgeklärt sind. Sie erstellten daraus eine Klassifikation, die sie „Bewusstheitskontexte" nannten. Der jeweilige Bewusstheits*kontext* bestimmt sich durch den aktuellen Informationszustand aller Beteiligten (PatientIn, Betreuungsteam, Bezugspersonen).

Kontext
auf den Inhalt oder die Situation bezogener Zusammenhang, aus dem heraus eine Handlung oder Verhaltensweise verständlich wird

Jedes Verhalten richtet sich danach aus, ob und was die GesprächspartnerInnen wissen und wie sicher sie sich diesbezüglich sind. Aufgrund von Gesprächen und Begegnungen können sich die Bewusstheitskontexte verändern und in andere übergehen.

Der geschlossene Bewusstheitskontext

Ein schwerkranker Mensch weiß nicht, wie es um ihn steht, während das Betreuungsteam und oft auch Angehörige darüber aufgeklärt sind. Dies erfordert eine hohe Selbstkontrolle der Wissenden:

- ▶ Gegenüber dem Patienten oder der Patientin sind bewusste Täuschungen erforderlich.
- ▶ Eine zunehmende Verschlechterung des Allgemeinzustandes wird von ihnen geleugnet.

▶ Einzelne, positive Aspekte werden besonders hervorgehoben.

▶ Fragen werden ausweichend behandelt.

▶ Die Ärzte und Ärztinnen konzentrieren sich auf medizinische Fakten (Laborbefund etc.).

▶ Das Pflegepersonal signalisiert, nicht gesprächsbereit zu sein oder verweist auf den Arzt oder die Ärztin.

Meist gelingt es nicht, diesen Zustand der Täuschung gegenüber dem Patienten oder der Patientin aufrechtzuerhalten. In der Regel wissen nicht aufgeklärte PatientInnen (unbewusst oder bewusst) mehr, als es für andere scheint.

Menschen, die mit einer lebensbedrohlichen Erkrankung konfrontiert sind, entwickeln oft eine große Sensibilität für die Authentizität ihrer Mitmenschen. Besonders nonverbale Signale spielen in diesem Zusammenhang eine große Rolle. Weiters können die durchgeführte Therapie (Bestrahlung, Chemotherapie), Befundblätter oder auch eine zunehmende Verschlechterung des subjektiven Befindens dazu beitragen, eine gewisse Skepsis auszulösen und in den argwöhnischen Bewusstheitskontext überzuleiten.

Der argwöhnische Bewusstheitskontext

Die Betroffenen sind über ihre Gesundheitssituation nicht oder nur unzureichend aufgeklärt und hegen gleichzeitig den Verdacht, dass etwas verschwiegen wird. PsychologInnen berichten immer wieder, dass gerade jene Zeitspanne, in der sich PatientInnen im Ungewissen befinden, für sie die größte Belastung im gesamten Verlauf der Erkrankung darstellt.

Eine unzureichende Aufklärung wirkt sich ebenso belastend auf das Pflegepersonal aus, da PatientInnen sehr häufig ihre Fragen in erster Linie an diese Berufsgruppe richten. Hier kann sich für Pflegepersonen rasch ein moralisches *Dilemma* ergeben, weil sie sich im Spannungsfeld zwischen dem ethischen Grundsatz, sich den PatientInnen gegenüber wahrhaftig zu verhalten, und der gesetzlichen Situation, den PatientInnen keine Auskünfte über Diagnose und Zukunftsaussichten geben zu dürfen, befinden. Gerade hier wir der Grundsatz „man kann nicht nicht kommunizieren" besonders deutlich spürbar. In diesen Fällen ist es von vorrangiger Bedeutung, die ÄrztInnen über die Situation sofort zu informieren und so rasch wie möglich ein Gespräch herbeizuführen.

Dilemma

Zwangslage; sich in einer Situation befinden, in der man zwischen zwei – unangenehmen – Möglichkeiten wählen muss.

Das Ritual wechselseitiger Täuschung

Die PatientInnen selbst sowie ihre Bezugspersonen (inkl. Betreuungsteam) wissen um den nahen Tod, was aber niemand anspricht. Alle Beteiligten gehen davon aus, dass die jeweils andere Seite nicht in der Lage ist, ein Gespräch über die Situation und das Sterben zu führen. Folglich wird nach dem Ritual „als ob nichts wäre" gehandelt, was kostbare Zeit und Kraft kostet.

Der offene Bewusstheitskontext

Alle Beteiligten wissen um den nahen Tod des betroffenen Menschen. Es herrscht eine offene Gesprächssituation mit umfassender Aufklärung, soweit diese von den Beteiligten gewünscht wird.

Dies ist die einzige Form, in der das Selbstbestimmungsrecht der PatientInnen gewahrt wird und die Pflegepersonen der Aufgabe einer Begleitung in der letzten Lebensphase wirklich nachkommen können.

Für die betroffenen PatientInnen und ihre Bezugspersonen kann diese offene Gesprächssituation wesentlich zu einer erhöhten Lebensqualität beitragen, da sie intensive und sehr bewusste Momente von Nähe und Liebe zueinander möglich machen kann.

Der offene Bewusstheitskontext ist zwar ein wünschenswerter Zustand, trotzdem kann man aber nicht davon ausgehen, dass ihn alle Betroffenen erreichen können. Familien, die in früheren Krisensituationen keine offene Gesprächskultur hatten, erreichen diese oft auch in der jetzigen Krise nicht. Es geht also nicht darum, als Pflegeperson „Zwangsbekehrungen" hin zu einer offenen Gesprächsbasis durchzuboxen, sondern diese Familien innerhalb ihrer kommunikativen Spielregeln und Möglichkeiten zu begleiten und sie keinesfalls zu etwas zu drängen.

Wissensstand innerhalb des Betreuungsteams

Es ist von großer Wichtigkeit, dass das gesamte Betreuungsteam über den aktuellen Informationsstand der PatientInnen und ihrer Bezugspersonen Bescheid weiß. Das trägt entscheidend dazu bei, Unsicherheiten im Verhalten gegenüber den PatientInnen zu vermeiden. Weiters kann dadurch verhindert werden, dass Personen aus dem Betreuungsteam unterschiedliche Informationen an die PatientInnen weitergeben, was das Vertrauen der PatientInnen zum Betreuungsteam nachhaltig stören würde.

Besonders Auszubildende in Pflegeberufen sind häufig mit dem Problem konfrontiert, dass sie über den derzeitigen Wissensstand der PatientInnen und ihrer Angehörigen unzureichend informiert sind. Daraus können für alle Beteiligten problematische und sehr belastende Situationen entstehen.

Kernaussage

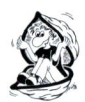

Fordern Sie die Informationen darüber ein, was der Patient oder die Patientin (und die Angehörigen) über die Krankheitsdiagnose und die Zukunftsaussichten weiß, wenn Sie selbst darüber nicht oder nur unzureichend informiert wurden.

4.4 Das Aufklärungsgespräch

Dieses Gespräch muss von dem behandelnden Arzt bzw. der behandelnden Ärztin geführt werden. Pflegepersonen dürfen keine Auskunft über Diagnose/Prognose geben, jedoch sind sie im Idealfall bei diesem Gespräch anwesend.

Ein Aufklärungsgespräch, in dem ein Arzt oder eine Ärztin einen Menschen und eventuell seine Bezugspersonen von der Unheilbarkeit der Erkrankung bzw. der daraus resultierenden Therapieziel-Änderung informieren sollen, zählt zu den intimsten und schwierigsten Aufgaben.

Die ÄrztInnen als „sozialisierte HeilerInnen" finden sich in der Rolle der ÜbermittlerInnen eines Todesurteils wieder. ÄrztInnen haben deshalb oft das Gefühl, die Überbringer einer „Hiobsbotschaft" und „Mitverursachende" von Leid zu sein. Das Wahrnehmen und Bearbeiten eigener Ängste und Befürchtungen (auch hinsichtlich der Auseinandersetzung mit dem eigenen Tod) gehört deshalb auch zu einer guten Aufklärungskompetenz.

Prognose

Vorhersage einer zukünftigen Entwicklung, z. B. über den Verlauf einer Erkrankung und die Chancen einer Heilung

	Arzt/Ärztin	PatientIn
Lebenssicht	Lebenssicht	existenzielles Lebensgefühl
Wissen	Expertenwissen	Laienwissen
Rolle	aktiv	eher passiv
Bewusstsein	wach	absorbiert oder „gefesselt"
Gefühle	kontrolliert	Gefühlschaos
Weltsicht	mitten drin	„am Rande" oder isoliert
Zeiterleben	Normalzeit	„Innere" Zeit

Tabelle 5

Arzt/Ärztin und PatientIn befinden sich in verschiedenen Situationen

Quelle: Deutsches Ärzteblatt, Jahrgang 1997, Heft 46, November 2000 (in Anlehnung an Klusmann 2000)

Aus dieser Tabelle wird die völlig unterschiedliche Ausgangssituation der an dem Aufklärungsgespräch Beteiligten deutlich.

Es ist wichtig, sich dieser Unterschiede bewusst zu sein, um die nötige Sensibilität für ein Aufklärungsgespräch entwickeln zu können und das eigene Verhalten auf die Ausgangssituation des Patienten oder der Patientin besser abzustimmen. Für Pflegepersonen ist dies insofern von Belang, als PatientInnen häufig nach einer ärztlichen Aufklärung ihre Situation mit Pflegepersonen besprechen und Fragen dazu stellen. Es ist hier wichtig, bei dieser Gratwanderung nicht den eigenen Kompetenzbereich zu überschreiten (das Mitteilen von Diagnose, Prognose, Therapien muss durch ÄrztInnen erfolgen) und trotzdem eine vertrauenswürdige Gesprächsperson für den Patienten oder die Patientin zu sein.

Bei der Aufklärung sind zwei Extreme zu vermeiden:

1. Die schonungslose Haltung

Eine rücksichtslose Information kann PatientInnen, besonders wenn sie sie unvorbereitet trifft, schockieren, die Hoffnung rauben und dadurch schwer belasten. Ein zu direktes Informationsgespräch ohne Feingefühl kann zu einer seelischen Grausamkeit werden und die PatientInnen im Extremfall zu Fehlreaktionen bis hin zum Suizid treiben.

2. Das Zurückhalten wesentlicher Informationen

Die grundlegenden Informationen dürfen nicht gegen den Willen der PatientInnen verschwiegen werden. Sie brauchen Informationen über die Diagnose, die Möglichkeiten der Behandlung und die Prognose, um für die Erkrankung und das weitere Leben die richtigen Entscheidungen treffen zu können. Die Verweigerung eines offenen Gespräches kann Angst auslösen und nimmt den PatientInnen den Mut, von sich aus offen zu sprechen. Die PatientInnen fühlen sich dann isoliert.

4.4.1 Grundsätze eines Aufklärungsgespräches

Schrittweise Aufklärung

Ein viel zitiertes Bild von Max Frisch kann die Grundhaltung in einem Aufklärungsgespräch versinnbildlichen: „Man soll dem Kranken die Wahrheit hinhalten wie einen Mantel, in den er hineinschlüpfen kann, und sie ihm nicht wie einen nassen Fetzen um die Ohren schlagen. "

Es gilt, sich mit den PatientInnen auf die Suche nach einem passenden Mantel zu begeben, in einem Gespräch herauszufinden, wie dieser Mantel beschaffen sein soll, damit er als Kleidungsstück akzeptiert werden kann (vgl. Specht-Tomann/Tropper 1998).

Die Tatsache des nahe bevorstehenden Todes wird in einem Prozess verarbeitet. Es ist also oft nicht notwendig, alles sofort zu sagen, sondern man kann die Informationen schrittweise anbringen, allerdings nicht im Sinne von Zwecklügen. Die PatientInnen sollen jeweils nur so viel Informationen über ihren Zustand erhalten, wie sie selbst wünschen und verarbeiten können.

Im Idealfall erstreckt sich die Aufklärung „über mehrere Gespräche, in denen Arzt und Patient sich besser kennen lernen und der Patient stufenweise seine Situation, Diagnose, Therapiemöglichkeiten und Zukunft erfassen kann" (Husebö 2003, S. 159).

Ein bereits aufgebautes Vertrauensverhältnis zwischen Betreuungsteam und PatientIn ist hier von großem Wert.

Es kann auch vorkommen, dass PatientInnen im Anschluss an das Gespräch den Inhalt oder Teile daraus „vergessen" bzw. deutlich verharmlosen. Das ist eine erste Schutzreaktion. Eine schrittweise Aufklärung kann diese Reaktion unter Umständen vorbeugen. Es sei an dieser Stelle noch betont, dass PatientInnen auch das Recht darauf haben, nicht gegen ihren Willen aufgeklärt zu werden. Es gilt, Aussagen der PatientInnen in diese Richtung ernst zu nehmen und ihrem Wunsch nachzukommen.

Aussagen über die zu erwartende Lebensdauer

Vorsicht ist bei Aussagen über die geschätzte, noch zu erwartende Lebensdauer geboten, im Sinne von: „Sie haben noch so und so lange zu leben." Einen Zeitraum bis zum Tod festzulegen ist insofern gefährlich, als solche Sätze vom Unterbewusstsein schnell als unhinterfragte Glaubenssätze aufgenommen werden können.

Der Krankheitsverlauf kann nicht vorhergesagt werden, denn statistische Wahrscheinlichkeiten sagen nichts über den Einzelfall aus. „Wunder" sind selten, aber möglich.

Allerdings ist es für manche Menschen sehr wichtig, eine zeitliche Prognose zu erfahren. Sie müssen wissen, ob sie in Monaten oder in Wochenperspektiven denken sollen. Es gilt dann nachzufragen, warum das für diesen Patienten oder diese Patientin so besonders wichtig ist. Häufig ist es dann ein bestimmtes Datum, das von besonderer Bedeutung ist, z. B. die Geburt des ersten Enkelkindes, die Hochzeit der Tochter oder die Rückkehr des Sohnes nach einer langen Reise.

Emotionale Unterstützung geben

Die Aufklärung dient zwar vordergründig der Informationsvermittlung, dennoch ist nicht allein die dargebrachte Botschaft das Entscheidende, sondern auch die damit gleichzeitig vermittelte emotionale Unterstützung bei der Verarbeitung dieser Information.

Die Aufnahmefähigkeit der PatientInnen während eines Gesprächs ist nicht grenzenlos. Es ist daher wichtig, sie nicht mit einer Flut von Informationen zu überfallen. Das Gespräch soll vorerst beendet werden, wenn der Patient oder die Patientin den Informationen nicht mehr folgen kann. Es gilt in der jeweiligen Situation abzuklären, wie viel an Information aufnehmbar ist.

„Die Qualität der Kommunikation zwischen Arzt und Patient hat einen größeren Einfluss auf die Lebensqualität, die Gesundheit und das Wohlergehen der Patienten als alle anderen Faktoren. "

(Husebö, 2003 S. 128)

4.4.2 Spezielle Aspekte zur Vorgehensweise

Einen geeigneten Rahmen schaffen

Grundsätzlich sind ausreichend Zeit und ein ungestörter Raum für das Gespräch ein Muss. Des Weiteren soll dem Patienten oder der Patientin die Möglichkeit eingeräumt werden, eine oder mehrere Bezugspersonen beim Gespräch dabei zu haben. Bezugspersonen dürfen grundsätzlich nur mit Einverständnis der Betreffenden informiert werden!! Fast alle PatientInnen (vgl. Husebö 2003) wünschen auch nicht, dass der Arzt oder die Ärztin ohne sie selbst mit den Angehörigen ein Gespräch führt. Es soll in diesem Gespräch auch die Möglichkeit angeboten werden, Kontaktpersonen wie SeelsorgerInnen oder PsychoonkologInnen anzufordern.

Die PatientInnen dort abholen, wo sie sich befinden

Ziel ist es, den momentanen Wissenstand der PatientInnen und ihre aktuellen Befürchtungen zu erfahren, um mit weiteren Informationen auf diesem Wissen aufbauen zu können.

Dazu ist es notwendig zu erfragen, welche Kenntnisse die PatientInnen über ihre Situation bereits haben. Einfache offene Fragestellungen wie z. B.: „Was wissen/denken Sie über Ihre Erkrankung?", oder: „Was haben Sie von unserem letzten Gespräch noch in Erinnerung?", ermöglichen es, an der richtigen Stelle „anzuknüpfen".

Zudem sollen innere Bilder und Theorien zur Erkrankung – z. B. zur Krebserkrankung – angesprochen werden, die bei den PatientInnen aufgrund von Vorerfahrungen im Bekannten-/Verwandtenkreis entstanden sind.

Hinweise zu einer leichteren Verständigung

Fachsprache: In erster Linie ist auf einfache Erklärungen und Begriffe zu achten. Es sollen nur Wörter verwendet werden, die den PatientInnen auch verständlich sind. Eventuell kann es auch hilfreich sein, Vorgänge aufzuzeichnen.

Aufnahmefähigkeit der PatientInnen berücksichtigen: Es bleibt im Einzelfall zu entscheiden, wie viel an Information Betroffene in einem Gespräch aufnehmen können. Meistens ist es hilfreich, auch auf einen nächsten möglichen Gesprächstermin hinzuweisen, um einiges noch einmal aufgreifen zu können. Tief greifende Gespräche müssen erst „verdaut" werden. Es benötigt Zeit, über das Gesagte nachzudenken.

Ebenso wichtig ist es, die PatientInnen nicht mit einer Flut von Informationen zu überschwemmen. Zum einen können bewusst gesetzte **Pausen** Gelegenheit geben, das Gesagte besser aufzunehmen, und zum anderen haben **Fragen**, die sich dem Patienten oder der Patientin akut aufdrängen, Vorrang.

Gehörtes zusammenfassen lassen: Um sicher zu gehen, dass die Information richtig verstanden wurde, ist es hilfreich, das Gehörte in eigenen Worten noch einmal zusammenfassen zu lassen. Das signalisiert Wertschätzung und trägt dazu bei, Missverständnisse sofort auszuräumen.

4.4.3 Pflegerische Aufgaben im Umgang mit der Wahrheit

Persönliche Haltung

Das Prinzip der „Ehrlichkeit" als ein ethisches Grundprinzip ist gegenüber PatientInnen ein unverzichtbarer Grundpfeiler. Können wir diesem Anspruch nicht gerecht werden, sind eine gute Pflegebeziehung und ein Vertrauensaufbau nicht möglich.

Wesentlich ist auch, sich gegenüber den Fragen und Anliegen der PatientInnen nicht ausweichend zu verhalten, sondern ihnen die Sicherheit zu vermitteln, dass sie in ihrer Situation ernst genommen werden. Die Erfahrung hat gezeigt, dass Sterbende immer andeuten, ob, wie und mit wem sie über ihren bevorstehenden Tod sprechen wollen (vgl. Arndt 2002, S. 60).

Häufig befürchten Personen, die noch wenig Erfahrung in der Begleitung Sterbender haben, auf gewisse Fragen der Betroffenen keine passende Antwort parat zu haben. In sehr vielen Situationen reicht aber ein aufmerksames, aktives Zuhören als Unterstützung völlig aus.

> Im Zusammenhang mit dem Thema Wahrheit ist es von besonderer Wichtigkeit, PatientInnen gegenüber als Pflegeperson und als Mensch wahrhaftig zu bleiben.

Kernaussage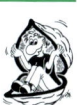

Anwesenheit beim Aufklärungsgespräch

Es hat sich bewährt, dass die Bezugspflegeperson eines Patienten oder einer Patientin beim Aufklärungsgespräch anwesend ist. Sie erhält damit einen guten Einblick in den momentanen Wissenstand des oder der Betroffenen und kann sich über deren Ängste und Sorgen einen ersten Eindruck machen. Diese Informationen sollen dokumentiert bzw. an das Betreuungsteam weitergegeben werden, damit alle auf demselben Informationsstand sind.

Sehr häufig wenden sich PatientInnen mit ihren Fragen und Befürchtungen direkt an Pflegepersonen. In diesem Fall ist es als Pflegeperson besonders wertvoll zu wissen, was im Aufklärungsgespräch genau besprochen wurde.

Vermitteln von Gesprächen

Es fällt auch in den Aufgabenbereich der Pflegepersonen herauszuhören, was den Patienten oder die Patientin beschäftigt und welche Personen auf die Fragen und Probleme am besten eingehen können. Es ist wichtig, die PatientInnen über die Gesprächsmöglichkeit mit SeelsorgerInnen, PsychologInnen, ÄrztInnen u. a. zu informieren und gegebenenfalls ein solches Gespräch zu organisieren.

Vertiefung des Lernstoffes

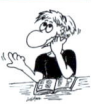
Zusammen-fassung

Sterbende Menschen und ihre Angehörigen zu begleiten erfordert ein hohes Maß an kommunikativer Kompetenz. Zur nonverbalen Verständigung werden Berührungen gezielt eingesetzt.

Die PatientInnen haben ein Recht auf Wahrheit und Aufklärung (ärztliche Aufklärungsgespräche) in einer einfühlenden Art und Weise.

Es entstehen problematische Situationen, wenn sich der Patient oder die Patientin, seine/ihre Angehörigen und das Betreuungspersonal auf unterschiedlichem Informationsstand bewegen (Bewusstheitskontexte).

Zum Üben

1. Wie können Sie sich ein hohes Maß an kommunikativer Kompetenz aneignen?
2. In welcher Art und Weise drücken sich sterbende Menschen oft aus?
3. Woran erkennen Sie über körpersprachliche Signale, wenn ein schwerkranker Mensch Ihre Berührung als nicht angenehm oder passend empfindet?
4. Wie soll ein einfühlsames Aufklärungsgespräch durch den Arzt oder die Ärztin erfolgen?
5. Welche Aufgaben hat das Pflegepersonal hinsichtlich der Aufklärungsgespräche?

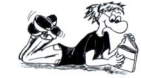
Zum Nachlesen

M. Arndt (2002): Pflege bei Sterbenden. Schlütersche Verlag, Hannover.

V. F. Birkenbihl (2003): Kommunikationstraining. Zwischenmenschliche Beziehungen erfolgreich gestalten. 24. Auflage. MVG Verlag, München.

U. und E. Doll: Patienten mit Krebs, Information und emotionale Unterstützung. Deutsches Ärzteblatt, Jg. 97, Heft 46.

J. Georg und M. Frowein (1999): Pflegelexikon. Ullstein Mosby Verlag, Wiesbaden.

B. Glaser und A. Strauss (1995): Betreuung von Sterbenden. Eine Orientierung für Ärzte, Pflegepersonal, Seelsorger und Angehörige. 2. Auflage. Vandenhoeck & Ruprecht Verlag, Göttingen, Zürich.

I. Hermann (2007): Kommunikation mit Sterbenden: Symbolsprache – Zumutung oder Geschenk? In: Palliative Care, Handbuch für Pflege und Begleitung. 2. Auflage. Springer Verlag, Heidelberg.

S. Husebö und E. Klaschik (2003): Palliativmedizin. 3. Auflage. Springer Verlag, Wien, New York.

G. Jancke in S. Pleschberger et al.: Palliativpflege (2002). Facultas Verlag, Wien.

S. Kränzle (2007): Kommunikation mit Sterbenden und Angehörigen. In: Palliative Care, Handbuch für Pflege und Begleitung. 2. Auflage. Springer Verlag, Heidelberg.

McCaffery (1997): Schmerz. Ein Handbuch für die Pflegepraxis. Ullstein Mosby Verlag, Wiesbaden.

A. Montagu (1997): Körperkontakt. Die Bedeutung der Haut für die Entwicklung des Menschen. 9. Auflage. Klett-Cotta Verlag, Stuttgart.

N. Niven und J. Robinson (2001): Psychologie für Pflegeberufe. Hans Huber Verlag, Bern.

S. Pleschberger et al. (2002): Palliativpflege. Facultas Verlag, Wien.

M. Renz (2000): Zeugnisse Sterbender. Todesnähe als Wandlung und letzte Reifung. Verlag Junfermann, Paderborn.

F. Schulz von Thun (1981): Miteinander reden 1. Störungen und Klärungen. Allgemeine Psychologie der Kommunikation 1981. Bechtermünz Verlag, Augsburg.

M. Specht-Tomann und D. Tropper (1998): Zeit des Abschieds, Sterbe- und Trauerbegleitung. 3. Auflage. Patmos Verlag, Düsseldorf.

M. Specht-Tomann und D. Tropper (2000): Hilfreiche Gespräche und heilsame Berührungen im Pflegealltag. Springer Verlag, Heidelberg.

E. Weiher (2007): Spirituelle Begleitung in der palliativen Betreuung in Knipping, Lehrbuch der Palliative Care. 2. Auflage. Huber Verlag, Bern.

W. Willig und T. Kommerell (2001): Psychologie, Sozialmedizin, Rehabilitation. Selbstverlag Willig, Balingen.

Zum Nachlesen

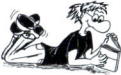

5   Psychohygiene

Lernziel

Nach dem Studium dieses Kapitels sollten Sie ...

... die Bedeutung der eigenen Psychohygiene kennen und damit selbstverantwortlich umgehen.

... Maßnahmen zur Gesunderhaltung der eigenen Psyche kennen.

Kernaussage

Hygiene bedeutet die Gesunderhaltung des Menschen durch vorbeugende Maßnahmen (z. B. Schutz des Körpers vor Infektionen). In der Psychohygiene geht es darum, die eigene Psyche durch entsprechende hygienische Maßnahmen vor Überlastung zu bewahren.

Anregung

Was tun Sie für Ihren Ausgleich? Was hilft Ihnen bei der Verarbeitung belastender beruflicher Erlebnisse?

Es liegt in der Verantwortung jeder einzelnen Pflegeperson, auf ihre eigene Psychohygiene bewusst zu achten und die Grundweichen dazu in die richtige Richtung zu stellen. Diese Verantwortung gilt nicht nur sich selbst gegenüber, sondern auch gegenüber dem Arbeitsteam, das lieber mit Personen zusammenarbeitet, die auf ihre eigene Psychohygiene achten und daher ausgeglichener sind. Nicht zuletzt ist eine Pflegeperson, die auf ihre psychische Gesundheit achtet, für die betroffenen PatientInnen von besonderer Bedeutung.

5.1 Maßnahmen zur Psychohygiene

Ausgleich im Privatleben

Hier geht es darum, Dinge zu tun, die einem gut tun. Dazu zählen sämtliche Hobbys wie z. B. sportliche Aktivitäten aller Art, Gartenpflege, Modellbau, Musik, Kunst etc. Wichtig ist nur, dass sich die Tätigkeit in der Freizeit von der beruflichen gänzlich unterscheidet. Wer sich in seiner Freizeit überwiegend den Sorgen und Nöte anderer Personen annimmt, wird in diesem Punkt keine Kraft für den Beruf tanken können – im Gegenteil, das wirkt kräftezehrend.

Es kann auch einen positiven Effekt haben, in der Freizeit einfache Tätigkeiten mit einem leicht zu erreichenden Ziel zu verrichten. Es gibt einen Anfang und einen klaren Abschluss der Tätigkeiten (z. B. einen Korb Wäsche bügeln oder das Auto putzen). Es ist eine gewisse Genugtuung damit verbunden, eine Aufgabe erfolgreich zu Ende zu bringen, was im Pflegeberuf oft nicht so einfach möglich ist. Wer sich an solchen Kleinigkeiten erfreuen kann, ist gut beraten.

Belastendes wahrnehmen und darüber sprechen können

Zuerst ist es wichtig, seine eigenen Gefühle, Gedanken und Bedürfnisse kennen zu lernen, um eine Belastung überhaupt wahrnehmen zu können. In zweiter Linie geht es dann darum, darüber zu sprechen, denn: über **Be**lastendes sprechen zu können, bringt für die meisten Menschen **Ent**lastung. Dabei können die Familie, der Freundeskreis oder die BerufskollegInnen einen wichtigen Rückhalt geben. Ein gutes soziales Netz ist ein wesentlicher Faktor zur Verhinderung eines *Burn-out-Syndroms*. Es ist daher von großer Bedeutung, auf sein soziales Netz gut zu achten und es zu pflegen. Dabei gilt eher der Grundsatz der Qualität und nicht jener der Quantität!

Auch das berufliche Team ist eine wichtige Ressource, um über Belastungen offen sprechen zu können. Wir alle kennen Situationen, die uns an unsere Grenzen führen. Wenn wir diese Erfahrungen mit unseren KollegInnen teilen können, dann wächst damit das Verständnis und auch das Vertrauen innerhalb des Teams. So kann es auch gelingen, sich gegenseitig zu stützen und zu entlasten!

Auseinandersetzung mit Nähe und Distanz

Pflegepersonen sind durch ihre Arbeit sehr mit körperlicher und emotionaler Nähe zu den PatientInnen konfrontiert. Sie erleben hautnah mit, welche Ängste und Probleme einen sterbenden Menschen und ihre Angehörigen bewegen. Auf der einen Seite ist die Fähigkeit, sich in die Situation anderer Menschen einzufühlen, eine wichtige Voraussetzung in der Pflege, andererseits kann ein Zuviel an Einfühlung schädlich für beide Seiten sein. Sich in passender Art und Weise emotional zu engagieren bedeutet eine (oft sehr schmale) Gratwanderung, die gelernt, geübt und immer wieder überprüft werden muss. Es ist wichtig, dabei zwei Grundsätze zu beachten:

Das richtige Maß an emotionaler Distanz: Das richtige Maß an Nähe und Distanz ist keine fixe Größe. Vielmehr ist es jedes Mal aufs Neue eine Kunst, das geeignete Maß heraus zu finden. Wie viel Nähe und Distanz eine Pflegebeziehung verträgt, für sie förderlich ist, hängt nicht zuletzt von den beiden betroffenen Menschen ab. In jedem Fall ist es aber Aufgabe der professionellen Person, das rechte Maß zu kontrollieren. Zu viel Nähe schadet der Pflegebeziehung genauso wie zu viel Distanz. Bei zu großer Nähe ist die Pflegeperson zu sehr in den Problemkreis der PatientInnen verstrickt. Zum einen wird dann der Leidensdruck für die betreffende Pflegeperson zu groß, was ihrer psychischen Gesundheit schaden kann. Zum anderen geht der professionelle Blickwinkel,

Burn-out-Syndrom

ausgebrannt sein, Erschöpfungssyndrom. Zustand körperlicher und psychisch-seelischer Erschöpfung, der aufgrund lang andauernder negativer Gefühle und/oder wegen Über-/Unterforderung entsteht. „Burnout ist das Resultat wiederholter emotionaler Belastungen im Zusammenhang mit einem intensiven Einsatz für andere Menschen" (Willig/Kommerell 2001, S. 339).

nämlich zu erkennen, wobei man durch Pflegemaßnahmen unterstützen kann und was nicht durch das Pflegeangebot beeinflusst werden kann, gänzlich verloren.

Im anderen Fall kann eine zu große Distanz ein Gefühl des Nicht-verstanden-Werdens, völliger Gleichgültigkeit und emotionale Kälte beim betreffenden Menschen auslösen.

Es ist notwendig, selbst das nötige Maß an Abstand (emotionaler Distanz) herauszufinden, um sich mit der Situation eines Patienten oder einer Patientin nicht zu belasten, sich aber trotzdem nicht als Mensch hinter dem „weißen Mantel" zu verstecken.

Keine Identifikation mit den Problemen der PatientInnen: PatientInnen in ihren Gefühlen zu verstehen heißt nicht gleichzeitig, sich mit ihren Problemen zu identifizieren. Eine solche Identifikation macht handlungsunfähig, da die so entstandene „eigene" Gefühlslage vernünftiges, zielorientiertes Handeln und Denken überlagert und blockiert.

Auseinandersetzung mit der Motivation zu helfen

Schmidbauer beschrieb Ende der 70er Jahre das so genannte „Helfersyndrom" in den Sozialberufen. Demnach besteht für die meisten Menschen die *Motivation* zum Helfen darin, dass sie sich selbst stark fühlen können (sich selbst aufwerten), wenn sie sich um Schwächere kümmern. Indem die Schwächen anderer wahrgenommen werden, lassen sich eigene Unzulänglichkeiten überdecken, damit kann man auch einer persönlichen Auseinandersetzung aus dem Weg gehen. Im Grunde kann das mehr Eigennutzen im Sinne einer Selbsthilfe sein als eine edle Tat am Mitmenschen. Für uns HelferInnen ist es wichtig zu akzeptieren, dass hinter der Fassade *altruistischen* Handelns auch „*egoistische*" Motive stehen.

Um sich zu einer stabilen Helferpersönlichkeit entwickeln zu können, braucht es genau diesen Schritt. Die Helfersituation wird dann problematisch und krankhaft, wenn der Helfer oder die Helferin unbewusst andere Personen in Abhängigkeit hält, um nicht selbst in eine Krise zu geraten. Häufig sind Helferpersönlichkeiten auch in ihrem privaten Umkreis von vielen „Hilflosen" und „Schwachen" umgeben.

Motivation

von lat. *movere* = bewegen. Gemeint sind hier die Beweggründe, die jemanden zu einem bestimmten Verhalten oder zu bestimmten Handlungen veranlassen. Der Begriff Motivation wird aber häufig auch allgemein im Sinne von Handlungsbereitschaft verwendet.

---

altruistisch

von lat. *alter* = der Andere. Altruistisches Handeln ist selbstlos, uneigennützig, dient dem Wohl anderer Menschen.

---

egoistisch

von lat. *ego* = ich. Das Handeln ist auf sich selbst bezogen, eigennützig, den persönlichen Vorteil in den Vordergrund stellend.

Anregung

Wie steht es mit Ihren Schwächen? Dürfen Sie sich selbst zugestehen, einmal nicht „edel und gut" zu sein und alles unter Kontrolle zu haben? Wie ist die Vorstellung für Sie, auch einmal „schwach" zu sein und sich von anderen helfen lassen zu „müssen"? Haben Sie diesen Mut?

Dr. Centurioni (Psychoonkologin) hält es für sinnvoll, dass sich generell Personen aus helfenden Berufen in einigen Selbsterfahrungsstunden (z. B. 10–20 Stunden) damit auseinander setzen, warum sie einen helfenden Beruf gewählt haben. Dabei geht es nicht darum, die Motivation dafür, anderen Menschen helfen zu wollen, zu *pathologisieren*, sondern sich selbst besser kennen und verstehen zu lernen. Sie weist darauf hin, dass viele Führungskräfte einen eigenen Coach zur Unterstützung an ihrer Seite haben. Auch Personen, die Menschen in existenziellen Notlagen und Krisen betreuen, sollten sich mit sich selbst auseinander setzen.

pathologisieren
hier: krankhafte, negative Beweggründe suchen

Professionelle Hilfe in Anspruch nehmen

Es ist durchaus möglich, dass der Pflegeberuf auch starke und länger anhaltende Belastungen für die Pflegepersonen bringt. Hier ist es ratsam, diese Belastung zu erkennen und professionelle Hilfe in Anspruch zu nehmen. Für die „hilflosen Helfer" (Schmidbauer) ist dies mitunter keine leichte Aufgabe: sich einzugestehen, dass man die Hilfe von jemand anderem benötigt. Außerdem ist es auch wichtig, Symptome, die auf ein Burn-out-Syndrom hinweisen, rechtzeitig zu erkennen und darauf zu reagieren.

Supervision

In der *Supervision* erhalten Teams die Möglichkeit, berufliche Erlebnisse und Probleme unter Anleitung eines Supervisors oder einer Supervisorin mit entsprechender Zusatzausbildung zu besprechen. Es ist wichtig, dass Teamsupervisionen regelmäßig stattfinden und möglichst alle Personen des Teams anwesend sind. Supervision hat zwei Funktionen:

Supervision
von engl. *supervise* = beaufsichtigen, kontrollieren. Supervision ist ein auf das Arbeitsleben zugeschnittener professioneller Beratungsansatz.

1. die berufliche Praxis kritisch zu betrachten, zu reflektieren und daraus schrittweise Veränderungen zu setzen;
2. psychische Entlastung der TeilnehmerInnen, da sie über ihre beruflichen Belastungen (z. B. Tod eines Patienten oder einer Patientin) sprechen können. Schon allein die Erkenntnis, nicht allein Schwierigkeiten mit bestimmten beruflichen Situationen zu haben, kann sich entlastend auswirken.

In der Supervision besteht auch die Möglichkeit, voneinander zu lernen. Es ist entlastend für ein Team zu erleben, dass wir alle mit unseren Schwächen und mit den verschiedenen beruflichen Belastungen ringen. Im Übrigen basiert Supervision auf Freiwilligkeit, alle entscheiden selbst, wie viel sie von sich dazu einbringen wollen.

Fortbildungen

Ein wesentliches Kriterium zur Psychohygiene ist auch das Interesse, sich selbst in seinen Kompetenzen, seinem Fachwissen und seinen Fähigkeiten weiterzuentwickeln. Fortbildungen geben die Möglichkeit, Wissen zu erweitern, neue Interessensgebiete zu entdecken und das eigene Handeln zu reflektieren. Auch das Hineinschnuppern in das Arbeitsfeld anderer Berufsgruppen im Rahmen von Fortbildungen kann ein besseres Verständnis des eigenen Arbeitsbereiches und der Aufgaben und Ziele anderer Professionen ermöglichen.

Selbst aktiv werden

Häufig fehlt es Pflegepersonen an Eigeninitiative, Neues in ihrem Arbeitsbereich aufzunehmen und auszuprobieren. Zwar werden bestimmte Dinge interessiert zur Kenntnis genommen, aber oft nicht für das eigene Arbeitsfeld umgesetzt. Gezielte interdisziplinäre Arbeitskreise unter der Leitung von Personen aus der eigenen Berufsgruppe können eine gute Möglichkeit sein, neue Ideen aufzugreifen und in die eigene Arbeitssituation zu integrieren. Fr. Dr. Centurioni führte am Krankenhaus Villach und am Krankenhaus Zams interdisziplinäre psychoonkologische Arbeitskreise ein, in denen engagierte Personen aus allen Berufsgruppen an der praktischen Umsetzung innovativer Ideen auf den Stationen arbeiten. Zudem bedeutet es eine Aufwertung des pflegerischen Berufsbilds, die eigene Arbeit in der Öffentlichkeit zu präsentieren (Artikel in Fachzeitschriften etc.).

5.2 Umgang mit Ekel

In der palliativen Pflege ergeben sich zahlreiche Situationen, die Ekelgefühle auslösen können. Davon betroffen ist nicht nur das Betreuungsteam, sondern auch Angehörige sowie der betreffende Mensch selbst. Nachdem der unreflektierte Umgang mit dem eigenen Ekelgefühl zu psychischer Überforderung führen kann, werden die Grundsätze im Umgang mit Ekelgefühlen in diesem Kapitel erläutert.

Warum treten Ekelgefühle auf?

Psychologisch betrachtet zählt Ekel zu den primären Gefühlen wie Lust, Freude, Angst oder Zorn. Diese primären Gefühle sind bereits sehr früh beim Säugling zu beobachten und kommen in allen Kulturen vor. Ekel ist ein starkes Abwehrgefühl, das anzeigt, mit etwas Bestimmtem nicht in Berührung kommen zu wollen. Grundsätzlich stellt das Ekelgefühl eine wichtige Schutzfunktion des Menschen dar, indem es auf toxische, ungenießbare oder infektiöse Substanzen aufmerksam macht.

Was löst Ekel aus?

Die Haut ist das größte Ausscheidungsorgan des Menschen. Da der gesamte Körper mit Haut überzogen ist, kann alles am Körper als potentiell ekelerregend empfunden werden. Ekel entsteht immer durch Nähe, einer aufgezwungenen Nähe, der man nicht entkommen kann. Ob nun etwas als ekelerregend empfunden wird, bleibt letztlich eine individuelle Bewertung jedes einzelnen Menschen. Trotz bestimmter kulturell/gesellschaftlich vorgelebter Werte und Normen, ekelt es den einen Menschen in einer bestimmten Situation mehr als den anderen.

> Ekelgefühle können nicht unterdrückt werden!

Kernaussage

Folgende Bereiche sind besonders an Ekelgefühle geknüpft:
- ▶ Stuhl und Urin: besonders dann, wenn die Ausscheidungen nicht mehr gesund riechen, aussehen oder sich an einem anderen Ort befinden (Bett, Zimmer ...)
- ▶ künstlicher Darmausgang
- ▶ Wunden, Dekubiti, Eiterherde
- ▶ Sputum
- ▶ Erbrochenes

Hilfreiche Maßnahmen im Umgang mit Ekel für die Pflegeperson selbst:
- ▶ **Ekelgefühle erkennen/zulassen**: Grundsätzlich ist es wichtig, sich Ekelgefühle zuzugestehen, um überhaupt wirksame Maßnahmen für solche Situationen ergreifen zu können. Ansonsten werden durch die Abwehrreaktion ständig eigene Bedürfnisse ignoriert, die zu Frustration, Aggression oder psychischen Störungen wie Burnout führen können.
- ▶ **Anwendung von Hilfsmitteln**: Hilfsmittel wie Nierentassen, Zellstoff, Handschuhe, Einmalschürzen, Pflegeschaum sowie Desinfektionsmittel sind wichtige Utensilien um ekelerregende Substanzen zu entfernen bzw. sich davor zu schützen. Diese Gegenstände sollen in Reichweite deponiert sein.
- ▶ **Arbeiten zu zweit oder Ablöse durch KollegInnen**: Dabei ist auch der Aspekt zu berücksichtigen, dass Ekelgefühle individuellen Charakter haben. Es kann also u. U. die Belastung für eine Kollegin oder einen Kollegen weniger stark sein.
- ▶ Es kann hilfreich sein, den **Raum kurz** zu **verlassen**, um einmal durchzuatmen und in Ruhe weitere Schritte zu überlegen. Der Rat und die Unterstützung von KollegInnen können Hilfestellung bie-

ten. Auch eine Frischluftzufuhr am Ort des Geschehens kann Erleichterung bringen.

▸ **Konzentration auf eine bestimmte Pflegetechnik**: Die intensive Konzentration auf eine bestimmte Tätigkeit ist hilfreich, um das Ekelerregende in einer Situation in den Hintergrund treten zu lassen.

▸ **Einsatz von ätherischen Ölen**: Ein Taschentuch benetzt mit einem Tropfen eines ätherischen Öls kann das Gefühl eines anhaftenden Ekelgeruchs eindämmen.

▸ **Auszeit nach ekelerregenden Tätigkeiten**: Es ist hilfreich, sich selbst zu fragen, was nach dieser Situation gut tun könnte. Eine kurze Auszeit durch ein paar Minuten an der frischen Luft oder bei einem wohlschmeckenden Getränk kann helfen, das Ekelgefühl abklingen zu lassen. Auch das einstweilige Ausüben von patientInnenfernen Tätigkeiten kann Erleichterung bringen.

▸ **Waschen/duschen**: In manchen Fällen kann es hilfreich sein, sich zu waschen oder zu duschen sowie die Dienstkleidung zu wechseln.

Wenn sich der Mensch vor sich selbst ekelt ...

Ekelgefühle treten aber nicht nur von Seiten der Pflegeperson auf. Der zunehmende körperliche Verfall bedingt durch Kachexie, exulzerierende Wunden, Inkontinenz etc. kann beim kranken Menschen selbst eine Entfremdung des eigenen Körpers bis hin zu einem regelrechten Ekel an der eigenen Existenz auslösen. Die veränderte äußere Erscheinung des eigenen Körpers und veränderte Körperfunktionen können dazu führen, dass sich der betreffende Mensch selbst nicht mehr annehmen kann, seine Kontakte zu seinen Mitmenschen einschränkt oder sein eigenes Leben in Frage stellt (vgl. Georg 2004).

Hilfreiche Pflegemaßnahmen:
▸ den Ekel nicht verleugnen, sondern benennen, Gespräche darüber ermöglichen
▸ Klarheit darüber vermitteln, dass die betreffende körperliche Veränderung (z. B. offene Wunde) Ekelgefühle auslöst und nicht die Persönlichkeit des kranken Menschen
▸ den kranken Menschen nicht auf seinen körperlichen Verfall begrenzen, sondern auch das Heile, das in diesem Körper wohnt, wahrnehmen, ansprechen
▸ Beachten des verletzten Selbstwertgefühls der betreffenden Person
▸ Individuelle Hilfsmechanismen ermitteln (Raum lüften, Einsatz von Aromaölen, Intimsphäre im Zimmer wahren ...).

Anregung

> **Achtung!**
> Ekelgefühle können Zorn und Geringschätzung bis hin zu Gewalthandlungen auslösen: Eine ständige Konfrontation mit Ekelerregendem kann psychisch sehr belastend sein. Es ist möglich, dass die Pflegeperson dem Menschen gegenüber, der dieses Ekelhafte produziert, Aggressionen entwickelt. Bleibt dieser Vorgang von der Pflegeperson unreflektiert, kann sie keine geeigneten Maßnahmen treffen, um die Situation zu verändern. Das wirkt sich negativ auf die Pflegebeziehung aus und kann sogar zu Gewalthandlungen seitens der Pflegeperson führen.

Vertiefung des Lernstoffes

Die Arbeit mit schwerkranken und sterbenden Menschen verlangt nach Aufmerksamkeit für die eigene psychische Gesundheit. Es ist wesentlich, Maßnahmen zu setzen, die ausgleichend wirken.

Zusammen-
fassung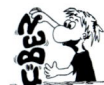

1. Was bedeutet Psychohygiene und warum ist diese in der Palliative Care besonders wichtig?
2. Welche Maßnahmen können allgemein zur Psychohygiene beitragen?
3. Welche Maßnahmen setzen Sie für sich?
4. Welche Maßnahmen können Sie im Umgang mit eigenen Ekelgefühlen ergreifen?

Zum Üben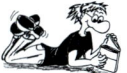

Zum Nachlesen

G. Fürstler und C. Hausmann (2000): Psychologie und Sozialwissenschaft für Pflegeberufe. 2. Jg.
Klinische Psychologie, Behinderung, Soziologie. Facultas Verlag, Wien.
J. Georg in: Zeitschrift der Lindenhofschule. 9. Jahrgang, Frühling 2004.
H. Krey (2003): Ekel ist okay. Ein Lehr- und Lernbuch zum Umgang mit Emotionen in der Pflegeausbildung und Pflegealltag. Kunz Verlag, Hannover.
D. Ringel (2003): Ekel in der Pflege – eine „gewaltige" Emotion. 2. Auflage. Mabuse Verlag, Frankfurt am Main.

Zum Nachlesen

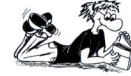

W. Schmidbauer (1993): Hilflose Helfer. Über die seelische Problematik der helfenden Berufe. Rowohlt Verlag, Reinbek bei Hamburg.

Ch. Sowinski (1996): Grenzsituationen in der Pflege – Nähe und Distanz, Schamgefühl und Ekel. In: GeroCare Report 5, Kuratorium Deutsche Altershilfe, Köln.

W. Willig und T. Kommerell (2001): Psychologie, Sozialmedizin, Rehabilitation. Selbstverlag Willig, Balingen.

C. Woisin (2007): Skript Vertiefungslehrgang für Palliativpflege, Wien.

6 Symptomkontrolle

Nach dem Studium dieses Kapitels sollten Sie ...

... wissen, dass es Aufgabe der Pflege ist, innerhalb ihres Rahmens Bedingungen zu schaffen, in denen die PatientInnen und ihre Angehörigen Vertrauen und Sicherheit erfahren.

... erkennen, wie wichtig es ist, dass die PatientInnen und ihre Angehörigen informiert und in die Pflegemaßnahmen zur Symptomkontrolle integriert werden.

... verstehen, dass es erheblich zu ihrer Lebensqualität beiträgt, wenn die Symptome sterbender Menschen in ein für sie erträgliches Maß gebracht werden können.

... die Wirkung einer terminalen Dehydration kennen, wissen, wodurch eine trockene Mundschleimhaut entsteht und geeignete Pflegemaßnahmen auswählen können.

... wissen, wie sich Atemnot äußert und wodurch sie beeinflusst wird.

... erkennen, dass Angst bei Atemnot einen Teufelskreis auslösen kann, und in der Lage sein, pflegerische Maßnahmen anzubieten, die Erleichterung bei Atemnot bringen können.

... wissen, wodurch die terminale Rasselatmung entsteht, und die pflegerischen Grundsätze dazu kennen.

... die Problematik kennen, die für PatientInnen und für ihr Umfeld bei ulzerierenden Wunden entsteht, und entlastende Maßnahmen anbieten können.

... für das eigene Verhalten im Umgang mit übel riechenden Wunden sensibel werden.

... die Symptome Übelkeit und Erbrechen einschätzen können und pflegerische Maßnahmen kennen, die den PatientInnen eine Entlastung bringen können.

... Ursachen für Unruhe bei sterbenden PatientInnen und die adäquaten Pflegemaßnahmen dazu kennen.

Die Symptomkontrolle nimmt in der Palliative Care einen sehr hohen Stellenwert ein. Alle medizinischen und pflegerischen Maßnahmen orientieren sich in erster Linie am Wohlbefinden des kranken Menschen, sie erfolgen ausschließlich patientInnen- und bedürfnisorientiert. Ein und dasselbe Symptom kann von verschiedenen PatientInnen und Angehörigen völlig unterschiedlich wahrgenommen werden und erfordert demnach auch unterschiedliche Handlungen und Maßnahmen.

Kernaussage

> Der Anteil der Pflege bei der Gewährleistung einer guten Symptombehandlung kann nicht hoch genug eingeschätzt werden. Die konstante Aufmerksamkeit muss auf die Aufrechterhaltung des Wohlbefindens des Patienten oder der Patientin ausgerichtet sein. Um dies zu ermöglichen, muss das Pflegepersonal aktiv und darf nicht passiv sein, darf nicht auf Klagen der PatientInnen warten, sondern sollte Probleme herausfinden und möglichen Schwierigkeiten zuvorkommen (vgl. Zech 1993).

Grundsätzlich ist es in der Symptomkontrolle von allergrößter Bedeutung, PatientInnen und ihre Angehörigen über die jeweiligen Symptome und die zur Verfügung stehenden Maßnahmen gut zu informieren und mit ihnen zu besprechen, was man gemeinsam dagegen unternehmen wird. Das reduziert das Bedrohliche und schafft Sicherheit und Vertrauen. Die Betroffenen können sich aktiver an der Symptomkontrolle beteiligen. Das gibt ihnen neben der oben erwähnten Sicherheit auch wieder ein Stück Selbstbestimmung und Würde.

Kernaussage

> In der Symptomkontrolle ist eine gute Information und ein Miteinbeziehen der PatientInnen und ihrer Angehörigen in die Pflegeplanung besonders wesentlich. Das vermittelt Sicherheit, Selbstbestimmung und Würde.

6.1 Trockene Mundschleimhaut (Xerostomie)

Mit dem Fortschreiten des Sterbeprozesses schränken die PatientInnen ihre Flüssigkeitsaufnahme zunehmend ein. Dies hat eine trockene Mundschleimhaut zur Folge, die neben einer erhöhten Anfälligkeit für Infektionen der Mundschleimhaut und einer unangenehmen bis schmerzhaften Missempfindung v. a. ein Durstgefühl auslöst. Mundtrockenheit kann aber auch eine Nebenwirkung von Opioiden und anderen Medikamenten sein. In der terminalen Phase kommt die Mundatmung als zusätzlicher Faktor für die Mundtrockenheit hinzu.

Ursachen für Xerostomie: Ursachen für Mundtrockenheit sind die verminderte Speichelproduktion durch Medikamente, wie Opioide, Antidepressiva, Antiemetika, Anticholinergika, Antihistaminika, Spasmolytika und Diuretika (Margulies 2002).

In der Terminalphase nimmt das Durstgefühl ab. Die Mundtrockenheit kann durch eine sehr sorgfältige **Mund-** und **Lippenpflege** gelindert werden. Dabei muss man berücksichtigen, dass der lindernde Effekt dieser Maßnahmen manchmal nur für eine Stunde anhält (McCann 1994). Zwei Pflegehandlungen sind wichtig, um das Symptom der trockenen Mundschleimhaut wirksam lindern zu können:

1. Die **regelmäßige Einschätzung** und Beurteilung der Mundschleimhaut: Dazu können diverse Skalen und Protokolle verwendet werden, die eine übersichtliche Dokumentation ermöglichen.

2. Eine angemessene Mundpflege: Dabei ist in erster Linie ein **intensives**, **häufiges Anfeuchten** der Mundschleimhaut sowie regelmäßige Pflege der Lippen unerlässlich, um ein Durstgefühl zu verhindern und Wohlbefinden zu schaffen. Sehr häufig wird eine Anfeuchtung der Mundschleimhaut stündlich oder sogar halbstündlich notwendig sein!

> Eine intensive Mundpflege ist eine der wichtigsten Maßnahmen, die wir sterbenden Menschen anbieten können. (Twycross 1997)

Kernaussage

Angehörige übernehmen diese Mundpflege meist sehr gern, da sie mit dieser Zuwendung etwas zum Wohlbefinden des oder der Betroffenen beitragen können. Oft ersetzt diese Handlung das dann nicht mehr mögliche Ernähren.

6.1.1 Möglichkeiten zur Mundpflege

Im Unterrichtsfach Gesundheits- und Krankenpflege des 1. Ausbildungsjahres haben Sie bereits die Prinzipien der Mundpflege gelernt. Im Folgenden sollen noch weitere Möglichkeiten zur Mundpflege aufgezeigt werden:

Behandlung der Xerostomie:

▶ wenn möglich ausreichend trinken

▶ sehr sorgfältige und häufige Mundpflege (wenn nötig 1- bis 2-mal stündlich!)

▶ häufiges Anfeuchten der Mundschleimhaut mit unterschiedlichen Flüssigkeiten, mittels Pipetten oder Polygon-Swabs®

▶ evtl. vorhandene Candidiasis behandeln

▶ wenn möglich Medikamente, die zur Mundtrockenheit führen, reduzieren

▶ Gabe von synthetischem oder mucinhaltigem Speichel 2ml/4 Std. – VORSICHT: Mucinhaltiger Speichel ist nicht für muslimische PatientInnen geeignet, Teile des Präparate werden aus Schweinemucosa gewonnen.

▶ kleine gefrorene Fruchtstückchen lutschen, Eiswürfel aus verschiedenen Getränken (Ananas, Zitrone, Apfel) oder Halbgefrorenes aus Säften

- Vitamin C oder Zitronensäure, regt die Speichelbildung an – VOR-SICHT: brennt bei wunder Mundschleimhaut
- Vitamin-E-Kapseln öffnen und das Öl auf der Schleimhaut verteilen
- spülen mit Stomatitis-Lösung
- Saliva medac®: 1-3 Sprühstöße mehrmals pro Tag
- Eisstäbchen aus Fruchtsäften (dafür eignen sich manche Laborröhr-chen besonders gut)
- spülen mit Pfefferminzwasser erhöht die Speichelproduktion – VORSICHT: hemmt die Wirkung von Metoclopramid (Paspertin®)
- süßes Mandelöl, manche PatientInnen mögen ein Stückchen But-ter, Schlagrahm im Mund zergehen lassen, einige PatientInnen be-vorzugen Olivenöl
- einen Teelöffel Olivenöl und 1–2 Tropfen Vitamin A und Vitamin E im Mund verteilen, kurz einwirken lassen und dann ausspucken
- Mundspülungen mit Bouillon, eine leicht gefettete Mundschleim-haut kann Feuchtigkeit besser speichern
- Creme-Eis essen
- häufiges Ansprühen der Mundschleimhaut mit verschiedenen Flüssigkeiten mittels kleiner Sprühfläschchen (Sekt, Bier, Apfelsaft)
- Spülen mit Eibischwurzel: 2–3 TL in einem Glas lauwarmem Was-ser etwas stehen lassen; oder Eibischteig-Bonbons kauen
- Spülen mit Teebaumöl – VORSICHT: 1 bis 2 Tropfen auf 250 ml Wasser genügen!
- Zur Stimulation der Speichelbildung können Cholinergika einge-setzt werden, z. B. Pilocarpin Augentropfen 2,5 bis 5 mg bis 3 Mal täglich, die Wirkung hält etwa vier Stunden lang an – VORSICHT: Nicht bei PatientInnen mit Ileus, Asthma oder chronisch obstruk-tiven Lungen-Erkrankungen! Unerwünschte Nebenwirkungen von Pilocarpin können Schweißausbrüche, Übelkeit und intestinale Ko-liken sein (Fox 1991).
- Oralbalance®-Gel
- Lippen mit Rosenhonig, Panthenol, Vaseline, Butter, Olivenöl oder Lippenpomade fetten
- Retsina (geharzter Wein) in kleinen Schlucken regt die Speichelpro-duktion an
- Wassermelonenkern-Lutschtabletten aus der traditionellen chinesi-schen Medizin (San Jin Xi Gua Shuang Hou Pian®)
- Hydrogele, die für die Wundbehandlung eingesetzt werden, kön-nen auch zum Feuchthalten auf die Mundschleimhaut aufgetragen werden; ist besonders über Nacht hilfreich
- Massagen im Kieferbereich zur Anregung der Speichelproduktion
- zuckerfreien Kaugummi kauen

> Keine glyzerinhaltigen Stäbchen verwenden!
> Glycerin trocknet die Mundschleimhaut zusätzlich aus!

Kernaussage

Bei Schluckunfähigkeit
- ▶ Häufiges Anfeuchten der Mundschleimhaut mit unterschiedlichen Flüssigkeiten, mittels Pipetten oder Polygon-Swabs® oder Ansprühen der Mundschleimhaut mit verschiedenen Flüssigkeiten mittels kleinen Sprühfläschchen.

Bei Mundgeruch
- ▶ Chlorophyll-Dragees (wenn möglich)
- ▶ Minze-Plättchen, die sich im Mund auflösen (aus dem Lebensmittelgeschäft)

Bei Belägen im Mund
- ▶ Sie lösen sich sehr gut mit kohlensäurehaltigen Getränken wie Cola, Sekt oder mit kleinen Stückchen einer Vitamin-C Brausetablette.

Xerostomie in der Sterbephase: Während des Sterbeprozesses ist ausgeprägte Mundtrockenheit ein sehr häufiges Symptom. Ursachen dafür sind die mangelnde Flüssigkeitsaufnahme, die Mundatmung, aber auch Medikamente wie Opioide, Anticholinergika, Antiemetika und Spasmolytika.

Die Xerostomie kann durch eine sehr sorgfältige Mund- und Lippenpflege gelindert werden. Dabei muss berücksichtigt werden, dass der lindernde Effekt dieser Maßnahmen oft nur für eine Stunde anhält (McCann 1994).

Die Grundsätze der Mundpflege bei sterbenden PatientInnen bleiben unverändert, die Schwerpunkte sind jedoch ganz nach der Befindlichkeit der PatientInnen zu richten (Glaus 1997).

> Mundtrockenheit kann vor allem durch eine sorgfältige, behutsame Mundpflege gelindert werden.

Kernaussage

6.1.2 Terminale Dehydration

Terminale *Dehydration* ist der klinische Zustand von sterbenden PatientInnen, die nicht mehr in der Lage sind, eine ausreichende Menge Flüssigkeit zu sich zu nehmen (Burge 1993).

Dehydration, auch Dehydratation

die Austrocknung des Körpers durch Abnahme des Körperwassers

Es ergibt sich die Frage, wie viel Flüssigkeit sterbende Menschen brauchen. Ist die terminale Dehydration Bestandteil des normalen Sterbeprozesses oder ist sie vielmehr eine Komplikation, die es mit Infusionen zu behandeln gilt?

Positive Effekte der terminalen Dehydrierung

1. Es kommt zu einem massiven Anstieg **körpereigener Endorphine**, die schmerzlindernd wirken.
2. Die Herabsetzung der Bronchial*sekretion* vermindert Husten, Schleimbildung und ein Lungenödem.
3. Die Verminderung der *Diurese* erspart in manchen Fällen das Legen eines Blasenkatheters.
4. Die Verminderung der Magensekretion reduziert das Erbrechen.
5. Reduktion von Aszites und Ödemen

Sekretion

Ausscheidung körpereigener Säfte, etwa Schleim aus den Bronchien, Magensaft etc.

Diurese

Harnausscheidung

Aufgrund der verminderten Flüssigkeitsaufnahme und der vermehrten Mundatmung entsteht häufig eine ausgeprägte Mundtrockenheit. Diese Mundtrockenheit erzeugt ein Durstgefühl. In erster Linie kann das ständige Feuchthalten der Mundschleimhaut den Durst lindern, weniger die Flüssigkeitszufuhr mittels Infusionen.

Nachteilige Effekte der terminalen Dehydrierung

▸ **Mundtrockenheit**: kann durch Mundpflege gelindert werden. Das Durstgefühl sterbender Menschen wird sehr oft durch einen trockenen Mund ausgelöst und ist meist nicht ein Symptom der Dehydrierung. Das bedeutet auch, dass in diesen Fällen eine künstliche Flüssigkeitszufuhr nicht sinnvoll ist.

▸ **Verwirrung**: Sollte ein plötzlicher Verwirrtheitszustand der PatientInnen eintreten, so kann eine kurzfristige Zufuhr von Flüssigkeit Entlastung bringen. Ist dies innerhalb von 24 Stunden nicht der Fall, so sind die Infusionen eher wieder abzusetzen.

▸ **Obstipation**: wird durch parenterale Flüssigkeitsgabe kaum gebessert, dafür stehen besser geeignete Mittel zur Verfügung.

▸ **Decubitusgefahr**: wird durch verschiedene Faktoren wie schlechter Ernährungszustand, reduzierte Durchblutung, Fieber etc. begünstigt und durch Infusionen kaum gebessert.

▸ **Hyperkaliämie, Niereninsuffizienz**

▸ **Zunahme der Opioidmetaboliten**: eine Reduktion der Opioiddosis ist effektiver als die Zufuhr von Flüssigkeit.

▸ **Durst**: wird im Mund wahrgenommen und kann durch Mundpflege gelindert werden.

Die vier bedeutendsten Studien über die Sinnhaftigkeit einer künstlichen Flüssigkeitszufuhr bei Dehydration in der Terminalphase von Burge, McCann, Ellershaw und Vullo-Navich haben Folgendes ergeben:

Es gibt keinen statistisch signifikanten Zusammenhang zwischen den Laborparametern, dem Durstgefühl und der Flüssigkeitsaufnahme. Das bedeutet auch, dass durch physische Zeichen und biochemische Laborparameter bei terminal Kranken die Dehydration nicht zuverlässig bestimmt werden kann und dass durch künstliche Flüssigkeitszufuhr das Durstgefühl nicht beeinflusst wird!

Aber es gibt auch klare Indikationen, die **für** eine Rehydrierung sprechen:

- hohe gastro-intestinale Obstruktion
- Hypercalcämie
- plötzliche und ungeklärte Verwirrtheit
- rascher Flüssigkeitsverlust durch massives Erbrechen und Durchfälle

6.2 Atemnot (Dyspnoe)

Dyspnoe wird subjektiv als unangenehme Erschwerung der Atmung empfunden. Dieses Symptom wird ausgelöst durch das Missverhältnis zwischen Atmungsbedarf und Atemleistung. Je nach Schwere kann die Atemnot zu einer erheblichen Verminderung der Lebensqualität führen. Die Angst zu ersticken gehört neben der Angst vor Schmerzen zur häufigsten Angst kranker und sterbender Menschen (vgl. Sorge 2002, S. 130).

Ähnlich wie Schmerz ist Atemnot ein höchst subjektives Empfinden und kann nur begrenzt von außen beurteilt werden. Deshalb gilt wie bei Schmerzen: „Atemnot ist das, was die Person, die sie erlebt, als solche bezeichnet."

In der palliativen Betreuung ist man häufig mit dem Symptom der Atemnot konfrontiert. Es tritt bei ca. 80% der PatientInnen innerhalb der letzten 24 Stunden auf (vgl. Husebö/Klaschik 2003, S. 256 und Weissenberger-Leduc 2002, S. 90).

Atemnot wird durch zwei Faktoren beeinflusst:
1. von der Art, wie die PatientInnen die Atemnot wahrnehmen
2. von der Art, wie die PatientInnen auf die Atemnot reagieren

Die Maßnahmen der Palliativbetreuung müssen sich deshalb sowohl an der Wahrnehmung als auch an der Verarbeitung der Atemnot durch die PatientInnen orientieren (vgl. Husebö/Klaschik 2003, S. 256).

6.2.1 Symptome der Atemnot

Symptome der Atemnot sind:
- Lufthunger
- Kurzatmigkeit
- Beklemmungsgefühle

Besondere Atemmuster bei Sterbenden

Atemnot äußert sich bei sterbenden Menschen aufgrund der Schädigung des Atemzentrums u. a. durch:
- **Cheyne-Stokes-Atmung** ($\rightarrow$ auch Seite 46):
  Das ist das periodische An- und Abschwellen der Atmung mit kurzen Atempausen. Sie ist oft Vorzeichen der Schnappatmung.
- **Schnappatmung**
  Sie zeigt sich in einzelnen schnappenden Atemzügen, zwischen denen langen Pausen liegen können. Diese Atmung tritt meist wenige Stunden vor dem Tod ein.

6.2.2 Therapie der Atemnot

Bronchospasmus

Krampfzustand der Atemmuskulatur

Dilatatoren

von lat. *dilatare* = ausbreiten, ausdehnen

Bronchodilatatoren

Medikamente, die die Bronchien erweitern

Diuretika

harntreibende Mittel

Die medizinische Therapie richtet sich in erster Linie nach der Ursache der Dyspnoe:

Medikamentöse Therapie
- bei *Bronchospasmus*: *Bronchodilatatoren*
- bei Angstzuständen: Benzodiazepine, Opioide
- evtl. *Diuretika*: nach sorgfältiger Abwägung von Nutzen und Schaden

Wenn die Ursachen der Atemnot medizinisch und pflegerisch nicht beseitigt oder für die PatientInnen nicht zufrieden stellend gelindert werden können, kommen Opioide und eventuell Benzodiazepine und Neuroleptika zum Einsatz. Es soll damit der bestehende Sauerstoffmangel vom Gefühl des Lufthungers getrennt werden.

Morphine reduzieren die Atem- und Herzarbeit und ermöglichen um 20% weniger Atemnot, was für die Betroffenen einen subjektiv großen Unterschied macht (Reichenpfader 2003, S. 10).

Wirkmechanismen von Opioiden bei Atemnot:
- senken den Atemantrieb am Atemzentrum (Hirnstamm) durch Reduktion der Empfindlichkeit für CO_2
- Wirkung auf zentrale Opioidrezeptoren
- Angst-/Schmerzreduktion
- O_2-Verbrauch sinkt
- Hemmung der Chemorezeptoren der Carotis

(Jennings et al. 2002)

Andere palliative Maßnahmen

Die Punktion eines *Aszites* oder eine Strahlen- oder Chemotherapie können manchmal zur Leidensminderung beitragen.

Sauerstoffzufuhr: Die Sauerstoffgabe fällt unter den mitverantwortlichen Tätigkeitsbereich, bedarf also der ordnungsgemäßen ärztlichen Anordnung (mit Ausnahme von Notfällen). Der Arzt oder die Ärztin legt die jeweilige Dosis der O_2-Zufuhr in l/min sowie den Zeitraum und die Verabreichungsart (Nasensonde, Maske) fest. Bei der Sauerstofftherapie muss bedacht werden, dass Atemnot in der Regel durch fehlerhafte oder versagende Atemmechanik und durch Ansteigen des arteriellen CO_2-Partialdruckes hervorgerufen wird. Eine O_2-Verabreichung kann bei bestehendem erhöhtem CO_2-Druck im Blut das CO_2 noch weiter ansteigen lassen und zu einer zunehmenden Bewusstseinstrübung führen (CO_2-Narkose). PatientInnen unter Sauerstofftherapie müssen deshalb immer auf ihre Bewusstseinslage und Atmung beobachtet werden.

Bei einer Sauerstoffgabe muss sichergestellt sein, dass die PatientInnen auch von der Sauerstoffgabe profitieren. Sonst wird eine Abhängigkeit von künstlicher Sauerstoffzufuhr geschaffen und damit verhindert, dass die PatientInnen andere Strategien der Bewältigung von Atemnot-Situationen entwickeln können. Je nach Grunderkrankung (z. B. Asthma bronchiale) sind diese PatientInnen sogar durch Sauerstoffgaben gefährdet, weil der zugeführte Sauerstoff das Atemzentrum täuscht.

> Sauerstoff darf niemals ohne vorherige Überlegung gegeben werden, auch nicht zur Beruhigung oder als Placebo.

Aszites-Punktion

Punktion der Bauchhöhle. Dabei wird Flüssigkeit entnommen, die sich in der Bauchhöhle angesammelt hat. Durch diese Druckentlastung können Beschwerden wie Atemnot gelindert werden.

Kernaussage

6.2.3 Pflegerische Maßnahmen

Einschätzung der Atemnot

Die Einschätzung der Atemnot ist wesentlich, um das Problem möglichst genau zu erfassen und geeignete Ziele und Maßnahmen auswählen zu können. Dazu stehen verschiedene Assessment-Instrumente wie z. B. VAS, oder die Borg-Skala zur Verfügung. Folgende Faktoren sind dabei zu berücksichtigen:

▶ Kenntnis der Grunderkrankung
▶ psychosoziale Aspekte (soziales und familiäres Umfeld, persönliche Lebensgeschichte)
▶ Beobachtung der Atemsituation (allgemeine Beurteilungskriterien der Atmung wie z. B. Atemtiefe, -rhythmus, -muster, -geräusche, Atemhilfsmuskulatur, Beginn und Dauer der Atemnot)

▶ Besteht eine Zyanose? Dazu müssen die Farbe der Lippen, Finger, Ohren überprüft werden.

▶ Art des Hustens

▶ Aussehen des Sputums

Ein plötzlicher Beginn von Atemnot mit rapider Zunahme kann auch ein Hinweis auf eine pulmonale Embolie sein.

Der Angst von PatientInnen und Angehörigen vorbeugen

Durch Funktionseinschränkungen des Lungengewebes kann die Atemarbeit auf das Vielfache der Norm ansteigen. Diese Zunahme der Atemarbeit, die dem O_2-Bedarf der Körperzellen jedoch nicht ausreichend nachkommen kann, lässt die betreffende Person verstärkt Atemnot empfinden. Atemnot löst immer auch Angst aus, die die Wahrnehmung der Atemnot wiederum erheblich verstärkt. Aufgrund des verursachten Stress werden vermehrt Stresshormone ausgeschüttet, welche einen erhöhten O_2-Verbrauch erzeugen.

Abbildung 2

Der Teufelskreis von Angst und Atemnot

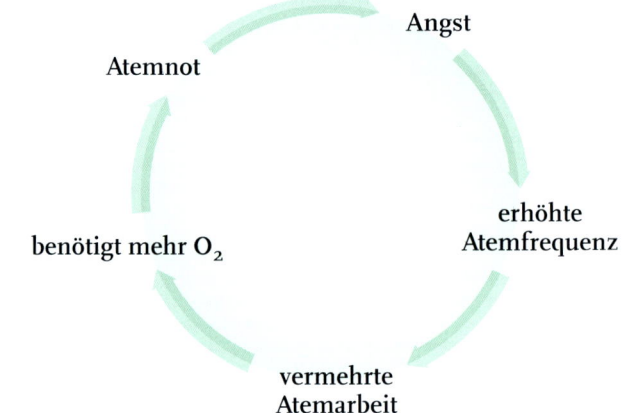

Atemnot, das Gefühl nicht genügend Luft zu bekommen, ist eines der bedrohlichsten Symptome. Es löst existenzielle Ängste aus, nicht nur bei dem oder der Betroffenen, sondern auch bei den Angehörigen sowie bei den professionellen BetreuerInnen. Es ist entscheidend, dass die Pflegenden in diesen Situationen Ruhe vermitteln und klare Entscheidungen treffen können.

Hilfe bei Atemnot:

▶ Ruhe bewahren, keine Hektik

▶ Fenster öffnen

▶ wichtig, dass BetreuerInnen bei ihrem eigenen Atemrhythmus bleiben

▶ Erklären Sie den PatientInnen, was passiert.

▶ Nähe und Distanz, Sichtweg freihalten

Bei entlastenden Lagerungen und anderen pflegerischen *Interventionen* ist es wichtig, dass die PatientInnen zuvor informiert werden, damit sie sich darauf einstellen können und damit nicht unnötige zusätzliche Unruhe ausgelöst wird.

Es gilt, den PatientInnen und den Angehörigen zu erklären, was die Atemnot verursacht und was wir dagegen unternehmen werden. Das reduziert das Bedrohliche und schafft Sicherheit und Vertrauen.

Intervention

Eingriff, Einschreiten, gezielte Maßnahme, Handlung

Möglichkeiten zur Linderung der Atemnot

Pflegemaßnahmen sollen bereits vor einer akuten Atemnot auf ihre Wirkung hin ausprobiert werden:

- ▶ spezielle Lagerungen
- ▶ atemstimulierende Einreibungen
- ▶ Wickel und Auflagen
- ▶ Inhalationen
- ▶ Massagen: auch Fußmassagen in rhythmischen Bewegungen

Die Maßnahmen können durchaus mit ätherischen Ölen kombiniert werden, die eine normale Atmung unterstützen. Vorsicht bei bestehendem Asthma bronchiale: Ätherische Öle können die Spastik verstärken. Eine dazu ergänzende ärztlich verordnete Bedarfsmedikation (z. B. Morphium, Diazepam) für Notfallsituationen sowie die Zusicherung, nicht alleine gelassen zu werden, können zusätzlich eine gewisse Sicherheit vermitteln.

- ▶ Atemtherapie
- ▶ Beratung (PatientInnen und Angehörige)
- ▶ Entspannungsübungen
- ▶ Training von Anpassungsstrategien und Coping
- ▶ Akupunktur (Filshie et al. 1996)
- ▶ Therapie begleitender Symptome (Mundtrockenheit, Schmerzen, Obstipation)

(Corner 1996, Bredin 1999)

Lagerungen

Bei Atemnot werden meist automatisch Oberkörperhochlagerungen eingenommen, die ein tiefes Atmen fördern und das Abhusten von Sekret erleichtern.

Um bei **Rückenlage** eine gute Atmung zu ermöglichen, ist es erforderlich, die Knie auf einer Rolle zu lagern und unter das Steißbein ein kleines Keilkissen zur Vermeidung eines Hohlkreuzes zu geben. Der Kopf soll so gelagert sein, dass er eine gestreckte Halswirbelsäule ermöglicht.

Kutschersitz: Die PatientInnen beugen den Oberkörper leicht nach vorne und stützen die Ellenbogen auf den leicht gespreizten Oberschenkeln ab. Durch das Aufstützen der Arme wird das Gewicht des Schultergürtels vom Brustkorb weggenommen.

Reitsitz: Dabei legen die PatientInnen die Arme und den Kopf auf eine Stuhllehne.

Sitz in Hockestellung: Die PatientInnen umschließen mit den Armen die Knie.

Sitz auf den Fersen: Die PatientInnen sitzen auf den Fersen, die Kniestellung ist dabei weit, gleichzeitig können sie ihre Arme und den Kopf auf eine Stuhllehne legen. Indem eine andere Person (Pflegepersonal, Angehörige) ihre Hände z. B. an die Flanken der PatientInnen legt, wird das Wahrnehmen der eigenen Atmung verbessert, das wirkt insgesamt beruhigend.

VATI-Lagerungen: Mit der V-, A-, T- und I-Lagerung (s. Grundpflege ATL-Atmen) werden bestimmte Lungenabschnitte durch gezielte Hohllagerung des Brustkorbs gedehnt und damit besser belüftet. Es gilt die jeweils angenehmste Lage für die PatientInnen herauszufinden.

Hilfen bei akuter Atemnot

- Den eigenen Atemrhythmus beibehalten (Übertragung).
- Den PatientInnen „Raum" geben, um zu atmen.
- Den Oberkörper der PatientInnen hochlagern und mit ihnen die erträglichste Lagerung herausfinden. Oft haben PatientInnen das Bedürfnis, die verschiedenen Oberkörperhochlagerungen zu wechseln. Es ist wichtig, das auch zu ermöglichen!
- atemstimulierende Einreibung (Basale Stimulation)
- Geeignete Atemtechnik einüben, um einer Hyperventilation vorzubeugen.
- Lagerungshilfen einsetzen: Rollen, Luftballons 25 cm unter den Knien und unter den Armen
- Frische Luft (Fenster öffnen) auf zusätzlichen Wunsch:
- Ventilatoren einsetzen
- ätherische Öle anwenden, die schon zuvor in einer Phase ohne Atemnot ausprobiert wurden (z. B. Zedernöl)

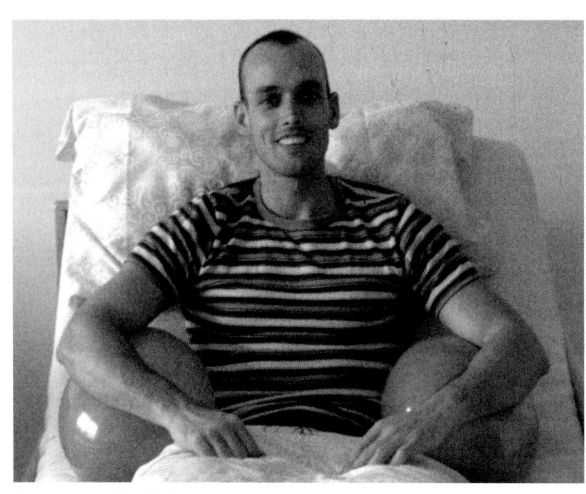

Foto: Angelika Feichtner

Ventilatoren stimulieren die Rezeptoren in der Wange und im Nasopharynx (N. trigeminus) und lindern dadurch die Atemnot (Enck, Johns-Hopkins 1994).

6.2.4 Terminale Rasselatmung „Death rattle"

Die terminale Rasselatmung beschreibt eine geräuschvolle, charakteristisch rasselnde Atmung in den letzten Lebensstunden oder -tagen. Diese Atmung entsteht bei bewusstseinsreduzierten oder bewusstlosen PatientInnen aufgrund der Ansammlung von Schleim und Speichel wegen des fehlenden Schluck- und/oder Hustenreflexes.

Für Angehörige ist dieses Geräusch oft sehr belastend, sie fürchten, der oder die PatientIn könnte darunter leiden oder gar ersticken.
    Die Erklärung, dass der fehlende Husten- oder Schluckreflex durch die Eintrübung des Bewusstseins zustande kommt und dass die PatientInnen dies nicht mehr bewusst wahrnehmen, kann Angehörige sehr entlasten. Ein Anzeichen für die geringe Belastung der PatientInnen durch dieses Symptom ist auch ihr meist völlig entspannter Gesichtsausdruck.

Medikamentös kann die terminale Rasselatmung durch sekrethemmende Medikamente wie Scopolamin, Butylscopolamin (Buscopan®) oder Glycopyrronium bromid (Robinul®) gut behandelt werden.

Lagerungen

Pflegerisch kann ein Lagerungswechsel Erleichterung bringen. Es ist darauf zu achten, dass bei der Lagerung des Kopfes die Zunge nicht nach hinten fallen kann und dadurch zusätzlich noch ein Sekretstau produziert wird. Eine leichte Halb-Seiten-Lagerung bringt meist eine Reduktion des rasselnden Atemgeräusches.

Absaugen

Absaugen bedeutet Stress, auch für komatöse PatientInnen. Durch das Absaugen wird ein Reiz gesetzt, der zu verstärkter Sekretbildung führt, und damit nimmt die Rasselatmung weiter zu.
    Das Absaugen ist also nicht zielführend und daher zu vermeiden. Ausnahme: bei großen Mengen von im Pharynx sichtbaren Sekrets.

6.3 Exulzerierende Wunden

Exulzerierende Wunden können für die PatientInnen und ihre Bezugspersonen eine große Belastung bedeuten. Die „unästhetische" Seite der Krankheit, das Fortschreiten und die Lebensbedrohung, werden nach außen hin sichtbar. Zudem sind diese Wunden häufig von einem üblen

Geruch begleitet, der sowohl von den Betroffenen selbst als auch von anderen Personen in der Regel als Ekel erregend empfunden wird.

Die Betroffenen

„sehen sich selbst im Spiegel, sie können sich selbst riechen, sie tupfen sich selbst den Speichel oder Tumorexsudat weg, sie legen häufig selbst ihre Verbände an und nehmen meist ihr äußeres Erscheinungsbild sehr genau wahr. Sie leiden darunter, schämen und ekeln sich, sind wütend, hadern mit ihrem Schicksal und trauern um ihr verlorenes Körperbild. Dieser enorme Druck macht PatientInnen sehr verletzlich und gleichzeitig wachsam für die Reaktionen ihrer Mitmenschen."

(Kern 2002, S. 143–144)

Die Situation löst häufig Ängste sowie Hilf- und Ratlosigkeit bei den Angehörigen aus. Die PatientInnen isolieren sich oft selbst aus Angst, andere mit ihrem Aussehen und dem Geruch zu belästigen, oder werden von anderen Personen zunehmend gemieden. Häufige Ursachen für solche Wunden sind u. a.:

- ▶ ulzerierende (geschwürbildende) Wunden bei HNO-Tumoren
- ▶ Hautmetastasen
- ▶ exulzerierende (geschwürig zerfallende) Tumore
- ▶ Dekubital-Ulcera

6.3.1 Pflegerische Handlungen

Die eigene Haltung

Es zeugt von Respekt vor dem Menschen, sich bewusst zu überlegen, wie man möglichst taktvoll mit der Situation umgehen kann.

Kernaussage

> Betroffene PatientInnen nehmen jede noch so kleine unachtsame Bemerkung oder nonverbales Verhalten wahr, das sie zutiefst in ihrer Menschenwürde verletzen kann.

Übel riechende Wunden können auch für das Pflegepersonal eine sehr große Belastung bedeuten. Es ist dabei unbedingt wichtig, die eigenen Grenzen wahrzunehmen. Ekelgefühle sind menschlich und auch nicht durch das Tragen einer Dienstkleidung einfach zu beseitigen. Diesbezügliche Belastungen sollten im Pflegeteam diskutiert werden, um im Einzelfall die bestmögliche Lösung zu finden. Nichts desto trotz können übel riechende Wunden ein ganzes Pflegeteam vor eine große Herausforderung stellen.

Psychosoziale Begleitmaßnahmen

▶ Die Bezugspersonen, soweit für sie zumutbar und möglich, mit einbeziehen, um die Isolation des Patienten oder der Patientin zu vermindern.

▶ Gelegenheit geben, über die Empfindungen und Ängste zu sprechen, und nicht einfach darüber hinweggehen. Oft muss die Pflegeperson den Anstoß zum Gespräch geben, da die Betroffenen die Situation mitunter beschämend erleben.

▶ Den Trauerreaktionen und Gefühlsregungen den nötigen Raum geben und wertschätzend damit umgehen.

▶ Verarbeitungsstrategien sowie *Ressourcen* erkennen und fördern.

▶ Gemeinsam für die PatientInnen erleichternde Maßnahmen finden (Lüften des Raumes zu bestimmten Zeiten, Zeitpunkt, Technik und Häufigkeit des Verbandwechsels, Auslegen von frischen Orangen- oder Zitronenscheiben, Kräuterduftkissen o. ä.)

Ressourcen
hier: Mittel oder Fähigkeiten von Personen, die helfen können, eine Situation zu meistern

Wundversorgung

Symptome im Zusammenhang mit exulzierenden Tumorwunden:

▶ Geruch
▶ Sekret
▶ Schmerzen
▶ Blutungen
▶ Juckreiz

Weitere Belastungen durch exulzerierende Wunden:

▶ Nekrotisierung
▶ Infektionen
▶ Fistelbildung
▶ Schädigung der umgebenden Hautareale durch Exsudat
▶ Kosmetische Beeinträchtigung
▶ Belastung für das soziale Umfeld – Isolation

Fragen zum Wund-Assessment:

▶ Lokalisation und Größe der Wunde
▶ Wundbeschaffenheit: Bestehen Nekrosen? Wie viel Prozent der Wundfläche sind nekrotisch?
▶ Sind Zeichen von Infektion erkennbar? Rötung? Geruch?
▶ Besteht Blutungsneigung?
▶ Ist die umgebende Haut intakt? Tumorinfiltrationen, Knoten oder Verhärtungen?
▶ Ist das umgebende Gewebe gerötet, ödematös oder mazeriert?
▶ Menge des Exsudates? Beschreibung des Exsudates: blutig, eitrig etc.

▶ Wie häufig ist ein Verbandswechsel erforderlich? Frequenz zu- oder abnehmend?

▶ Verursacht die Wunde Schmerzen? Wann?

▶ Was ist das Hauptproblem der PatientInnen im Zusammenhang mit der Wunde?

▶ Was ist das Ziel der Wundbehandlung?

Das Ziel der Behandlung solcher Wunden kann meist nicht die Heilung sein, deshalb gilt es ein anderes, realistisches Ziel der Wundversorgung zu definieren:

▶ Schmerzreduktion

▶ Geruchsreduktion

▶ Schutz der umgebenden Haut

▶ Schutz der Wunde vor externer bakterieller Infektion

▶ Auffangen von Sekret

▶ kosmetisch akzeptabler Verband

Schmerzen beim Verbandswechsel: Ist der Verbandswechsel für die PatientInnen schmerzhaft, gilt es den Zeitpunkt des Verbandswechsels eher in die Nachmittagsstunden zu verlegen, denn die Schmerzschwelle ist in den Morgenstunden besonders niedrig. Das Ablösen des Verbandes sollte mit angewärmter Kochsalzlösung (0,9%) erfolgen. Weiters empfiehlt sich eine Gabe von Analgetika etwa 20 Minuten vor dem geplanten Verbandswechsel. Sehr bewährt haben sich auch analgetische Gele, die auf die Wunde aufgetragen werden.

Blutungen beim Verbandswechsel: Exulzerierende Tumorwunden haben eine hohe Blutungsneigung, deshalb muss für eventuelle Blutungen vorausgeplant werden. Es ist wichtig, die Verbände grundsätzlich nass abzulösen, und Wunddistanzgitter auf die Wunde aufzulegen, um ein Festkleben der Verbände möglichst zu verhindern. Bei leichten, punktuellen Blutungen ist Sucralfat, topisch aufgebracht, hilfreich um die Blutung zu stillen.

Verbandsmittel: Es gibt eine Reihe von verschiedenen Verbandsmitteln und -techniken. Hier sollen nur die wichtigsten Gruppen angeführt werden:

▶ okklusive Verbände: Filme, Schäume und Hydrokolloide (nicht auf infizierte Wunden)

▶ Hydrogele für saubere rote Wunden und auch für nekrotische Wunden (Burns 2003)

▶ hydrophile/absorptive Verbände: Alginate Hydrofaser (Aquacel®)

▶ Kohle- und Silberhältige Präparate für stark sezernierende, infizierte Wunden (Ballard 2002)

Decubitus

Ein Decubitus ist eine Schädigung der Haut infolge anhaltender örtlicher Druckeinwirkung. Der Druck komprimiert die blutführenden Kapillaren, so dass die betroffenen Hautareale nicht mehr ausreichend durchblutet und mit Sauerstoff versorgt werden.

Decubitus-Stadien nach Seiler
Grad I
Zu beobachten ist eine begrenzte Rötung; ein Hautdefekt ist noch nicht zu erkennen; die Epidermis ist betroffen.
Grad II
Zu beobachten ist eine Blasenbildung; Epidermis und Dermis sind geschädigt; lösen sich diese Schichten von der noch intakten Subkutis, entsteht ein stark nässender, sehr schmerzhafter, infekt anfälliger Hautdefekt.
Grad III
Zu beobachten ist, dass Epidermis, Dermis und Subkutis beschädigt sind; Muskeln, Sehnen und Bänder können in der Wunde sichtbar sein; die Wunde gilt zumindest als kontaminiert; ein Belag kann die Wunde überziehen.
Grad IV
Zu beobachten ist, dass alle Hautschichten beschädigt sind; die darunter liegende Muskulatur ist entzündlich geschwollen; Bänder, Sehnen, Faszien und/oder Knochen sind betroffen; es können Nekrosen (dunkelblau, schwarz) und Taschen vorhanden sein.

Abbildung 3

Decubitus-Stadien nach Seiler

CAVE Stadium I kann bereits ein Anzeichen für eine tiefer gehende Schädigung bei einem „geschlossenen Dekubitus" sein.

Trotz sorgfältiger Decubitusprophylaxe ist ein Decubitus in der Palliativpflege manchmal nicht vermeidbar. PalliativpatientInnen haben meist einen schlechten Ernährungs- und oft auch eine schlechten Allgemeinzustand. Hinzu kommen oft vermehrt Fieber und Schwitzen und eine reduzierte Wundheilung.

Je nach Allgemeinzustand der PatientInnen und je nach Krankheitsphase muss ein individueller Lagerungsplan und eine individuelle Decubitusprophylaxe erstellt werden.

Ähnlich wie bei der Behandlung exulzerierender Tumorwunden muss das Ziel der Behandlung eines Decubitus definiert werden.

Was ist das Ziel?
▶ Prophylaxe
▶ Heilung (noch möglich?)
▶ Keimreduktion
▶ Geruchsreduktion
▶ Verschlechterung verhindern

Ausgehend von der Vorgabe, dass sich alle medizinschen und pflegerischen Maßnahmen am Wohlbefinden der PatientInnen orientieren, gilt es, eine indiuduell angepasste Strategie zur Prophylaxe und zur Behandlung eines Decubitus zu erstellen.

Bei weit fortgeschrittener Erkrankung kann ein häufiger Lagewechsel eine beträchtliche Belastung für die PatientInnen darstellen. Hier können entsprechende Spezialmatratzen, Micro-Lagerungen und diverse Lagerungshilfsmittel Entlastung bringen, ohne die PatientInnen zusätzlich zu belasten.

6.4 Übelkeit und Erbrechen

Übelkeit ist die subjektive Empfindung von Unwohlsein im Rachen und/oder in der Magengegend mit der Neigung zum Erbrechen. Übelkeit kann in Verbindung mit Schwitzen, Speichelfluss, Blässe, Kopfschmerzen und *Tachykardie* auftreten. Übelkeit reicht von leichtem Unwohlsein bis zu dem Gefühl, im nächsten Augenblick erbrechen zu müssen.

Erbrechen ist ein heftiger Ausstoß von Mageninhalt durch den Mund. Daran sind neben dem Magen-Darm-Trakt auch das Zwerchfell und die Bauchmuskulatur beteiligt. Erbrechen ist ein physiologischer Selbstschutzmechanismus des Körpers, mit dem er versucht, toxische Substanzen zu eliminieren.

Würgen wird durch *spastische Kontraktionen* des Zwerchfells und der Bauchmuskulatur verursacht.

6.4.1 Ursachen von Übelkeit und Erbrechen

Tumorbedingt
- ▶ Beeinträchtigung des autonomen Nervensystems (*Gastroparese*)
- ▶ *Obstipation*
- ▶ *Obstruktion*, partiell oder komplett
- ▶ *Hepatomegalie*
- ▶ erhöhter Hirndruck
- ▶ metabolische Ursachen (*Leber-Niereninsuffizienz*, *Elektrolytstörungen*, *Hyperkalzämie*, *Hyponatriämie*)
- ▶ Angst

Therapiebedingt
- ▶ Chemotherapie (speziell als Spätwirkung)
- ▶ Radiotherapie
- ▶ medikamentöse Therapie (z. B. Opioide, Antibiotika, Antidepressiva u. a.)

Tachykardie
Herzrasen, schnelle Schlagfolge des Herzens: Die Herzfrequenz ist größer 100/min.

spastische Kontraktion
krampfartiges Zusammenziehen

Gastroparese
Magenlähmung

Obstipation
Verstopfung

Obstruktion
Verlegung oder Verschluss etwa durch eine Geschwulst

Hepatomegalie
Schwellung oder Vergrößerung der Leber

Leber/Niereninsuffizienz
nicht ausreichende oder ganz ausgefallene Funktion der Leber und Nieren

Hyperkalzämie
überhöhte Kalziumkonzentration im Blut

Hyponatriämie
Natriummangel

Opioidinduzierte Übelkeit

Zu Beginn einer Schmerztherapie mit Opioiden kann es zu Übelkeit kommen. Diese Nebenwirkung hält etwa eine Woche an, deshalb wird meist prophylaktisch ein Anti-Emetikum für die erste Zeit verordnet.

In der ersten Woche nach dem Beginn einer Schmerztherapie mit Opioiden leiden etwa 20% der PatientInnen unter Übelkeit und Erbrechen. Ursache dafür ist die Reizung des Brechzentrums (Chemorezeptoren-Triggerzone, Vestibulusapparat) und/oder eine Reizung des Magen-Darm-Traktes.

Andere Ursachen
- Funktionelle *Dyspepsie*
- *Gastritis*, *Ulcera*
- *Urämie*
- Obstipation
- Angst

Eine genaue Erfassung der Situation ermöglicht neben Rückschlüssen auf die mögliche Ursache der Übelkeit/des Erbrechens auch eine konkrete Planung lindernder Maßnahmen. Ähnlich der Schmerzerfassung können für die Erfassung von Übelkeit und Erbrechen diverse Skalen angewandt werden.

6.4.2 Anamnese von Übelkeit und Erbrechen

Übelkeit und Erbrechen müssen *getrennt* beurteilt werden. Eine Fremdeinschätzung der Übelkeit ist ungenau. Durch gezieltes Befragen der PatientInnen lassen sich die Intensität der Übelkeit und mögliche Ursachen beurteilen.

> Übelkeit und Erbrechen verstärken andere Symptome wie Schmerzen, Angst, Schlaflosigkeit und Unruhe.

Wichtige Fragen zum Assessment von Übelkeit:
- Wann begann die Übelkeit?
- Besteht sie dauernd oder *intermittierend*?
- Gibt es auslösende Faktoren?
- Tritt die Übelkeit nach Einnahme bestimmter Medikamente auf?
- Bestehen Magenschmerzen? (Gastritis)
- Gibt es Schluckbeschwerden?
- Ist die Mundschleimhaut intakt? (Soor)
- Besteht eine Obstipation?

Funktionelle Dyspepsie
Reizmagen. Bezeichnung für Beschwerden (Schmerzen, Sodbrennen, Völlegefühl) unterschiedlicher Ursachen im Bereich des Oberbauches bei Erwachsenen

Gastritis
Entzündung der Magenschleimhaut

Ulcera
Mehrzahl von Ulcus, hier Magengeschwür

Urämie
Nierenversagen mit Harnvergiftung

Anamnese
Erhebung der Krankengeschichte und der Vorgeschichte von PatientInnen

Kernaussage

intermittierend
mit Unterbrechungen auftretend

- ▸ Ist ein gesteigertes Durstgefühl spürbar? (Hyperkalzämie)
- ▸ Ist der Bauch weich, gespannt, druckempfindlich?
- ▸ Sind Darmgeräusche hörbar? Winde?
- ▸ Verursacht das Stehen Schmerzen?

Um die Intensität der Übelkeit zu erfassen, eignet sich eine visuelle Analog-Skala oder eine numerische Rating-Skala (ähnlich wie bei Schmerz):

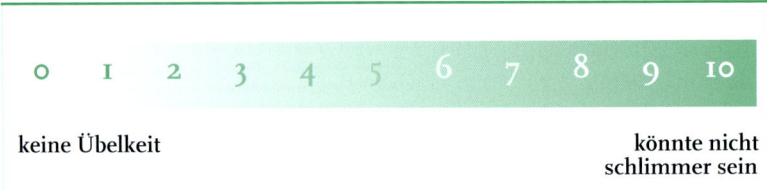

| 0   1   2   3   4   5   6   7   8   9   10 |

keine Übelkeit   **könnte nicht schlimmer sein**

Einschätzung des Erbrechens

Wichtige Kriterien:
- ▸ Art und Weise:
  - • Tritt das Erbrechen plötzlich, ohne vorherige Übelkeit auf?
  - • Ist das Erbrochene unverdaut?
  - • Führt das Erbrechen zur Linderung der Übelkeit?
- ▸ Frequenz, Dauer und Volumen des Erbrechens
- ▸ Zeitpunkt des Erbrechens:
  - • Erbrechen abends könnte auf einen Verschluss des Magenausganges hinweisen.
  - • Heftiges Erbrechen am Morgen in Verbindung mit Kopfschmerzen könnte ein Zeichen für erhöhten *intrakraniellen Druck* sein.
- ▸ Gibt es Geruch und Beimengungen wie helles oder dunkles Blut, Stuhl (Miserere), Gallenflüssigkeit?
- ▸ Begleitsymptome:
  - • Treten Kopfschmerzen in Verbindung mit dem Erbrechen auf?
- ▸ Auslösende Faktoren:
  - • Bestimmte Tätigkeiten, Gerüche nach Einnahme von Medikamenten?
  - • Leidet der Patient oder die Patientin unter Husten, der das Erbrechen auslöst?

intrakranieller Druck

der Druck, der innerhalb des Schädels herrscht

Skala (Aulbert/Zech, 1997) zur Erfassung von Erbrechen

1	leicht	1 – 2 mal
2	mittel	3 – 5 mal
3	stark	5 – 8 mal
4	sehr stark	> 8

> Für manche PatientInnen ist die Übelkeit ein weit belastenderes Symptom als das Erbrechen. Für Angehörige, aber auch für professionelle BetreuerInnen, ist das Erbrechen als sichtbares Symptom schwerer zu tolerieren als das subjektive Erleben von Übelkeit.

Kernaussage

6.4.3 Therapie

Grundlagen der Therapie von Übelkeit und Erbrechen:
- ▸ korrigierbare Ursachen behandeln z. B. Nebenwirkungen von Medikamenten, Obstipation, Husten, Hyperkalcämie
- ▸ bei fortgesetztem Erbrechen parenterale Gabe, in der Regel i.v.- oder s.c.-Zugang
- ▸ die Auswahl der Antiemetika orientiert sich am klinischen Bild

Es kommen häufig *antiemetische* Substanzen zur Anwendung, die auch miteinander kombiniert werden können, um durch die Blockierung verschiedener *Neurotransmitter*-Rezeptoren eine bessere Wirkung zu erzielen.

Nach klinischer Einschätzung und Festlegung der wahrscheinlichsten Ursache wird ein Antiemetikum entweder regelmäßig oder nach Bedarf verordnet. Bei anhaltender Übelkeit oder ständigem Erbrechen *parenterale* Gabe, Re-Evaluation nach 4 Stunden, bei Bedarf Kombination mit einem weiteren Antiemetikum.

Wenn Übelkeit und Erbrechen nach 72 Stunden deutlich gelindert sind, kann auf orale Medikation umgestellt werden.

Antiemetika
Mittel gegen Erbrechen und Übelkeit

Neurotransmitter
biochemische Substanzen, die Informationen von einer Zelle zur anderen weitertransportieren. Rezeptoren nehmen diese Informationen auf.

parenteral
unter Umgehung des Verdauungstraktes. Bei parenteraler Gabe werden Medikamente meist über eine Spritze intravenös verabreicht.

Tabelle 6
Antiemetika

Antiemetika	Wirkstoff	Handelsname
Anticholinergika	Butylscopolamin	Buscopan®
	Scopolamin	Scopolamin®
	Atropin	Atropinsulfat®
Antihistaminika	Diphenhydramin	Noctor®
	Dimenhydrinat	Calmaben®
		Benadryl®
Benzodiazepine	Lorazepam	Tavor®
	Midazolam	Dormicum®
	Diazepam	Valium®
	Dikaliumclorazepat	Tranxillium®
Butryophenone	Haloperidol	Haldol®
	Droperidol	Dehydrobenzperidol®
Cannabinoide	Cannabis	Nabilon®
	Tetrahydro–Cannabinol	THC®
Kortikosteroide	Dexamethason	Fortecortin®

Antiemetika	Wirkstoff	Handelsname
Phenothiazine	Triflupromazil	Psyquil®
	Levomepromazin	Neurocil®, Nozinan®
	Promethazin	Atosil®
Prokinetika	Metoclopramid	Paspertin®
	Domperidon	Motilium®
	Cisaprid	Propulsin®
5–HT3–Rezeptorantagonisten	Ondansetron	Zofran®
	Tropisetron	Navoban®
	Granisetron	Kevatril®

Nebenwirkungen

Antriebsdämpfung (Sedierung), Nervosität, Unruhe, Schlaflosigkeit, Rastlosigkeit, Durchfälle, Obstipation oder Kopfschmerzen. Bei Medikamenten, die über Dopaminrezeptoren wirken, können extrapyramidale Nebenwirkungen wie Krämpfe der Hals- und Nackenmuskulatur, Blickkrämpfe und Zungenkrämpfe auftreten. Die orale Gabe der Antiemetika ist am effektivsten. Bei starker Übelkeit und häufigem Erbrechen ist aber eine parenterale oder rektale Gabe zumindest vorübergehend notwendig (vgl. Feichtner 2002, S. 113).

6.4.4 Pflegerische Maßnahmen

▶ sicherstellen, dass die verabreichten Antiemetika in oraler/rektaler Form auch aufgenommen werden können (eventuell parenterale Verabreichung der Antiemetika)
▶ Obstipation ausschließen (rektale Untersuchung)
▶ auf Hirndruckzeichen achten
▶ Darmgeräusche überprüfen (Ileus)
▶ Nahrungsaufnahme:
  • unangenehme Essensgerüche vermeiden
  • Angehörige entlasten, keinen Druck ausüben, dass die PatientInnen essen sollen
▶ sehr kleine Mahlzeiten (nicht mehr als zwei Mund voll pro Mahlzeit)
  • auf großem Teller servieren
  • zum Essen nur wenig trinken
  • nach den Mahlzeiten ruhen
▶ sorgfältige Mundpflege
▶ als Getränk eignen sich kalte, kohlensäurehaltige Getränke
  • kleine Eiswürfel (eventuell aus Fruchtsaft) lutschen
  • Honig mit Ingwer in kleinen Mengen geben, wenn der Geschmack erwünscht ist

- Entspannung und Ablenkung, um die Fixierung auf die Übelkeit zu mindern
- Massagen
- Den Akupunktur-Punkt *Pe6* (Neiguan-Akupressurpunkt) drücken. Das Drücken dieses Punktes kann Übelkeit lindern. Es sind im Handel auch spezielle Akupressurarmbänder (z. B. Sea-Bands®) erhältlich, die eine einfache Stimulation dieses Punktes ermöglichen. Ein Kunststoffknopf übt Druck auf den Akupressurpunkt aus. Die Bänder sollten an beiden Handgelenken getragen und können durchgehend belassen werden. In der Praxis hat sich gezeigt, dass die Wirksamkeit der Sea-Bands durch manuellen Druck auf den Kunststoffknopf erhöht werden kann.
- warmes Kirschkernsäckchen auf den *Solarplexus* legen
- bei Erbrechen:
  - Lagerung sitzend oder in Seitenlage
  - allgemeine Hilfestellung wie Nierenschale, Zellstoff und Abfallsack in Reichweite sowie ausreichende Mundpflege ermöglichen

> *Pe6*
>
> Neiguan Akupressurpunkt. Er befindet sich auf der Innenseite des Unterarmes, drei Finger breit unterhalb des Handgelenkes, zwischen den beiden Sehnen.

> *Solarplexus*
>
> Sonnengeflecht. Dieses Geflecht von Nervenfasern befindet sich im oberen Bauchraum unterhalb des Brustbeins (zwischen dem zwölften Brust- und ersten Lendenwirbel) bei der Bauchaorta.

6.5 „Verwirrtheit", delirante Symptome und terminale Unruhe

„Eine Beeinträchtigung der Leistungsfähigkeit des Gehirns tritt bei schwerer Erkrankung und am Ende des Lebens in 28% bis 83% auf."

(Casarett/Inouye 2001)

„Verwirrtheit ist eine unspezifische Beschreibung für Orientierungsstörungen, Aufmerksamkeits- und Wahrnehmungsstörungen, Gedächtnisstörungen und Sekundärsymptomen wie Reizbarkeit, Ratlosigkeit, Aggressivität. Verwirrtheit ist ein vielschichtiges, „verwirrendes" und häufiges Symptom. Meistens handelt es sich dabei um ein delirantes Syndrom."

(Bausewein et al. 2004)

Verwirrtheit selbst ist keine therapeutisch relevante Diagnose, deshalb ist die Zuordnung zu klinischem Syndrom wichtig.

Die Erstsymptome eines Delirs sind meist eine erhöhte Ängstlichkeit, Unruhe und eine emotionale Labilität.

Die Diagnose „Verwirrtheit" zu stellen ist bei sterbenden Menschen deshalb schwierig und v. a. nicht zielführend, weil sich der Sterbevorgang wissenschaftlicher Erkenntnis entzieht. Wir können nicht wissen, was

Sterbende für sich wahrnehmen und verarbeiten. Wir sollten deshalb zurückhaltend und vorsichtig mit Ausdrücken wie „verwirrt" oder „desorientiert" umgehen!

Es entsteht oft der Eindruck, dass sich die Vergangenheit, die Gegenwart, Traum und Wirklichkeit für die PatientInnen vermischen, da sie alte Erinnerungen verbunden mit aktuellen Erlebnissen, Wunschbildern und Zukünftigem äußern.

Sterbende Menschen drücken ihre Wahrnehmungen und Gedanken häufig in Form von **Bildern und Gleichnissen** aus und manchmal scheinen Sterbende visionsähnliche Erfahrungen zu machen.

Das Delirium wird definiert durch:
- ▶ Bewusstseinsstörung, Zerfahrenheit
- ▶ Störung von Kognition und Wahrnehmung
- ▶ psychomotorische Störung (rascher Wechsel zwischen Hyper- und Hypoaktivität)
- ▶ Störung der Emotionaliät
- ▶ Störung des Schlaf-Wach-Rhythmus
- ▶ völlige Schlaflosigkeit

Ein Delirium beginnt meist unter dem Leitsymptom einer akut einsetzenden Verwirrung, es ist potentiell reversibel und gut behandelbar. In der Terminalphase ist es oft Anzeichen des nahen Todes.

Störungen wie Unruhe und Delir kommen bei sterbenden Menschen häufig vor. Sie sind in den letzten zwei bis drei Lebenstagen das Normale und nicht das Außergewöhnliche. Unruhe bei sterbenden Menschen ist nicht in jedem Fall behandlungsbedürftig. Sie kann durchaus auch einen produktiven Aspekt haben.

Beispiel

Eine Frau hat die Nacht vor ihrem Tod in großer Unruhe zugebracht. Sie versuchte immer wieder aus dem Bett aufzustehen und erklärte, sie müsse den Garten noch winterfest machen. Vor allem beschäftigte sie sich mit dem Lavendelstrauch, sie erklärte, sie müsse einen guten Platz für ihn zum Überwintern finden. Am Ende der Nacht war sie zufrieden und sehr ruhig. Sie hatte einen guten Platz für ihren Lavendel gefunden und wenige Stunden später starb sie in großer Ruhe.

Unruhe bei sterbenden Menschen ist oft äußerst belastend für Angehörige, aber auch für die professionellen BetreuerInnen. Vielleicht hängt das auch damit zusammen, dass wir in unserer Vorstellung das Bild haben, dass Sterbende ruhig, entspannt und möglichst schlafend in ihren Betten liegen sollen?

Die Unruhe hat bei sterbenden Menschen oft einen **ordnenden Charakter** und häufig empfinden sie selbst diese Unruhe als keineswegs belastend. Deshalb sollten wir uns vor einer **möglichen** *Sedierung* immer fragen, **wer** denn unter der Unruhe leidet.

Sedierung
Ruhigstellung, indem Beruhigungsmittel gegeben werden

> *Kernaussage*
>
> Auch wenn terminale Unruhe einen produktiven, ordnenden Charakter haben kann, müssen wir daran denken, dass sie auch äußerst belastend für die PatientInnen sein kann.

Mögliche Ursachen für Unruhe und Delir:
- ▶ Hirntumore
- ▶ Leber-, Nieren-, Herzinsuffizienz
- ▶ Medikamente, die nicht mehr ausgeschieden werden und damit leicht überdosiert sein können (Benzodiazepine, Anticholinergika, Steroide, Theophyllin, Neuroleptika)
- ▶ paradoxe Reaktion auf Benzodiazepine, Steroide, Anticholinergika, Opioide, Cannabinoide, Theophyllin, Neuroleptika
- ▶ Veränderungen im Zentralnervensystem können massive Unruhe verursachen, z. B. bei Hirnmetastasen, bei Sepsis oder bei Hyperkalzämie
- ▶ Strahlentherapie
- ▶ Infektionen, Sepsis
- ▶ Elektrolytstörungen, Hyperkalzämie
- ▶ Dehydratation
- ▶ psychiatrische Erkrankungen
- ▶ Unzureichend behandelte Schmerzen
- ▶ übervolle Blase oder Darm
- ▶ Dyspnoe
- ▶ Übelkeit
- ▶ Juckreiz
- ▶ Augen- und Mundtrockenheit
- ▶ Bewegungsunfähigkeit
- ▶ Cerebrale Hypoxie
- ▶ Entzugssymptome: Starke RaucherInnen, die aufgrund ihrer Schwäche nicht mehr rauchen können, werden vermutlich unter Entzugssymptomen leiden. Ein Nikotin-Ersatzpflaster kann dann sehr hilfreich sein.

▶ Auch ein plötzliches Absetzen von Steroiden kann zu Entzugs-symptomatik mit Unruhe führen.

Die medikamentöse Behandlung richtet sich, wenn keine behandelbare Ursache gefunden werden kann, nach den vorrangigen Symptomen. Neuroleptika sind die Medikamente der ersten Wahl, bei ausgeprägter Angst als Begleitsymptom Benzodiazepine (z. B. Lorazepam).

Pflegerische Maßnahmen bei Unruhe und Delir

„Förderung der kognitiven und körperlichen Aktivität, mit Allgemeinmaß-nahmen zur Unterstützung eines normalen Schlaf-Wach-Rhythmus, durch Orientierungshilfen in der Umgebung des Patienten."

(Casarett/Inouye 2001)

▶ Unruhe ansprechen
▶ Angehörige darüber aufklären
▶ die PatientInnen nicht alleine lassen
▶ sanfte Berührung, vielleicht Hautkontakt (am Solarplexus, der Hand-innenfläche, der Fußsohle, Rücken an Rücken sitzen)
▶ fragen, wo die Unruhe verspürt wird, und die Hände dorthin legen
▶ leises Summen oder Singen
▶ angenehmes Licht, Musik
▶ Wiegen, Hängematte

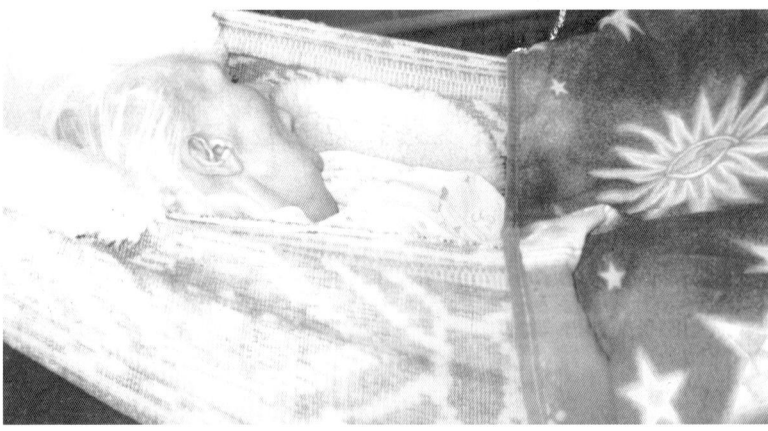

Das Liegen in einer Hänge-matte kann Geborgenheit vermitteln und die Unruhe lindern helfen.

▶ Ja/Nein-Fragen stellen (zu Schmerzen, zur Angst, zur Vergangenheit etc.). Es kann auch hilfreich sein, die Aufmerksamkeit unruhiger PatientInnen auf angenehme Erinnerungen in ihrem Leben zu lenken.
▶ Lavendelöl-Kompressen auf den Solarplexus auflegen

„Für Angehörige ist die ‚Verwirrtheit' des Patienten oft sehr belastend. Sie schämen sich für ihren Angehörigen, haben Angst und Schuldgefühle. Wenn die Symptome nicht behandelt werden und die letzte Lebensphase dadurch bestimmt ist, kann die Trauerphase für Angehörige erschwert sein."

(Morita et al. 2004, Sherwood et al. 2003)

Vertiefung des Lernstoffes

Eine gute Symptomkontrolle steigert das Wohlbefinden für die Betroffenen und ihre Bezugspersonen erheblich. Es ist wichtig, auf diverse Befindlichkeitsstörungen fachgerecht zu reagieren. Eine genaue Einschätzung der Situation sowie ein daran ausgerichtetes, passendes Pflegeangebot soll Erleichterung bringen. Die Kunst, Sicherheit zu vermitteln, ist ein wesentlicher Aspekt in der Symptomkontrolle allgemein.

Es wäre allen Sterbenden zu wünschen, dass Pflegepersonen hinter einer massiven Unruhe und „verwirrten" Äußerungen sterbender Menschen die existenzielle Not ihrer PatientInnen erkennen könnten und ein Bemühen um Verständigung (verbal wie nonverbal) aufrecht bliebe, auch wenn ihnen die wahren Beweggründe dieser inneren Unruhe unbekannt sind. Medikamentöse Eingriffe bei Unruhezuständen müssen sorgfältig überlegt werden! Hilfreich ist die Frage: Wer hält die Unruhe nicht aus?

Zusammenfassung

1. Wie können Sie einer trockenen Mundschleimhaut entgegenwirken?
2. Warum kann eine Sauerstofftherapie aufgrund von Atemnot mehr schaden als nützen?
3. Welche Pflegemaßnahmen können Sie zur Linderung von Atemnot anbieten und was ist bei akuter Atemnot zu tun?
4. Was können Sie bei exulzerierenden Wunden für die Betroffenen tun?
5. Wie schätzen Sie die Symptome Übelkeit und Erbrechen ein? Was können Sie pflegerisch zur Erleichterung beitragen?
6. Welche Ursachen kann Unruhe haben?

Zum Üben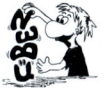

Zum Nachlesen

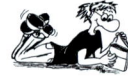

E. Aulbert und D. Zech (1997): Lehrbuch der Palliativmedizin. Schattauer Verlag, Stuttgart.

F. I. Burge (1993): Dehydration symptoms of palliative care cancer patients. J Pain Sympt Manage, 8: S. 454–464.

M. Ersek (2003): Artificial Nutrition and Hydration: Clinical Issues. Journal of Hospice & Palliative Nursing, October/December 2003, 5(4): S. 221–230.

A. Feichtner in C. Metz et al. (2002): Balsam für Leib und Seele. Lambertus Verlag, Freiburg.

A. Feichtner (2007): Orale Schleimhautveränderungen, in: Knipping: Lehrbuch der Palliative Care. 2. Auflage. Huber Verlag, Bern.

A. Glaus (1997): Onkologie für Pflegeberufe. Thieme Verlag, Stuttgart.

G. Holle (2001): Homöopathie-Zeitschrift, Fachzeitschrift für Klassische Homöopathie des Homöopathie-Forums, Gauting.

S. Husebö und E. Klaschik (2003): Palliativmedizin. 3. Auflage. Springer Verlag, Wien, New York.

E. Kellnhauser et al. (2004): Thiemes Pflege. 10. Auflage. Georg Thieme Verlag, Stuttgart, New York.

M. Kern in C. Metz et al. (2002): Balsam für Leib und Seele. Lambertus Verlag, Freiburg.

M. Kern (2004): Palliativpflege-Pflegeleitlinien Lagerung in der letzten Lebensphase. DGP Sektion Pflege. Bonn 10/2004.

A. Margulies et al. (2002): Onkologische Krankenpflege. Springer Verlag, Wien, New York.

R. M. McCann, W. J. Hall, A. Groth-Juncker (1994): Comfort care for terminally ill patients. The appropriate use of nutrition and hydration. JAMA. 1994, 272: S. 1263–1266.

N. Menche et al. (2001): Pflege Heute. Urban & Fischer Verlag, München.

P. Reichenpfader (2003): Terminale Atemnot. Ärztemagazin, Juli 2003.

M. Sorge in C. Metz et al. (2002): Balsam für Leib und Seele. Lambertus Verlag, Freiburg.

B. Stapel (2003): Palliative Care. Die letzten Lebenstage, Pflege in der Terminalphase. www.ahop.at

K. Vullo-Navich, S. Smith, M. Andrews, A. M. Levine, J. F. Tischler, J. M. Veglia (1998): Comfort and incidence of abnormal serum sodium, BUN, creatinine and osmolality in dehydration of terminal illness. Am J Hosp Palliat Care, März-April 1998, 15(2): S. 77–84.

M. Weissenberger-Leduc (2002): Handbuch der Palliativpflege. 3. Auflage. Springer Verlag, Wien, New York.

Morita et al. (2004): Support Care in Cancer, Volume 12, Number 2/ Februar 2004, S. 137–140.

7 Das Symptom Schmerz

Nach dem Studium dieses Kapitels sollten Sie …

… die Bedeutung und die Entstehung von Schmerz verstehen.

… Schmerz als vieldimensionales Geschehen begreifen.

… wissen, wie Schmerz erfasst und bewertet werden kann (Schmerzassessment).

… basale Grundsätze der medikamentösen Schmerztherapie kennen.

… pflegerische Angebote zur Schmerzkontrolle einsetzen können.

… den Aufgabenbereich von Pflegepersonen bei der Schmerzkontrolle kennen.

Schmerz ist eines der wichtigsten Symptome in der Palliative Care, da dieses Phänomen zum einen die Lebensqualität eines Menschen sehr beeinflussen kann und zum anderen viele PatientInnen, die an unheilbaren Erkrankungen (z. B. onkologischen Krankheiten) leiden, häufig zumindest zeitweise davon betroffen sind. Pflegepersonen können im Hinblick auf die Schmerzkontrolle einen wesentlichen Beitrag leisten und müssen sich dieser Verantwortung bewusst sein.

Es ist nicht einfach, das Phänomen Schmerz allgemein gültig zu beschreiben, da Schmerz nichts Objektives ist, sondern von jedem Menschen unterschiedlich und einzigartig erlebt und verspürt wird.

> Schmerz ist immer ein subjektives Empfinden.

 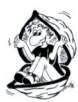

„Schmerz ist das, was der Betroffene über die Schmerzen mitteilt, sie sind vorhanden, wenn der Patient mit Schmerzen sagt, dass er Schmerzen hat."

(McCaffery 1999)

„Schmerz ist ein unangenehmes Sinnes- und Gefühlserlebnis, das als Folge einer Gewebsirritation oder Gewebsschädigung auftritt."

(WHO)

„Schmerz ist, was der Patient als Schmerz empfindet, nicht, was der Helfer befindet."

(Österreichische Krebshilfe)

7.1 Das Schmerzerleben

7.1.1 Bedeutung des Schmerzes

Der Schmerz dient uns als wichtiges Warnsignal. Würden wir keine Schmerzen empfinden, würden wir z. B. im Schlaf keine Lageveränderung vornehmen oder die Hand von der heißen Herdplatte nicht reflexartig zurückziehen. Wir würden uns auch nicht bemüßigt fühlen, Grundlegendes an unserem Verhalten zu verändern, um krankhaften Veränderungen vorzubeugen (z. B. ergonomisches Arbeiten).

7.1.2 Einteilung der Schmerzen nach Entstehungsort

Der menschliche Körper verfügt über eine große Anzahl an Schmerzrezeptoren (= Nozizeptoren) in fast allen Geweben (Ausnahme: Zentralnervensystem, Knochen, Zahnschmelz). Wird ein Gewebe geschädigt, kommt es zu einer Freisetzung chemischer Stoffe (z. B. Serotonin, Bradykinin, Histamin, Prostaglandin E), welche die Nozizeptoren erregen. Diese wandeln die chemischen Stoffe in Schmerzimpulse um und leiten sie über das Rückenmark zum Gehirn:

Formatio reticularis

ein lebenswichtiges Schaltzentrum im Gehirn, das u. a. auch für Atmung zuständig ist

▶ zum Hirnstamm

▶ zur *Formatio reticularis*/Thalamus: Die Aufmerksamkeit wird erhöht.

▶ zur Großhirnrinde: Der Schmerz wird bewusst und quantitativ bewertet.

▶ zum limbischen System: Das ist das Zentrum der Gefühle, es interpretiert die emotionale Bedeutung und qualitative Bewertung des Schmerzes.

Die Schmerzmeldung an unser Gehirn funktioniert über zwei verschiedene Möglichkeiten:

Nozizeptorschmerzen

Schmerz wird hier durch die **Reizung von Schmerzrezeptoren** erzeugt (wie oben beschrieben). Der Entstehungsort des Schmerzes entspricht auch dem Schmerzort.

Der **somatische** Schmerz geht von den Schmerzrezeptoren der Haut, dem Bindegewebe, der Skelettmuskulatur und den Gelenken aus. Entsteht Schmerz an oberflächlichen Körperstellen (z. B. Nadelstich an der Haut), so wird er hell wahrgenommen und es ist genau zu spüren, wo der Schmerzreiz herkommt. Liegt der Schmerzreiz tiefer (z. B. Meniskusverletzung), ist die Wahrnehmung des Schmerzes dumpf und nicht so gut lokalisierbar.

Der **viszerale** Schmerz entsteht durch Reizung der Schmerzrezeptoren in den inneren Organen des Brust-, Bauch- und Beckenraumes. Er lässt sich schwer lokalisieren und kann sich drückend und ziehend, mitunter auch krampfartig (durch rasche und starke Dehnung der Hohlorgane, z. B. bei einer Gallenkolik) anfühlen.

Neuropathische Schmerzen

Im Unterschied zum nozizeptiven Schmerz wird hier Schmerz durch die **Reizung der Nerven** des zentralen oder peripheren Nervensystems erzeugt. Der Entstehungsort des Schmerzes entspricht nicht dem Schmerzort.

Das schmerzleitende System ist also direkt selbst betroffen. Nervenschmerzen äußern sich entweder:

- ▶ attackenhaft: einschießend, schneidend, stechend oder
- ▶ als Dauerschmerz: brennend und bohrend.

7.1.3 Einteilung der Schmerzen nach der Zeit

Akute Schmerzen

Das sind Schmerzen, die weniger als drei Monate andauern und ein voraussichtliches Ende haben.

Chronische Schmerzen

Sie halten lange an (drei Monate oder länger). Der chronische Schmerz kann dauerhaft oder in Form von immer wieder auftretenden Schmerzen (z. B. Migräne) erlebt werden.

Beim chronischen Schmerz wird die Schmerzschwelle gesenkt und die Rezeptoren im Rückenmark (am Hinterhorn des Rückenmarks) verstärken allmählich die Übertragung von Schmerzreizen an das Gehirn. Man spricht hier vom „**Schmerzgedächtnis**", das zentrale Nervensystem merkt sich die Schmerzen. Bereits sehr leichte Reize können dann die Schmerzempfindung für die PatientInnen drastisch erhöhen und es wird schwer, diese Reaktion schmerztherapeutisch wieder zu löschen.

Bei chronischen Schmerzen kann sich der Schmerz zu einer eigenständigen Krankheit (= **Schmerzkrankheit**) entwickeln. In der Palliative Care werden die Symptome dieser Schmerzkrankheit behandelt und nicht die Ursache der Schmerzen, weil diese meist nicht mehr heilbar ist.

Die Gate-Theorie

Vereinfacht ausgedrückt gründet diese Theorie auf der Annahme, dass Informationen aus anderen Nervenfasern (z. B. für Temperaturempfindungen oder Berührungsempfindungen über die Haut) mit den Informationen der Schmerzimpulse *konkurrieren* , da unser Gehirn nur eine

konkurrieren
wetteifern

beschränkte Anzahl an Informationen auf einmal verarbeiten kann. Nicht alle Reize können das Tor zur Bewusstwerdung gleichzeitig passieren. Aus diesem Grund haben auch zusätzliche Behandlungsangebote wie Entspannung, Hypnose, Massagen, Kälte- und Wärmeanwendungen und Akupunktur Erfolg in der Schmerzbekämpfung.

Die Schmerztoleranz

Als Schmerztoleranz wird das Ausmaß an Schmerzen bezeichnet, das ein Mensch an Schmerzen ertragen will (vgl. McCaffery 1997). Die Schmerztoleranz ist von Mensch zu Mensch sehr unterschiedlich und kann auch bei einem Menschen in verschiedenen Situationen variieren.

Kernaussage

> PatientInnen mit lang andauernden oder wiederholten Schmerzen zeigen eine zunehmend geringere Schmerztoleranz!

7.1.4 Was den Schmerz beeinflusst

Die Subjektivität des Schmerzerlebens wird deutlich, wenn man die Einflussfaktoren näher beleuchtet. Im Folgenden werden einige Einflussfaktoren beispielhaft dargestellt.

- ▶ **Sozialer/kultureller Hintergrund**: Wie war der Umgang mit Schmerz in der Kindheit? Wie habe ich gelernt, mich zu verhalten und welches Verhalten haben meine Bezugspersonen gezeigt (Zähne zusammenbeißen oder Trost)? Ab welchem Moment und in welcher Form ist es in der eigenen Kultur angebracht, Schmerz zu zeigen? Kann es sich ein alter Mann, der Zeit seines Lebens „tapfer" sein musste, zugestehen, seine Schmerzen zu äußern?
- ▶ **Persönlichkeit und persönliche Einstellung zu Schmerzen**: Jeder Mensch hat im Laufe seines Lebens unterschiedliche Strategien im Umgang mit Schmerz entwickelt.
- ▶ **Die Bedeutung der Schmerzen**: Es hat einen entscheidenden Einfluss auf das Schmerzerleben, ob Betroffene den Schmerz mit dem Fortschreiten der Erkrankung in Zusammenhang bringen oder den Schmerz als Strafe (Folge von Fehlverhalten) erleben bzw. Schuldgefühle haben. Es ist so zu verstehen, dass Schuldgefühle das Schmerzempfinden verstärken können (z. B.: Ein alkoholisierter Autofahrer tötet Menschen durch einen Verkehrsunfall. Sein Schmerzempfinden kann durch seine damit verbundenen Schuldgefühle erhöht sein).
- ▶ **Schwankungen**: abhängig von Tageszeit, emotionalem Befinden in verschiedenen Situationen, Wetter, Schwankungen des vegetativen Nervensystems

▶ **Angst und Schmerz**: Angst verstärkt die Schmerzwahrnehmung. Angstlindernd zu handeln bedeutet in pflegerischer Hinsicht vor allem, den PatientInnen Sicherheit zu geben. Es ist sehr wichtig, die Angst des Patienten oder der Patientin wahr- und ernst zu nehmen sowie verlässlich und für die PatientInnen nachvollziehbar zu handeln. Einfache Dinge, wie die versprochene Wärmeflasche oder andere Maßnahmen, müssen verlässlich gemacht werden. Die PatientInnen müssen darauf vertrauen können, dass Pflegepersonen da sind, wenn sie sie brauchen, und dass ihre Ängste auf ein offenes Ohr treffen und verstanden werden.

> Können Sie sich noch erinnern, wie Sie sich als Kind oder Jugendliche/r bei Schmerzzuständen verhalten haben? Welche Verhaltensweisen wurden von Ihnen erwartet? Wie haben Ihre Bezugspersonen auf Ihre Schmerzäußerungen reagiert?

Anregung

Das Schmerzgedächtnis

Bei starken Schmerzreizen wird Glutamat in großen Mengen im Rückenmark freigesetzt und das führt dann nicht nur zu einer kurz andauernden Erregung der Hinterhornneurone, sondern es kann auch lang anhaltende Veränderungen im Gehirn und im Nervensystem induzieren. Das bedeutet, dass intensive, wiederholte und länger andauernde Schmerzen Spuren im Gehirn hinterlassen. Diese Erinnerungsspuren haben zur Folge, dass durch den wiederholten Schmerzreiz eine Art Spontanaktion der Zellen erfolgt und es letztlich zu Schmerzwahrnehmungen ohne Schmerzreiz kommen kann. Deshalb ist es wesentlich, chronische Schmerzen möglichst rasch zu behandeln.

7.1.5 Schmerzdimensionen

> Schmerz ist immer ein multidimensionales Geschehen.

Kernaussage

Das bedeutet, dass das Phänomen Schmerz für den Menschen immer auf mehreren Ebenen (siehe unten) erfahren wird. In der Pflege ist dieser Blickwinkel durchaus üblich, da Pflegemodelle den Menschen als physisches, psychisches, soziales und spirituelles Wesen begreifen, das diese vier Bereiche in sich vereint, wobei die Bereiche voneinander wechselseitig beeinflusst werden. Der Mensch in seinem Schmerz wird in dieser Gesamtheit erfasst und nicht auf einen Bereich (wie z. B. nur auf den körperlichen) reduziert. Im Folgenden werden die vier Dimensionen oder Ebenen zur Erklärung schematisch getrennt:

Körperliche Dimension

Auf dieser Ebene wird das Schmerzgeschehen über den Körper wahrgenommen. Aber: es gibt keinen rein körperlichen Schmerz, denn immer sind die PatientInnen dadurch auch seelisch und emotional beeinträchtigt.

Psychische Dimension

Der Schmerz wird ausgelöst und verstärkt u. a. durch Ungewissheit, Ängste, Schuldgefühle, Trennungssituationen und erlebte Enttäuschungen.

Soziale Dimension

Schmerz kann ausgelöst werden z. B. durch Angst vor Einsamkeit oder durch veränderte soziale Rollen innerhalb der Familienstruktur.

Beispiel

Ein Patient, der bislang die Rolle des starken, beschützenden Vaters eingenommen hat, verändert sich durch seine tödliche Krankheit in seiner Rolle und wird zum hilfsbedürftigen, in manchen Bereichen abhängigen Menschen. Die Tochter ist nun in der Situation, sich schützend gegenüber dem Vater zu verhalten. Oft ist den Betroffen nicht bewusst, dass dieser Mechanismus auch schmerzhaft für sie sein kann, da er nicht so einfach erkennbar ist.

Spirituelle Dimension

Der Mensch wird als eine Einheit von Körper, Seele und Geist verstanden. Bei religiösen und spirituellen Fragen geht es um Fragen hinsichtlich der Sinnhaftigkeit des eigenen Lebens oder um die eigene Lebensbilanz. Es geht auch um Zukunftsängste und um die Frage, was nach dem Tod kommt. Diese Fragen können die schwerkranken Menschen intensiv beschäftigen und sehr belasten. Das kann sich auch schmerzverstärkend auswirken.

Kernaussage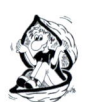

Schmerz ist ein individuelles Geschehen. Die Auswirkung des Schmerzes eines Menschen kann man nur verstehen und erfassen, wenn er im Zusammenhang mit seiner gesamten Lebenssituation und seiner Persönlichkeit gesehen wird. Dies ist für die Schmerztherapie und die Begleitung eines Menschen mit chronischen Schmerzen von größter Bedeutung.

Total pain

Cicely Saunders hat diesen Begriff geprägt und meinte damit die Gesamtheit des Schmerzes und Leidens, die Menschen erfahren können, auf allen Ebenen. Jenseits von körperlichem Schmerz kann tiefes Leid durch schmerzliche Verluste, Einsamkeit, Hoffnungslosigkeit und Ängste auftreten.

Total pain ist eine Erfahrung von unendlichem, sinnlosem Leiden, das Isolation und tiefste Verzweiflung zur Folge hat (Saunders 1969). Dieser umfassende (totale) Schmerz lässt sich nicht durch die Gabe von Analgetika beeinflussen.

7.1.6 Die individuelle Schmerzeinschätzung

Nur die Betroffenen selbst können beurteilen, wie stark sich die Schmerzen anfühlen.

Kernaussage

Dies ist der wichtigste Grundsatz in der Schmerztherapie. Wenn wir nicht in der Lage sind, diese Einschätzung für gültig zu erklären und nicht alle weiteren Interventionen danach ausrichten, wird nicht nur die Schmerzbehandlung fehlschlagen, sondern es wird auch eine wichtige pflegeethische Grundhaltung, die Loyalität den PatientInnen gegenüber, verletzt.

Wenn verschiedene Personen den Schmerz eines Patienten oder einer Patientin einschätzen sollen, kommen sie zu unterschiedlichen Ergebnissen, nicht zuletzt durch ihren eigenen Umgang und ihre persönlichen Erfahrungen mit Schmerz. Das eigene Verhalten zum Maßstab zu erheben, wäre hier ein großer Fehler. Neigt man beispielsweise selbst dazu, die Zähne zusammenzubeißen, kann man Gefahr laufen, dieses Verhalten auch von den PatientInnen zu erwarten, und jemanden, der über Schmerzen klagt, innerlich zu verurteilen.

Schreiben Sie bitte kurz auf, welches Verhalten Sie von Ihrem Umfeld benötigen, wenn Sie selber Schmerzen haben. Lassen Sie dieselbe Übung von drei anderen Personen durchführen: Benötigen sie das gleiche oder gibt es Unterschiede? Sie werden in der Praxis feststellen, dass Menschen mit Schmerzzuständen völlig unterschiedliche Erwartungen an ihr Umfeld hegen.

Anregung

7.1.7 Das Schmerzassessment

„Der in der Pflege häufig benutzte Begriff „Assessment" bedeutet eine Be-
urteilung des Gesundheitszustandes, der die Sammlung und Auswertung
klinischer Daten erfordert."

(Gorden 2001)

Assessment

die Sammlung und Inter-
pretation von Informatio-
nen zur Bewertung der ak-
tuellen Situation

Beim Schmerz*assessment* geht es um die momentane Einschätzung der
Schmerzsituation eines Patienten oder einer Patientin. Dieser Aufgabenbereich obliegt dem ärztlichen wie auch dem pflegerischen Personal, da beiden diese Einschätzung als Grundlage für die weitere Maß-
nahmenplanung dient. Es ist wichtig, dass beide Berufsgruppen in
diesem Bereich gut zusammenarbeiten und sich dieser Aufgabenüber-
schneidung bewusst sind. Es wäre unnötig, die PatientInnen noch zusätzlich damit belasten zu müssen, dass sie zweimal dieselben Fragen
gestellt bekommen. Hilfreich ist in diesem Fall ein gemeinsamer
Anamnese-Fragebogen für Medizin und Pflege oder aber eine gegenseitige gute Absprache über die bereits erhobenen Fragen.

Schmerzlokalisation

Die PatientInnen können ihre Schmerzen auf einer Zeichnung des Körpers markieren oder direkt auf den Schmerzbereich zeigen. Eine rein
verbale Beschreibung kann mitunter verwirrend und zu ungenau sein.

Intensität

Die Schmerzstärke wird mittels Skalen erfasst. Dabei markiert der Patient oder die Patientin auf einer horizontalen oder vertikalen Linie einen Punkt, der dem momentanen Schmerzzustand entspricht. Es können verschiedene Typen von Schmerzskalen eingesetzt werden:

Rating

von engl. to *rate* = einschätzen. Rating ist ein Verfahren zur Einschätzung von
Personen oder Situationen
mithilfe von Skalen.

Numerische *Rating*skalen (NRS): Die Betreffenden geben ihr Schmerzempfinden auf einer Skala von 0–10 an:

| 0 | 1 | 2 | 3 | 4 | 5 | 6 | 7 | 8 | 9 | 10 |

keine Schmerz   **stärkster vorstellbarer**
                                                          Schmerz

Beachten Sie: Manchen Menschen fällt es grundsätzlich schwer, ihre
empfundenen Schmerzen in Zahlen auszudrücken und auf eine Zah-
lenskala zu übertragen.

Verbale Ratingskalen (VRS): Es wird häufig eine 4-teilige Skala verwendet, weil schwerkranke Menschen mit einer 10-teiligen Skala oft überfordert sind.

kein Schmerz
gut erträglich
gerade noch erträglich
unerträglich

Visuelle *Analog*skalen **(VAS)**: Auf einer ca. 10 cm langen Linie wird das momentane Schmerzempfinden markiert:

kein
Schmerz

stärkster
vorstellbarer Schmerz

analog

von griech. *analogos* = verhältnismäßig, übereinstimmend, einem Anderen, Vergleichbaren entsprechend oder gleichartig

Smiley-Skalen: Ab ca. 4 Jahren können Smiley-Skalen für Kinder eingesetzt werden.

Schmerzschieber: Es werden auch häufig so genannte „Schmerzschieber" eingesetzt, auf denen der oder die Betreffende mittels eines Schiebers die aktuelle Schmerzsituation angeben kann.

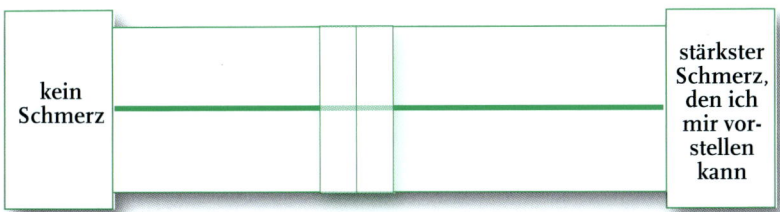

In jedem Fall ist zu bedenken, dass ein einmal von einem Patienten oder einer Patientin gewähltes Instrument zur Schmerzerfassung immer angewendet werden muss, um den tatsächlichen Schmerzverlauf optimal dokumentieren zu können.

Kernaussage

> Es ist wichtig, gemeinsam mit den PatientInnen das für sie passende Messinstrument zu wählen und immer dasselbe Messinstrument zu verwenden.

Schmerzqualität

Auf welche Art und Weise wird der Schmerz empfunden? Es stehen den PatientInnen dazu eine Reihe von Eigenschaftswörtern zur Verfügung: z. B. klopfend, schießend, stechend, spitz, krampfartig, nagend, brennend, dumpf, stark, schwach, heftig, erschöpfend, unerträglich, ängstigend, strapaziös. Daraus kann man einen Rückschluss ziehen, um welche Art von Schmerz es sich handelt (-> Unterscheidung nozizeptiver/neuropathischer Schmerz, S. 119 f).

Zeitliche Aspekte: Damit soll die Zeitdauer des Schmerzes erfasst werden. Bleibt die Schmerzintensität immer gleich wahrnehmbar oder verändert sie sich? Dazu ist es auch notwendig zu erheben, welche Auswirkungen Aktivitäten, Maßnahmen und Ereignisse auf das Schmerzgeschehen haben und hatten.

Art des Ausdrucks: Die Schmerzäußerung der PatientInnen kann sowohl verbal als auch durch nonverbales Verhalten (v. a. Gesichtsausdruck, Schonhaltungen etc.) erfolgen.

Aber:

1. Manche Menschen können Schmerzen nur schwer zugeben. Es kann auch beispielsweise ein aggressives Verhalten ein Ausdruck von Schmerz sein.
2. Bei einigen PatientInnen sind wir lediglich auf das nonverbale Verhalten angewiesen. Hinweise für die Einschätzung der aktuellen Schmerzsituation sind:
   - Gesichtsausdruck (Blick und Mimik)
   - Abwehrreaktionen bei Pflegehandlungen
   - Unruhe
   - starre Körperhaltung (aufgrund einer Schonhaltung)
   - verbale Äußerungen wie z. B. stöhnen, schreien

Es hat sich gezeigt, dass gerade Angehörige die nonverbalen Signale gut interpretieren können.

Kernaussage
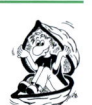

> Für Pflegepersonen bedeutet dies, die PatientInnen genau auf das nonverbale Verhalten zu beobachten und sich Informationen von

> Angehörigen darüber einzuholen sowie diese Beobachtungen zu dokumentieren.

Schmerzlindernde und schmerzverstärkende Faktoren: Oft wurden zu Hause schmerzlindernde Maßnahmen (z. B. warme Wickel, spezielle Lagerungen, Entspannungsübungen etc.) durchgeführt. Es ist wichtig, solche Maßnahmen als Ressource zu erkennen und in die Planung zu integrieren. Schmerzverstärkende Faktoren sollen nach Möglichkeit vermieden werden.

Auswirkungen des Schmerzes: Dabei soll erfasst werden, auf welche Lebensbereiche (z. B. Schlaf, Appetit, körperliche Aktivitäten, soziale Kontakte etc.) die Schmerzen Einfluss nehmen, um einen Überblick über die gesamte Situation des Patienten oder der Patientin zu erhalten. Es können dabei auch sehr intime Bereiche (Auswirkungen auf das Sexualleben) zur Sprache kommen.

Schmerzverlaufsprotokoll/Schmerztagebuch

Dieses ist ein wichtiges Hilfsmittel, um einen Überblick über die Schmerzstärke und die Häufigkeit der auftretenden Schmerzen zu gewinnen. Ziel ist es, die Wirkung von gesetzten Maßnahmen zu überprüfen und schmerzverstärkende Faktoren sowie Abhängigkeiten in den einzelnen Lebensbereichen zu ergründen.

Beispiele

Bei einer Patientin, die an einem metastasierenden *Ovarialkarzinom* leidet, zeigt das Schmerztagebuch, dass jeden Abend gegen 19:00 Uhr Schmerzspitzen auftreten. In der Schmerztherapie kann das berücksichtigt werden, durch eine vorbeugende Gabe von Schmerzmedikamenten werden diese Schmerzen abgefangen, bevor sie entstehen.

Ovarialkarzinom
Eierstockkrebs

Ein Mann leidet in deutlicher Regelmäßigkeit am Morgen nach dem Aufstehen vermehrt unter Schmerzen. Er bekommt die erste Dosis seiner Analgetika eine Stunde vor dem Aufstehen und kann damit seine morgendlichen Schmerzen unter Kontrolle bringen.

In einem Schmerztagebuch können verschiedene Parameter wie
- Uhrzeit und Dauer,
- Schmerzausmaß,
- Schmerzqualität,

- ▶ Auswirkungen der Schmerzen,
- ▶ Auftreten von anderen Beschwerden (Verstopfung, Schlafstörungen),
- ▶ schmerzlindernde Maßnahmen

erfasst werden. Je nach Situation sind die PatientInnen selbst in der Lage das Blatt zu führen, andernfalls bedarf es der Unterstützung durch das Pflegepersonal.

Häufig ändern sich Schmerzen immer wieder. Deshalb sind Verlaufskontrollen in der Palliativmedizin unbedingt erforderlich. Stabile, gleich bleibende Schmerzen sind eher selten, und auch dann lohnt es sich, zumindest einmal am Tag eine Schmerzmessung zu machen. Das kann ganz kurz, durch eine kleine Notiz auf dem Kalender bzw. in der PatientInnendokumentation, erfolgen.

7.1.8 Schmerz und Lebensqualität

Der chronische Schmerz kann erhebliche Auswirkungen auf die Lebensqualität und das Wohlbefinden eines Menschen haben. McCaffery sagt, dass der chronische Schmerz die am stärksten mit Angst besetzte menschliche Erfahrung ist. PatientInnen berichten häufig, dass die Angst vor unerträglichen Schmerzen für sie größer sei als die Angst zu sterben.

Starke Schmerzen können so intensiv wahrgenommen werden, dass die Person von dieser Empfindung vollkommen beherrscht und überwältigt wird. Das Fühlen, Denken und Handeln reduziert sich allein auf den Schmerz. Im schlimmsten Fall kann Schmerz die Lebensqualität in dem Maße beeinträchtigen, dass sich die Situation bis hin zum Todesverlangen entwickeln kann.

Um auf die Lebensqualität positiven Einfluss nehmen zu können ist es wichtig, schmerzkranken PatientInnen größtmögliche Selbstständigkeit und Unabhängigkeit zu ermöglichen.

Jede Maßnahme, die die PatientInnen dazu ermächtigt, selbst aktiv zur Schmerztherapie beizutragen, ist unbedingt zu begrüßen und zu fördern. Die PatientInnen selbst sind die wahren ExpertInnen für ihren Schmerz.

Zusammenarbeit mit den Bezugspersonen

Die Zusammenarbeit mit den betroffenen PatientInnen und ihren Bezugspersonen ist von größter Bedeutung. Je besser PatientInnen und ihre Angehörigen hinsichtlich des Schmerzgeschehens und geeigneter Maßnahmen aufgeklärt sind, desto eher lassen sich Unsicherheiten oder Überforderungen abbauen. Der Schmerz verliert dann für die Betroffenen das Unheimliche und Bedrohliche. Zusätzlich lässt sich in dieser Zusammenarbeit die *Compliance* steigern, was sich ebenso posi-

Compliance

die Bereitschaft von PatientInnen, bei der Therapie mitzuarbeiten tiv auf die Schmerzbehandlung auswirkt. Es gehört zu den Aufgaben der Pflege, im Rahmen der interdisziplinären/interprofessionellen Zusammenarbeit die PatientInnen (und auf Wunsch auch die Angehörigen) über Fragen in der Schmerzbehandlung zu informieren.

Es gilt, gemeinsam mit den PatientInnen und ihren Bezugspersonen erreichbare Ziele in der Schmerztherapie zu definieren, geeignete und realistische Maßnahmen zu planen und umzusetzen.

Besonderheit Placebo

Placebo bedeutet wörtlich übersetzt: „Ich werde angenehm sein." Es handelt sich um ein Scheinpräparat, das einem echten Präparat im Aussehen gleicht, aber keine medizinisch wirksamen Substanzen enthält. Vorwiegend finden Placebos bei der Erprobung von Medikamenten zu Kontrollzwecken Anwendung (vgl. Frowein 1999).

Placebos zur Schmerzbehandlung einzusetzen wird heftig kritisiert: Eine Schmerzlinderung nach Gabe eines Placebos bedeutet in keiner Weise, dass der oder die Betreffende keine Schmerzen gehabt hat.

Die Verabreichung von Placebos bringt Pflegepersonen in einen moralischen Konflikt, da sie grundlegende Werte und Prinzipien, u. a. die Wahrhaftigkeit und Loyalität gegenüber den PatientInnen, verletzen müssen. Sobald der oder die PatientIn im Glauben ist, von der Pflegeperson ein Schmerzmedikament zu erhalten (auch wenn sie es nicht ausdrücklich betont), ist sie dieser Gewissensfrage ausgesetzt.

> Die Verabreichung von Placebos in der Schmerztherapie ist absolut abzulehnen!

Kernaussage

Das Vertrauen der PatientInnen zur Pflegeperson, zu ÄrztInnen und in die Institution insgesamt kann damit nachhaltig geschädigt werden. Pflegende, die SchmerzpatientInnen Placebos verabreichen, signalisieren damit, dass sie deren Leiden nicht ernst nehmen. Selbst wenn das Placebo Erfolg haben sollte, kann das verheerende Folgen haben: Die PatientInnen werden dieses Medikament weiterhin nehmen wollen, und es ist leicht vorstellbar, dass der Betrug früher oder später erkannt wird.

7.2 Nicht-medikamentöse Schmerztherapie

In den meisten Fällen kann die Schmerzursache nicht oder nicht schnell genug beseitigt werden. In diesem Fall setzt sich die Schmerztherapie aus folgenden Bereichen zusammen:

▶ physikalische Therapie (Wärme- und Kälteanwendungen, Lagerungen)

▶ psychologische Verfahren (z. B. Entspannungstechniken)

▶ *alternative* Möglichkeiten (-> Kap. 7.4, Komplementäre Unterstützungsangebote)

▶ medikamentöse Therapie

alternativ

von lat. *alternus* = „abwechselnd". Im Gegensatz zum Herkömmlichen stehend

7.2.1 Physikalische Therapie

Wärme- und Kälteanwendungen werden zur Schmerzlinderung schon seit Jahrhunderten genutzt und können auch in der palliativen Pflege einen wichtigen Beitrag zur Schmerzlinderung leisten.

Die PatientInnen erfahren mit solchen Anwendungen viel Fürsorge, Zuwendung und Berührung durch die Pflegeperson und fühlen sich in ihrer Situation ernst genommen. Das kann die Entspannung und das Wohlbefinden der Betroffenen zusätzlich positiv beeinflussen.

Wärmeanwendungen

Man unterscheidet zwischen trockener und feuchter Wärme. Wasser ist ein guter Wärmeleiter, weshalb die Effekte von feuchter Wärme und Kälte (z. B. Wickel, Kompressen) größer sind als jene von trockener Wärme und Kältezufuhr (z. B. Wärmflasche, Kirschkernsäckchen).

Wirkung von Wärme

▶ krampflösend und entspannend

▶ vermehrte Durchblutung der Haut sowie erhöhter Gewebestoffwechsel

▶ verringert die *Peristaltik* und vermindert die Magensäure

Peristaltik

Bewegungen der Magen- und Darmmuskulatur

Kontraindikationen: Wärme soll nicht eingesetzt werden u. a. bei

▶ Blutungen oder Schwellungen

▶ beeinträchtigtem Wahrnehmungsvermögen, Sensibilitätsstörungen; auch nicht bei bewusstlosen PatientInnen

▶ *malignen* Prozessen nahe der Hautoberfläche

malign

bösartig. Maligne Tumoren sind bösartige Geschwülste.

Kälteanwendungen

Trockene Kälteanwendungen

▶ Coldpacks

▶ Selbst gemachte Kältepackungen: Verschließbare Plastiktüten/Gefrierbeutel gefüllt mit einem Drittel Alkohol und zwei Drittel Wasser oder gefüllt mit Schmierseife ins Gefrierfach geben. Es können auch gefrorene Erbsen oder Kirschkerne als Füllung verwendet werden.

Eisanwendungen werden häufig eingesetzt bei

▶ Kopfschmerzen

▶ chronischen Rückenschmerzen

- Juckreiz
- akuten, leichten Verletzungen, um Blutungen und Schwellungen zu vermeiden
- Punktionen (vor der Punktion Eis 15–20 Sekunden lang auf die Haut reiben)
- Herpesläsionen

Eisanwendungen sollen nicht länger als zehn Minuten dauern, da es sonst zu Gewebeverletzungen kommen kann. Die Anwendung ist abzusetzen, wenn es zu einem Taubheitsgefühl, Blässe, einer Erweiterung der Gefäße oder zum Frösteln kommt. Eisanwendungen sind möglich in Form von

- Eiswürfeln: direkt auf die Haut legen
- in Eis getauchten Frotteetüchern (gut auswringen)

Wirkung von Kälte
- Bei kurzer Kälteanwendung wird der Muskeltonus erhöht.
- Durch die Kühlung der Nervenrezeptoren und -fasern wird die Hautempfindlichkeit herabgesetzt und der Gewebestoffwechsel vermindert.
- Kälte erhöht die Peristaltik.

Kontraindikationen: Kälte soll nicht angewendet werden u. a. bei
- Magen-Darm-Krämpfen: Kälte verstärkt die Peristaltik.
- Kälteallergie: Es bilden sich Quaddeln, es kommt zu Juckreiz, Schwellung der Augenlider und in seltenen Fällen bis hin zu einem Kälteschock.
- Magengeschwüren: Kälte am Bauch kann die Magensäure erhöhen.

Was ist besser: Wärme oder Kälte?

Die Effekte der Kühlung sind von längerer Dauer als jene der Erwärmung, da die Gefäße nach der Kälteanwendung verengt bleiben und die Erwärmung des entsprechenden Gewebes verzögert wird. Die Wirkung von Wärme und Kälte bleibt nicht nur lokal begrenzt, sondern es kann auch zu entfernten Wirkungen kommen. Wärme und Kälte können auch bei gleichen Beschwerden erfolgreich angewandt werden (vgl. McCaffery, S. 207).

Ob nun im Einzelfall Kälte oder Wärme angewendet werden soll, ist nicht immer eindeutig. In jedem Fall müssen Kontraindikationen bedacht werden und im Bedarfsfall kann es notwendig sein, mit einem Arzt oder einer Ärztin über die Art der Anwendung Rücksprache zu halten. Spricht nichts gegen eine Kälte- und Wärmeanwendung, sollen die PatientInnen selbst über die Anwendungsform entscheiden, da sie selbst am besten wissen, was ihnen Wohlbefinden schafft. Unterstützend kann durch kurzes Auflegen von Wärme und Kälte ausprobiert werden, was den PatientInnen angenehmer erscheint. Wärme und Kälte können auch abwechselnd in individuell gesetzten Intervallen verwendet werden.

Lagerungen

Es ist von besonderer Wichtigkeit, bei PatientInnen mit chronischen Schmerzen geeignete Lagerungen auszuwählen, da diese ebenso zur Schmerzlinderung beitragen können. Die Wahl richtet sich nach dem jeweiligen Schmerzgeschehen und dem subjektiven Empfinden des oder der Betroffenen (z. B. bauchdeckenentspannende, atmungsunterstützende Lagerung). Allein die Unbeweglichkeit der bettlägerigen PatientInnen kann Schmerzen in der Muskulatur verursachen.

Transkutane elektrische Nervenstimulation (TENS)

Mittels an der Haut angebrachter Elektroden werden elektrische Reize ausgelöst. Das aktiviert körpereigene, schmerzunterdrückende Systeme des Zentralnervensystems, die die Weiterleitung der Schmerzimpulse hemmen. Botenstoffe wie Endorphine, Dopamin, Noradrenalin und Serotonin werden verstärkt freigesetzt, sie unterdrücken die Schmerzen und bewirken eine Verbesserung der Durchblutung sowie eine Muskelentspannung.

Biofeedbackverfahren

Diese Methode kann Körpervorgänge bewusst machen. Mittels spezieller Sensoren werden Pulsfrequenz, Atmung, Durchblutung und Handtemperatur des Patienten oder der Patientin gemessen und über ein PC-Programm am Bildschirm dargestellt. Dadurch ist es möglich, die Körperfunktionen besser zu beeinflussen.

7.2.2 Entspannungstechniken

Die folgenden Entspannungstechniken sind auch zur Linderung von anderen Symptomen gut einsetzbar.

Entspannung

Die Entspannung der Skelettmuskulatur bewirkt einen Zustand von relativer Angstfreiheit. Sie wirkt z. B. der sich aufschaukelnden Spirale Schmerz – Angst – Muskelanspannung – Schmerz entgegen. Es sind inzwischen eine Reihe von Entspannungsübungen (auch unter Einsatz von Musik, z. B. durch Klangmeditationen) für Menschen mit chronischen Schmerzen entwickelt worden, die es überlegt einzusetzen gilt und die unterstützend in der Schmerztherapie angeboten werden können. Es ist wichtig, sich über die jeweilige Entspannungsübung genau zu informieren und auf grundsätzliche Dinge zu achten:

▶ Eine Entspannungsübung darf den PatientInnen nicht „aufgezwungen" werden.

▶ Die PatientInnen müssen einen passenden Zeitpunkt wählen können.

▶ Die Pflegeperson muss selbst bei der Übung einen ruhigen Eindruck vermitteln können (Sprechtempo, Sprachmelodie etc.).

▶ Den PatientInnen soll nicht das Gefühl vermittelt werden, dass die Schmerzen nach dieser Übung aufhören müssen oder dass die Übung anstatt eines Schmerzmedikamentes angeboten wird.

Möglichkeiten für Entspannungsübungen sind:

▶ CDs mit Entspannungsmusik

▶ Atemtherapie (durch bewusstes Atmen werden innere Harmonie und Spannungszustände wahrgenommen)

▶ Autogenes Training nach Schulz (Training zur Selbstentspannung)

▶ Progressive Muskelrelaxion nach Jacobson (Tiefenmuskelentspannung, Muskelgruppen werden dabei maximal angespannt und anschließend wieder vollständig entspannt)

▶ Meditationen nach speziellen Techniken (häufig aus dem asiatischen Raum)

Imagination

Bei dieser Technik wird versucht, sich über innere Bilder eine Schmerzlinderung vorzustellen, die tatsächlich zu einer verminderten bzw. veränderten Schmerzwahrnehmung führt. Man geht davon aus, dass Menschen in der Lage sind, in ihrer Vorstellung solche Bilder zu entwickeln. Zu beachten ist dabei: Diese Technik kann bei Menschen mit psychiatrischen Erkrankungen auch Gefahren in sich bergen. Die Durchführung dieser Technik kann deshalb nur mit geeigneter Ausbildung erfolgen (z. B. Psychotherapie, Hypnose-Grundkurs).

Imagination
Fantasie, Einbildungskraft, bildhaft anschauliches Denken

Gezielte Maßnahmen zur Ablenkung

Ablenkung erzielt eine schmerzlindernde Wirkung, weil sich die Konzentration für eine gewisse Zeit vom Schmerz weg hin zu anderen Reizen (hören, sehen, fühlen etc.) richtet.

Viele PatientInnen mit chronischen Schmerzzuständen haben bereits selbst mit diversen Ablenkungsstrategien Erfahrung gesammelt (z. B. fernsehen, Musik hören, lesen etc.). Auch Besuche können die Konzentration vorübergehend vom Schmerz weglenken.

Ablenkung kann als gezielte Maßnahme von den Pflegepersonen angeboten werden. Es ist wichtig, die PatientInnen über das Ziel, nämlich die Schmerzsituation etwas erträglicher zu machen, und die Vorgehensweise zu informieren sowie ihr Einverständnis dazu einzuholen. Die Art der Ablenkung muss auf den jeweiligen Menschen abgestimmt werden. Der richtige Zeitpunkt für Ablenkung ist vor dem Einsetzen starker Schmerzen. Mögliche Ablenkungsmaßnahmen sind z. B.:

- Gespräche führen über ein Interessensgebiet der PatientInnen und das Gespräch dabei auf die gelungenen Aspekte ihres Lebens lenken: „Woran erinnern Sie sich gern?", „Was macht Ihnen Freude?"
- Gemeinsames leises Singen von Liedern oder Sprechen von Liedertexten/Gedichten.

Weitere Maßnahmen zur Schmerzkontrolle finden sich im → Kap. 7.4, Komplementäre Unterstützungsangebote.

7.2.3 Aufgaben von Pflegepersonen in der Schmerztherapie

- Schmerzassessment, Schmerzanamnese, Schmerzanalyse
- Dokumentation
- Schmerztherapie nach AVO
- Nicht-pharmakologische Maßnahmen
- Patienten-Edukation
- Evaluation
- Aufbau einer vertrauensvollen Pflegebeziehung zu den PatientInnen und zu ihren Bezugspersonen: nur so können weitere Schritte Früchte tragen.
- Information des Patienten oder der Patientin: Den Betreffenden müssen die Maßnahmen ausreichend erklärt werden.
- Den Pflegeplan erstellen: Dazu steht an der Basis eine genaue Anamnese der Situation des Patienten oder der Patientin. Es sei an dieser Stelle nochmals betont, dass das Ziel und die geeigneten Maßnahmen unbedingt zusammen mit den PatientInnen (und oft auch ihren Bezugspersonen) festgelegt werden sollen, um effizient zu sein.
- Die Wahl des idealen Zeitpunktes einer Anwendung: Zusammen mit dem Patienten oder der Patientin soll ein guter Zeitpunkt für die Maßnahme gewählt werden, um auch die nachfolgende Ruhezeit einhalten zu können. Zu beachten sind Besuchszeiten, Zeitpunkt anderer notwendiger Maßnahmen (Untersuchungen, Verbandwechsel, WC-Gang etc.).
- Das Wissen und korrekte Anwenden von pflegerischen, schmerzlindernden Maßnahmen (z. B. Lagerungen, Wickel und andere nichtpharmakologische Maßnahmen).
- Regelmäßige Auswertung der Wirkung von schmerzlindernden Maßnahmen und Vorschläge zur Schmerztherapie im interprofessionellen Team.

▶ Genaue PatientInnenbeobachtung auf Unverträglichkeiten während einer Anwendung oder medikamentösen Therapie sowie Kenntnisse über Wirkung, Nebenwirkungen und Verabreichungsarten von Schmerzmedikamenten (→ Kap. 7.3, Die medikamentöse Schmerztherapie).

7.3 Die medikamentöse Schmerztherapie

Grundsätze

Wahl der geeigneten Substanzen sowie der *Applikationsart*. Wenn möglich, ist eine **orale** Schmerzmittelgabe anzustreben.

▶ Die PatientInnen müssen über ihre Schmerztherapie genauestens **aufgeklärt** und als PartnerInnen gesehen werden, damit sie selbst ihre individuelle Therapie mitgestalten und darüber bestimmen können. Es geht um die Schmerzen der betreffenden Personen und nicht um die der ÄrztInnen oder der Pflegepersonen.

▶ Die Medikation muss **regelmäßig** und unter Einhaltung eines **fixen Zeitschemas** eingenommen werden, damit es zu einem gleichmäßigen Wirkstoffspiegel und zur Vermeidung von Schmerzspitzen kommt. Die PatientInnen müssen also das nächste Medikament einnehmen, bevor Schmerz spürbar wird.

▶ Die Dosierung muss **individuell** sein und kontinuierlich angepasst werden. Die Verordnung einer Reservedosis an Schmerzmedikamenten ist angezeigt, wenn z. B. *Durchbruchschmerzen* zu befürchten sind. Vor allem für den extramuralen Bereich ist diese Vorsorgemaßnahme unerlässlich, um nicht in elende Situationen zu geraten.

▶ Um Nebenwirkungen vorbeugen zu können, bedarf es einer entsprechenden *Begleitmedikation*.

7.3.1 Das Stufenschema der WHO zur Schmerzbehandlung

Das WHO-Stufenschema zur medikamentösen Schmerztherapie ist international anerkannt. Es besteht aus drei Stufen:

Applikation

Verabreichung. Bei der oralen Applikation werden die Medikamente durch den Mund gegeben.

Durchbruchschmerzen

plötzlich und meistens nicht vorhersehbar auftretende, sehr heftige Schmerzen, v. a. bei TumorpatientInnen. Durchbruchschmerzen können auch bei sonst effektiver Schmerztherapie auftreten. Es sind besondere Schmerzspitzen in einem ansonsten gut kontrollierten Schmerzgeschehen.

Begleitmedikation

Medikamente, die gegeben werden, um entweder die Wirkung eines Medikamentes zu verstärken und/oder um Nebenwirkungen zu vermeiden oder zu lindern.

Stufe 1	Stufe 2	Stufe 3
		Stufe 3
	Stufe 2	**Starke Opioide**
Stufe 1	**Schwache Opioide**	Substanzen: z. B. Morphin, Fentanyl, Hydromorphon oral
Nicht-Opioid-Analgetika Substanzen: z. B. Metamizol, Diclofenac, Naproxen, Ibuprofen, Paracetamol, Acetylsalicylsäure	Substanzen: z. B. Tramadol, Codein, Dihydrocodein	
	+ Co-Analgetika	

Abbildung 4

Stufenschema der WHO zur Schmerzbehandlung

Stufe 1

Bei geringen Schmerzen wird mit Medikamenten aus der Stufe 1 begonnen. Diese Substanzen haben eine analgetische (schmerzstillende), antipyretische (fiebersenkende), antiinflammatorische (entzündungshemmende) und/oder spasmolytische (krampflösende) Wirkung. Ist die schmerzstillende Wirkung nicht ausreichend, können diese Substanzen auch zusätzlich mit einem Medikament aus der Stufe 2 verabreicht werden.

Stufe 2

Opium

Wirkstoff Morphin, eine natürliche Substanz des Schlafmohns.

In der Stufe zwei werden ein schwaches *Opioid* +/– das Basismedikament verabreicht. Die schwachen Opioide kommen bei mittelgradigen bis starken Dauerschmerzen und bei nicht ausreichend schmerzstillender Wirkung von Analgetika der Stufe 1 zur Anwendung.

Opioide

alle Substanzen mit morphinähnlicher Wirkung. Sie werden synthetisch hergestellt.

Stufe 3

Hier wird ein starkes Opioid gegeben. Bleibt Stufe 2 erfolglos, wird ein Medikament aus der Stufe 3 notwendig, das zusätzlich mit einem Nicht-Opioid-Analgetikum der Stufe 1 kombiniert werden kann.

Co-Analgetika

In allen Stufen werden häufig Co-Analgetika eingesetzt. Die Schmerzen können damit besser und mit weniger Nebenwirkungen kontrolliert werden. Je nach Art des Schmerzes findet hier eine breite Palette an Substanzen Anwendung (z. B. Antidepressiva, Anxiolytika, Benzodiazepine, Neuroleptika etc.). Es ist unerlässlich, sich genau über Wirkung, Nebenwirkungen, Verabreichungsart sowie wichtige Hinweise zur sicheren Anwendung dieser Präparate zu informieren. Es liegt in der Eigenverantwortung des diplomierten Pflegepersonals, sich dieses Wissen anzueignen und verantwortungsbewusst zu handeln.

Kernaussage

> Die Tumorschmerztherapie besteht meistens aus einer Kombination von mehreren Medikamenten.

7.3.2 Opioide

Opioide wirken über spezifische Rezeptoren im Rückenmark/Gehirn und peripher im Körper.

Applikationsarten von Opioiden

- ▶ **sublingual oder transmukosal** (über die Schleimhaut der Mundhöhle): z. B. bei Durchgangshindernissen der Speiseröhre und Schluckstörungen oder als rasch wirksame Bedarfsmedikation bei Durchbruchschmerzen.

▸ **rektal**: z. B. wenn vorübergehend keine orale Einnahme möglich ist (Vorsicht: die *Retardwirkung* ist herabgesetzt).

▸ über die PEG-Sonde (ab 15 Charr)

▸ *subkutan*: als Einzelgabe; meist kommen hier aber Pumpsysteme mit einer konstanten Flussrate zum Einsatz, die Schmerzmittelgaben können von den PatientInnen gesteuert werden, d. h. sie können sich ergänzend zur konstanten Schmerzmedikation zusätzliche Gaben setzen.

▸ *intravenös*

▸ **rückenmarksnahe Kathetertechniken**: Diese werden eingesetzt, wenn die anderen Verabreichungsformen nicht ausreichend wirken oder die Nebenwirkungen schwer behandelbar sind. Der große Nachteil besteht vor allem in der erhöhten Infektionsgefahr. Der Vorteil ist, dass bereits sehr geringe Mengen eines Medikamentes wirksam sind.

▸ *transdermal*: Diese Verabreichungsform ist hilfreich z. B. bei Schluckstörungen, wiederholtem Erbrechen oder bei einem Durchgangshindernis im Darm (Ileus). Der Magen-Darm-Trakt kann damit umgangen werden.
Die Wirksamkeit wird jedoch erst nach mehreren Stunden durch langsame Anflutung zur Gänze erreicht. Geeignete Hautstellen dafür befinden sich am Körperstamm (Brustkorb und Rücken). Diese Zonen sind sehr gut durchblutet und ermöglichen eine optimale *Resorption* der Substanz. Die betreffende Hautstelle soll vorher gereinigt sein und das Kürzen einer eventuell vorhandenen Körperbehaarung mit der Schere ist angezeigt. Das Pflaster darf nicht auf kranke Hautbezirke geklebt werden. Eine Überwärmung der Haut wie z. B. durch Sonnenbad, Wärmeflasche, Sauna oder heißes Bad ist zu vermeiden, da eine erwärmte Haut zu einer erhöhten Aufnahme des Wirkstoffes führt. Nach Entfernen des Pflasters soll auf das betreffende Hautareal sieben Tage lang kein neues Pflaster angebracht werden. Die transdermale Verabreichungsart eignet sich nur bedingt zur Einstellung einer Schmerztherapie (d. h. zur Erhebung des tatsächlichen Medikamenten-Bedarfs), da ein *Titrieren* bis zum Erreichen der geeigneten Dosis mit transdermaler Applikation kaum möglich ist.

▸ *intranasal*: Der Vorteil besteht in der leichten Anwendbarkeit und dem sehr schnellen Wirkungseintritt (z. B. bei Durchbruchschmerzen tritt die Wirkung innerhalb von fünf Minuten ein).

Retardwirkung
von lat. *retardare* = verzögern, Medikamente mit länger dauernder Wirkung

subkutan
Injektion unter die Haut

intravenös
Injektion in die Vene

transdermal
Verabreichung über die Haut – etwa in Form von Pflastern

Resorption
Aufnahme in den Organismus

Titrieren
Verabreichung kleiner Teilmengen

intranasal
Verabreichung über die Nasenschleimhaut – etwa in Form von Sprays

Nebenwirkungen

Häufig lösen bei medizinischen Laien allgemein verankerte Fehlmeinungen über Nebenwirkungen von Opioiden große Ängste aus, die zudem oft auch nicht angesprochen werden.

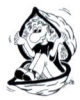

Kernaussage

PatientInnen und deren Angehörige benötigen eine gute und sachliche Information und Aufklärung bezüglich einer Opioidtherapie.

Die Nebenwirkungen von Opioiden sind gut bekannt und können in der Regel durch vorbeugende Maßnahmen verhindert werden. Organschäden werden durch die Gabe solcher Medikamente nicht hervorgerufen.

Atemdepression: Schmerz wirkt einer Atemdepression, die durch Opioide ausgelöst werden kann, physiologisch entgegen, weshalb diese Reaktion bei bestehendem Schmerz nicht zu erwarten ist. Bei schmerzfreien, gesunden Menschen jedoch würde eine Opioidgabe je nach Dosis zu einer Atemdepression führen können. Der medikamentöse *Antagonist* von Opioiden ist Naloxon. Dieses Medikament muss in jedem Notfallkoffer vorhanden sein. Eine Gabe dieses Medikaments hebt natürlich auch die schmerzlindernde Wirkung der Opioide auf, wodurch es zu massiven Durchbruchschmerzen kommen kann.

Antagonist
Gegenspieler

Psychische und physische Abhängigkeit: Solange Opioide aufgrund ihrer schmerzstillenden Wirkung eingenommen werden, besteht auch kein *relevantes* Risiko für eine psychische Abhängigkeit. Physisch kann eine Entzugssymptomatik entstehen, wenn das Medikament zu abrupt abgesetzt wird. Sie äußert sich in Symptomen wie Schwitzen, Zittern, Herzrasen, Durchfall, Unruhe, Muskelkrämpfen, Fieber, erweiterten Pupillen. Deshalb erfolgt das Absetzen von Opioiden schleichend.

relevant
bedeutsam, von Bedeutung, wichtig, wesentlich

Toleranzentwicklung: Unter Toleranzentwicklung versteht man, dass die Dosis eines Medikamentes stetig erhöht werden muss, um die Wirkung zu erhalten. Eine Dosissteigerung von Opioiden ist meist auf eine Veränderung im Verlauf der Erkrankung zurückzuführen und nicht auf ein Nachlassen der Medikamentenwirkung. Es gibt auch keine allgemeine Höchstgrenze für Morphin. Die Dosierung ist bei jedem Menschen ganz individuell.

Beispiel

Das folgende Fallbeispiel einer 49-jährigen Patientin zeigt, welch große Auswirkungen die Angst vor einer Toleranzentwicklung für ihre Lebensqualität hatte. Eine 49-jährige Frau leidet an einem Mammakarzinom mit Knochenmetastasen. Zunächst scheinen die Schmerzen der Frau gut unter Kontrolle zu sein, aber den Angehörigen fällt ein zunehmender Rückzug der Patientin auf. Sie mag nicht mehr spazieren gehen, hat kaum mehr Interesse an ihren geliebten Hunden. Sie verbringt die meiste Zeit im Bett und möchte auch keine Besuche mehr. Auf Fragen nach möglichen Schmerzen erklärt sie, keine Schmerzen zu haben. Ein Versuch mit einer Steigerung der bisherigen Opioiddosis verändert die Situation rasch: Die Patientin ist wieder aktiver, nimmt am Familienleben teil und beschäftigt sich nun wieder mit viel Freude mit ihren Haustieren. Im Nachhinein stellt sich heraus, dass sie die Schmerzmitteldosis so gering wie möglich halten wollte, weil sie fürchtete, dass die Schmerzmittel sonst möglicherweise durch Gewöhnung an Wirkung verlieren könnten.

Sedierung: Eine verstärkte Müdigkeit tritt häufig zu Beginn einer Opioidmedikation auf, nach ein bis zwei Wochen legt sich das wieder. Oft ist das erhöhte Schlafbedürfnis aber auch das Resultat von vorausgegangenen Schlafstörungen durch die Schmerzen.

Obstipation: Die Obstipation (Verstopfung) entsteht aufgrund der Bindung an Opioidrezeptoren im Darm, die die Kontraktion, das Zusammenziehen der Darmmuskulatur hemmen. Der Darminhalt verweilt längere Zeit im Darm, was den Stuhl aufgrund von Wasserentzug eindicken lässt. Während einer Opioidtherapie werden *Laxanzien* verabreicht. Die Aufgabe der Pflege ist es hier, auf regelmäßigen Stuhl zu achten und eine geeignete und regelmäßige Laxanzieneinnahme zu gewährleisten. In selteneren Fällen bewirken Opioide durch eine Erhöhung des Sphinktertonus auch eine Blasenentleerungsstörung.

Laxanzien
Abführmittel

Übelkeit und Erbrechen: Die PatientInnen leiden zu Beginn in ca. 20% der Fälle an dieser Nebenwirkung, weshalb häufig vorbeugend Antiemetika (für ca. zehn Tage) gegeben werden.

> Opioide fallen unter das Suchtmittelgesetz, weshalb auf die gesetzlichen Bestimmungen im Umgang mit diesen Präparaten geachtet werden muss!

Kernaussage

7.3.3 Pflegerische Aufgaben in Zusammenhang mit der Schmerztherapie

Die Information, Anleitung und Unterstützung der PatientInnen und ihrer Angehörigen stellt einen wesentlichen Aufgabenbereich in der

Schmerztherapie dar. Ziel ist, dass die PatientInnen ausreichend Wissen und Sicherheit erlangen, um selbst ihre Schmerztherapie überblicken zu können und „im Griff" zu haben.

Über die regelmäßige und korrekte Auswertung hinsichtlich der Wirkung der Schmerztherapie und durch die Weiterleitung von beobachteten Nebenwirkungen an das ärztliche Personal leisten Pflegepersonen einen wichtigen Beitrag für die optimale Zusammenstellung der Schmerzmedikation.

Aufgrund der Beobachtung der PatientInnen und ihrer Kenntnisse in der Schmerztherapie können Pflegepersonen wertvolle Vorschläge für Veränderungen in der Schmerztherapie einbringen (z. B. Änderung der Verabreichungsform oder Dosierung des Medikamentes).

Kernaussage

> Ein gelingendes Schmerzmanagement
> ▶ erfordert eine enge interprofessionelle Zusammenarbeit
> ▶ die Berücksichtigung physiologischer, psychologischer und sozialer Faktoren
> ▶ sie soll nicht nur medikamentös sein
> ▶ sie ermöglicht den PatientInnen ein hohes Maß an Selbstständigkeit

7.4 Komplementäre Unterstützungsangebote

Es existiert eine Vielzahl an alternativen Möglichkeiten und ergänzenden Angeboten zur Symptomkontrolle. Im Folgenden einige Ansätze, die in der Praxis häufig eingesetzt werden. Diese Maßnahmen zielen insgesamt darauf ab, den Menschen in seiner Selbstheilungskraft zu unterstützen und sein Wohlbefinden zu fördern. Mit diesen *komplementären* Unterstützungsangeboten wird intensive menschliche Zuwendung, je nach Maßnahme auch zusätzlich verbunden mit Körperkontakt, transportiert.

komplementär

von lat. *complementum* = Ergänzung, Nachtrag. Unter Komplementärmedizin sind Angebote zu verstehen, die die klassische Schulmedizin ergänzen können.

Es gilt, sich im Team über die jeweiligen Anwendungen abzusprechen und zusammen mit den PatientInnen passende Möglichkeiten auszuwählen.

Voraussetzungen für die Anwendung

Neben allen Maßnahmen, die zur sicheren Anwendung beitragen, sollen an dieser Stelle folgende Punkte besonders hervorgehoben werden:
▶ Der Patient oder die Patientin ist über unterstützende Angebote informiert und wünscht die geplante Maßnahme.

▶ Jene Personen, die spezielle Maßnahmen anwenden, verfügen über ein entsprechendes Wissen darüber (Fortbildungen, nötige Ausbildungen, Fachliteratur etc.) und üben Tätigkeiten nur aus, wenn sie innerhalb ihres gesetzlichen Tätigkeitsbereichs liegen. Es sei hier extra betont, dass auch komplementäre Maßnahmen Kontraindikationen und Nebenwirkungen haben können. Ohne ausreichendes Wissen kann den PatientInnen Schaden zugefügt werden.

Homöopathie

In der Homöopathie werden natürliche Substanzen (Auszüge aus Pflanzen) zur Unterstützung der Selbstheilung eingesetzt. Es werden dabei jene Ausgangssubstanzen gewählt, die dem bestehenden Leiden ähnlich sind (= Ähnlichkeitsregel oder Simile-Prinzip). Die gewählte Substanz wird potenziert, das heißt, sie wird in mehreren Schritten mit Lösungsmitteln verschüttelt oder verrieben und verdünnt. Durch diese Maßnahme wird eine Wirkungsumkehr erreicht. Die Basis für die Wahl der geeigneten Substanzen ist eine genaue, oft zeitintensive Anamnese.

Reflexzonentherapie

Die Reflexzonentherapie beruht auf der Annahme, dass die inneren Organe über Nervenfasern mit bestimmten Zonen (*Head'sche Zonen*) in der Haut verbunden sind. Dadurch können einerseits gestörte Funktionen von inneren Organen auf diese Zonen reflektiert werden und andererseits kann die *Stimulation* dieser Bezirke auf innere Organfunktionen wirken. Durch verschiedene Stimulationstechniken dieser Zonen kann (neben anderen Effekten) eine Linderung von Symptomen erzielt werden. Sehr bekannt und häufig eingesetzt wird die Fußreflexzonenmassage.

Head'sche Zonen

benannt nach dem englischen Neurologen H. Head (1861–1940)

Stimulation

Anregung, Reizung, Erregung, auch Motivation

Akupunktur

Bei der Akupunktur werden spezielle Akupunkturnadeln in ganz bestimmte Hautpunkte entlang der Energielinien (Meridiane) des Körpers gestochen. Diese Nadeln sind unterschiedlich lang und unterscheiden sich auch in ihrem Durchmesser. Sie können gedreht, erhitzt oder unter Strom gesetzt werden.

Nach der Traditionellen Chinesischen Medizin wirkt die Akupunktur durch Harmonisierung der Lebensenergie Qi, indem ein Gleichgewicht zwischen den beiden Polen Yin und Yang hergestellt wird.

Die Naturwissenschaft erklärt die Wirkung durch eine Aktivierung zentraler schmerzhemmender Mechanismen.

Akupressur

Bei der Akupressur werden dieselben Energieareale gereizt wie bei der Akupunktur, nur erfolgt die Stimulation mit Druck oder Massage. Der Druck wird mit der Hand (z. B. Daumen oder Zeigefinger) in Form kleiner, kreisender Bewegungen ausgelöst. Die Druckstärke wird in dem Ausmaß gewählt, dass sie die PatientInnen gerade noch ertragen können.

Der Vorteil bei dieser Methode ist, dass die PatientInnen sie selbst anwenden können.

Aromatherapie/Aromapflege

Bei der Aromatherapie geht es um die therapeutische oder vorbeugende Anwendung von natürlichen Duftstoffen in Form von ätherischen Ölen. Diese Öle werden durch Wasserdampfdestillation von Pflanzen oder durch Auspressen von Fruchtschalen gewonnen. Sie werden über Mund und Nase eingeatmet oder gelangen über die Haut in den Blutkreislauf. Ätherische Öle wirken direkt auf das autonome Nervensystem und den Hormonhaushalt und sind je nach Substanz entspannend, angstlösend, krampflösend, schleimlösend, kreislaufstärkend, antibakteriell, antiviral, antimykotisch, antiphlogistisch u. v. m. (vgl. Price/Price 2003, S. 96ff). Daraus ergibt sich eine ganze Palette an Anwendungsgebieten:

► Raumaromatisierung
► Inhalationen
► Bäder (Sitz-, Hand-, Fußbäder)

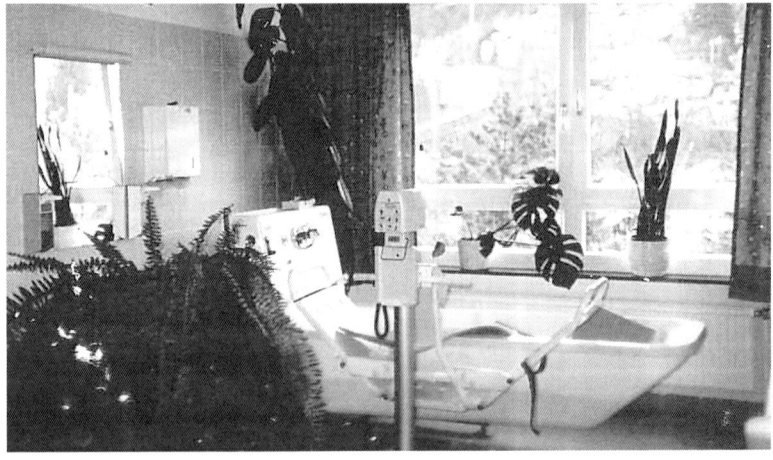

Die Atmosphäre im Raum – hier mit einer Badewanne – kann wesentlich zum Wohlbefinden der PatientInnen beitragen.

Foto: Angelika Feichtner

► Waschungen (z. B. beruhigende oder belebende Waschungen)
► Wickel und Auflagen
► Massagen, Einreibungen

Einreibungen mit Schmerzöl
  100 ml Mandelöl
  20 gtt Lavendelöl
  10 gtt Pfefferminzöl
  5 gtt Wacholderöl

Wickel und Kompressen

Der Wickel ist eine zirkuläre Einhüllung eines Körperteils. Er besteht aus einem Innentuch und ein bis zwei trockenen und breiteren Außentüchern (sie sollen das Innentuch um 3–4 cm überlappen), die zirkulär um den jeweiligen Körperteil (z. B. Bauch, Waden) gewickelt werden.

Bei Kompressen (= Auflagen, Umschläge) wird das innerste Tuch nicht zirkulär gewickelt, sondern auf die betreffende Körperstelle aufgelegt.

Je nach Art und Zusatz des Wickels kann die Wirkung schmerzstillend, beruhigend, entspannend, schleimlösend, durchblutungsfördernd, entzündungshemmend, krampflösend, wundheilungsfördernd u. v. m. sein.

Zusätze für Wickel und Kompressen

Der Wickel kann mit diversen Zusätzen hergestellt werden, die eine bestimmte Wirkung entfalten:

▶ getrocknete Blüten und Blätter
▶ Wurzeln
▶ Samen
▶ Tinkturen/Essenzen
▶ ätherische Öle und ölhaltige Samen

Massagen

Massagen wirken sowohl körperlich (durchblutungsfördernd, muskelentspannend) als auch mental beruhigend und entspannend. Durch den intensiven Körperkontakt können Massagen sehr zum Wohlbefinden der PatientInnen beitragen. Massagen sind in der Betreuung schwerkranker Menschen besonders angezeigt, wenn diese wenig körperlichen Kontakt erfahren oder die verbale Kommunikation eingeschränkt ist. Vor allem die Körperregionen Rücken, Nacken, Hände und Füße eignen sich sehr gut für eine Massage. Es werden dazu bestimmte Grifftechniken (z. B. Streichungen, Knetungen etc.) verwendet. Auch kann eine Massage mit ätherischen Ölen aus der Aromatherapie kombiniert werden.

Einige Grundsätze bei Massagen

▶ mit den Händen einen ständigen Kontakt mit dem Körper der PatientInnen halten
▶ gezielter und richtiger Einsatz von Druck
▶ angemessene Geschwindigkeit
▶ rhythmisch bleiben, keine ruckartigen Bewegungen
▶ Dauer: zwischen 5 und 15 Minuten (abhängig vom Körperbereich)

Musiktherapie

Man geht davon aus, dass Musik durch die Stimulierung des limbischen Systems, des Gefühlszentrums im Gehirn, eine Veränderung der Stimmung bewirkt. Auch die verschiedenen vom menschlichen Nervensystem gesteuerten Körperfunktionen (Muskelaktivität, Herzfrequenz, Hauttemperatur, Hautwiderstand etc.) werden durch Musik beeinflusst. Um eine Entspannung durch Musik zu erzielen, sollte sich die Musik am Herzschlag (60–70/min) orientieren. Ruhige, fließende Melodien können innere Ruhe, Entspannung und Zufriedenheit bewirken. Niedrige Frequenzen eignen sich besser für eine Entspannung als hohe (vgl. Bernatzky 2001).

Vertiefung des Lernstoffes

Zusammen-fassung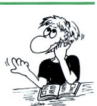

Schmerz ist ein sehr komplexes Geschehen, das von vielen Faktoren beeinflusst wird. Die Mehrdimensionalität von Schmerz muss erkannt werden, damit die Therapie nicht einseitig bleibt.

Nur die Betroffenen selbst können das Missempfinden beschreiben und einschätzen. Sie werden damit zum einzigen Maßstab, nach dem sich die jeweilige Schmerztherapie zu richten hat.

Das gemeinsame Bestreben ist es, Schmerzen auf ein für den betroffenen Menschen gut erträgliches Maß zu bringen. Eine fachgerechte Schmerzanamnese und das Wissen um die Grundsätze und Möglichkeiten in der Schmerztherapie tragen dazu bei, dieses Ziel zu erreichen.

Zum Üben

1. Was ist ein „Schmerzgedächtnis" und welche Bedeutung hat das für Sie in der Pflege?
2. Was hat es zu bedeuten, dass Schmerz ein multidimensionales Geschehen ist?
3. Wie erfolgt die Schmerzeinschätzung? Was beachten Sie speziell bei Betroffenen, mit denen Sie nur nonverbal kommunizieren können?
4. Welchen Sinn hat ein Schmerztagebuch?
5. Welche Konsequenzen hat die Verabreichung von Placebos?
6. Wie können Kälte und Wärme in der Schmerztherapie angewandt werden?
7. Was ist das Aufgabengebiet von Pflegepersonen in der Schmerztherapie allgemein?
8. Nach welchen Grundsätzen richtet sich die medikamentöse Schmerztherapie?

9. Wie lautet das Stufenschema zur Schmerzmedikation der WHO?

10. Welche Nebenwirkungen haben Opioide? Was kann dagegen getan werden?

11. Welche komplementären Unterstützungsangebote kennen Sie?

Zum Üben

C. Aßmann (1996): Pflegeleitfaden. Alternative und komplementäre Methoden. Urban & Schwarzenberg Verlag, München, Wien, Baltimore.

G. Bernatzky (2001) in: Skriptum zum Salzburger Schmerzpraktikum.

G. Bernatzky et al. (2001): Schmerzbehandlung in der Palliativmedizin. Hospiz-Bewegung Salzburg. Broschüre. Huttegger Druckerei, Salzburg.

N. Boss (1999): Roche Medizin Lexikon Medizin. 4. Auflage. Urban & Fischer Verlag, München.

McCaffery (1997): Schmerz: Ein Handbuch für die Pflegepraxis. Ullstein Mosby Verlag, Wiesbaden.

J. Georg und M. Frowein (1999): Pflegelexikon. Ullstein Mosby Verlag, Wiesbaden.

S. Husebö und E. Klaschik (2003): Palliativmedizin. 3. Auflage. Springer Verlag, Wien, New York.

M. Kasper und D. Kraut (2000): Atmung und Atemtherapie. Ein Praxishandbuch für Pflegende. Hans Huber Verlag, Bern.

E. Kellnhauser et al. (2004): Thiemes Pflege. 10. Auflage. Georg Thieme Verlag, Stuttgart, New York.

K. Keville und M. Green (1999): Aromatherapie. Herder Verlag, Freiburg.

C. Knipping in C. Metz et al. (2002): Balsam für Leib und Seele. Pflege in Hospiz und Palliativer Betreuung. Lambertus Verlag, Freiburg.

M. Layer (2003): Praxishandbuch Rhythmische Einreibungen nach Wegman/Hauschka. Hans Huber Verlag, Bern.

A. Lett (2003): Reflexzonentherapie für Pflege- und Gesundheitsberufe. Hans Huber Verlag, Bern.

N. Menche et al. (2001): Pflege Heute. Urban & Fischer Verlag, München.

S. Pleschberger et al. (2002): Palliativpflege. Facultas Verlag, Wien.

S. Price und L. Price (2003): Aromatherapie. Praxishandbuch für Pflege- und Gesundheitsberufe. Hans Huber Verlag, Bern.

M. Thüler (1998): Wohltuende Wickel. Wickel und Kompressen in der Kranken- und Gesundheitspflege. Maya Thüler Verlag, Worb.

Zum Nachlesen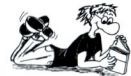

8 Begleitung von Angehörigen und Bezugspersonen

Lernziel

Nach dem Studium dieses Kapitels sollten Sie ...

... die Begleitung von Angehörigen auch als pflegerischen Aufgabenbereich der Palliative Care begreifen.

... Angehörige als wichtige Ressource für PatientInnen und Pflege erkennen.

... häufige Ängste von Angehörigen nachvollziehen können.

... Grundsätzliches über ein wünschenswertes Verhalten der Pflegepersonen gegenüber den Angehörigen wissen.

8.1 Die Bedeutung von Bezugspersonen für die PatientInnen

Als „Angehörige" werden in der Regel nah und entfernt verwandte Personen bezeichnet. Oft sind es aber gerade auch nicht verwandte Personen (FreundInnen), die für die PatientInnen eine große Bedeutung haben und zu denen eine enge Bindung besteht. Aus diesem Grund müssen wichtige Bezugspersonen ebenso als Angehörige betrachtet werden.

> *„Als Angehörige im Sinne von ‚zum Patienten gehörend' gelten all jene, die in irgendeiner Form eine bedeutende oder entscheidende Rolle oder Funktion im Leben des Patienten ausübten, sei dies in verwandtschaftlicher, kollegialer, helfender, begleitender oder verursachender Form."*
>
> *(Fässler-Weibel 2001, S. 45)*

Die PatientInnen bestimmen also, welche Personen ihr Vertrauen genießen. Es ist daher für den Betreuungsprozess von besonderer Wichtigkeit zu erfahren, welche Personen das sind, um im Sinne der PatientInnen handeln zu können.

Interaktion

aufeinander bezogenes Handeln zweier oder mehrerer Personen

Das Leben und auch das Sterben eines Menschen sind zum wesentlichen Teil auch von der *Interaktion* mit seiner sozialen Umwelt geprägt. Die Angehörigen sind mit den Betroffenen meist durch eine langjährige gemeinsame Vergangenheit verbunden und können ihnen angesichts der Konfrontation mit dem Tod emotionale Stabilität und Sicherheit geben. Sie kennen die PatientInnen sehr gut und sie können individuelle Signale schneller deuten.

Wir müssen lernen zu akzeptieren, dass Angehörige die direkten Bezugspersonen der PatientInnen sind, und es daher unsere Aufgabe ist, diese Personen zu stützen und zu begleiten, damit sie ihre Sterbenden betreuen können. Eine lebensbedrohende Erkrankung stürzt nicht nur den Patienten oder die Patientin in eine tiefe, existenzielle Krise, sie bedroht auch das Gleichgewicht des ganzen Familiensystems. Diese Krise wird kollektiv erlebt. Das Einbeziehen der Angehörigen in den Pflegeprozess wurde in der Palliativbetreuung von jeher als wesentlicher Grundpfeiler erkannt. Eine schwere Erkrankung und das Sterben eines Menschen betreffen nicht nur ihn selbst, sondern ebenso seine engen Vertrauten. Sie erleben den Prozess mit, er macht sie ebenso traurig, verzweifelt, leidend, hadernd, ängstlich.

> Es wird kaum gelingen, PatientInnen umfassend zu betreuen, wenn wir dabei nicht auch ihr soziales Umfeld mit einbeziehen!

Kernaussage

8.2 Häufige Ängste Angehöriger

Die Angst ist ein sehr zentrales Thema in der Begleitung von Angehörigen, das besonderer Aufmerksamkeit durch uns Pflegepersonen bedarf. Im Wesentlichen können vier Arten von häufigen Ängsten Angehöriger unterschieden werden (vgl. Student et al. 1999, S. 171ff):

Angst vor der Ungewissheit

Äußerung eines Angehörigen: *„Was wird noch alles auf uns zukommen?"*

Da das Sterben heute großteils in Institutionen stattfindet, fehlen vielen Angehörigen Alltagskenntnisse und Verhaltensmuster für die Betreuung von Sterbenden. Hier ist es entscheidend, die Ängste und die Fragen der Angehörigen ernst zu nehmen und ihnen die pflegerischen Handlungen zu erklären.

Angst vor dem Leiden

Äußerung eines Angehörigen: *„Am schlimmsten ist, dass sie mir so leid tut."*

Es ist äußerst belastend, einen geliebten Menschen leiden zu sehen und nichts zur Entlastung beitragen zu können.

Vor allem die Angst vor Schmerzen zählt zu den größten Ängsten der Angehörigen. Hier kann die Aufklärung über die vielfältigen Möglichkeiten der modernen Schmerztherapie zusammen mit der Zusicherung von ÄrztInnen und Pflegepersonen, alles daran zu setzen, um eine möglichst schmerzfreie Situation herzustellen, beruhigend wirken. Eine Einbeziehung der Angehörigen in die Schmerztherapie (wenn das gewünscht wird) kann entlastend sein. Zugleich fördert es die Nähe zwischen dem Patienten oder der Patientin und den Angehörigen. Die gemeinsame Zeit kann als besonders wertvoll erlebt werden.

Angst vor Verlusten

Äußerung einer Angehörigen: *„Ich verliere nicht nur meinen Mann, in meinem Leben wird nichts mehr so sein wie davor!"*

Einen nahe stehenden Menschen zu verlieren bedeutet in der Regel immer auch einen schmerzlichen Verlust zu erleben. Hier können die Begleit- und Betreuungspersonen unterstützend wirken, in dem sie mithelfen, eine Kommunikation der betroffenen Personen aufrecht zu halten oder in Gang zu bringen. Angehörigen soll die Möglichkeit eingeräumt werden, Gefühle zuzulassen und auszudrücken, um sich gemeinsam innerlich auf das Sterben vorzubereiten und damit die Verlustangst schrittweise zu bearbeiten.

Angst vor dem Versagen oder davor, etwas Wesentliches versäumt zu haben

Äußerung eines Angehörigen: *„Wenn ich mehr darauf gedrängt hätte, dass sie zum Arzt geht, wäre die Erkrankung vielleicht noch heilbar gewesen."*

Viele Angehörige werden von dem subjektiven Gefühl gequält, Wichtiges versäumt zu haben, und vielleicht auch nicht alle medizinischen Möglichkeiten ausgeschöpft zu haben.

8.3 Herausforderungen

8.3.1 Herausforderungen für die Beziehung PatientIn – Angehörige

Unterschiedliche Emotionen

Äußerung einer Angehörigen: *„Mein Mann lässt sich so gehen. Er darf sich doch nicht aufgeben, er muss gegen die Erkrankung kämpfen!"*

Eine wesentliche Schwierigkeit ergibt sich daraus, dass die Phasen im Sterbeprozess von den Betroffenen und ihren Bezugspersonen nicht zeitgleich erlebt werden. Die PatientInnen sind ihrem Erleben der Situation voraus, die Angehörigen können nur auf deren Verhalten reagieren. Es kommt häufig vor, dass PatientInnen und Angehörige zu bestimmten Zeitpunkten emotional unterschiedlich empfinden und sich danach verhalten.

Beispiel

Es kann ein Patient innerlich sein Sterben schon ein Stück weit akzeptiert haben, während die Ehefrau noch immer enttäuscht darüber ist, dass ihr Mann nicht mehr um sein Leben kämpft. Es kann für sie in dieser Situation besonders schwierig sein mitzuerleben, wie ihr Mann erste Signale setzt, den Kampf aufzugeben, aber auch für den Mann eine Belastung bedeuten, von seiner Frau nicht losgelassen zu werden. In der Betreuung von schwerkranken Menschen ist es entscheidend, dass es ein gemeinsames Behandlungs- und Betreuungsziel von PatientInnen, Angehörigen und dem professionellen BetreuerInnenteam gibt. Dazu sind die so genannten Familiengespräche hilfreich. Bei diesen Familiengesprächen nehmen die PatientInnen, Bezugspersonen, Pflegeperson, Arzt oder Ärztin und bei Bedarf auch PsychotherapeutInnen, SozialarbeiterInnen und/oder SeelsorgerInnen teil.

In diesen gemeinsamen Gesprächen geht es um folgende Fragen:
- ▶ Was hat sich seit der Aufnahme verändert?
- ▶ Was sind die größten Belastungen oder Befürchtungen?
- ▶ Wer ist am meisten belastet? (Oft sind nicht die PatientInnen die am meisten belasteten Personen!)
- ▶ Was wollen/können wir erreichen? (Die Definition eines realistischen und vor allem **gemeinsamen** Behandlungszieles ist entscheidend.)

Konflikte

Eine schwere Erkrankung löst die Konflikte innerhalb der Familie nicht, im Gegenteil: Sie verschärft bestehende innerfamiliäre Spannungen. Alte Schuldgefühle und Belastungen aus vergangenen Tagen können in dieser Situation erneut aufbrechen. Diese seelische Belastung kann zu einer Verstärkung der körperlich wahrnehmbaren Schmerzen für die PatientInnen führen.

Äußerung einer Angehörigen: *„Ich würde so gern etwas für meine Mutter tun, möchte ihr die schwierige Situation erleichtern. Sie lehnt das aber ab, sie sagt, ich könne das nicht, das sollten besser die Schwestern machen."*

Hier können Pflegende Entlastung bieten, indem sie die Tochter in die Pflege mit einbeziehen. Wenn die Pflegenden die Unterstützung durch die Tochter wertschätzend erwähnen, kann es auch der Mutter leichter fallen, deren Hilfe anzunehmen.

Was brauchen Angehörige?
- ▶ Information, auch über Veränderungen
- ▶ Miteinbeziehung in die Pflege

- Unterstützung
- geduldige GesprächspartnerInnen
- Vorausplanung
- Anerkennung
- Verständnis
- Zuwendung

8.3.2 Herausforderungen für die Beziehung Angehörige – Pflegepersonal

Die Angehörigen als PartnerInnen akzeptieren

In der Betreuung von schwerkranken Menschen sind die Angehörigen wertvolle und unverzichtbare PartnerInnen. Es ist entscheidend, dass wir ein Bewusstsein dafür entwickeln, dass die Angehörigen unserer PatientInnen einen wesentlichen Beitrag zur Betreuung leisten können. PatientInnen und Angehörige bilden eine Einheit. Außerdem kennen sie die Kranken viel länger und sehr, sehr viel besser als wir. Mit unserer Unterstützung sind sie in der Lage, sehr viel mehr für die Betroffenen zu tun als wir professionellen BetreuerInnen.

Dazu brauchen sie unsere Anerkennung als kompetente PartnerInnen, unsere Wertschätzung und auf Wunsch auch eine Miteinbeziehung in die Pflege. Für die Kranken sind sie weit wichtiger als die professionellen BetreuerInnen.

Natürlich ist die Betreuung durch die Angehörigen geprägt von der Beziehung, die sie zu dem kranken Familienmitglied haben. Nicht selten findet eine Art Machtumkehr statt. Die zuvor Starken sind nun von der Hilfe der zuvor Schwachen abhängig. In dieser Konstellation wird es nur schwer möglich sein, dass diese Hilfe auch angenommen werden kann. Pflegende haben vielfältige Möglichkeiten, hier unterstützend zu sein.

Angehörige möchten von uns nicht wissen, was sie alles falsch machen, oder was sie anders machen sollten. Sie benötigen keine Ratschläge, sie brauchen vielmehr geduldige GesprächspartnerInnen und ZuhörerInnen. Dabei müssen wir uns auch bewusst sein, dass der drohende Verlust eines geliebten Menschen für die Angehörigen einen enormen Stress darstellt.

Die Reaktionen der Angehörigen mögen uns oft „unvernünftig" erscheinen. Es ist wichtig, dass wir ihnen nicht wertend, sondern grundsätzlich wertschätzend gegenüberstehen. Sie befinden sich oft in einer absoluten Krisensituation und es gehört zu unseren Aufgaben, sie in dieser schweren Zeit zu begleiten und zu unterstützen.

Den PatientInnen gilt die ganze Aufmerksamkeit der Umgebung, die Angehörigen leiden mit ihnen, aber nur selten werden sie gefragt, wie es denn ihnen gehe. Dabei sind sie in dieser Zeit oft ebenso bedürftig und verletzbar. Angehörige von schwerkranken und sterbenden Menschen empfinden es als sehr wohltuend, wenn sie gefragt werden, wie es denn ihnen persönlich gehe. Nach dem Befinden des oder der Kranken werden sie ständig gefragt, aber nur selten sagt jemand: „Und wie geht es Ihnen?"

Kernaussage

> Es liegt in unserer Verantwortung, Bedingungen zu schaffen, die es den Angehörigen sterbenskranker Menschen ermöglichen, die verbleibende Zeit gemeinsam zu nützen und Abschied zu nehmen.

Überforderung erkennen und ansprechen

Vor allem jene Angehörigen, die die PatientInnen zu Hause betreuen, oft über Monate und Jahre hindurch, stehen in den letzten Tagen und Wochen, in denen die Pflege meist besonders intensiv wird, knapp vor dem körperlichen und psychischen Zusammenbruch. Viele Angehörige überfordern und verausgaben sich grenzenlos. Leider scheint es, wie die Praxis immer wieder bestätigt, für Angehörige sehr schwierig zu sein, rechtzeitig Hilfe von außen zu holen (vgl. Plandor 2002, S. 272).

Es ist Aufgabe der Pflege, eine Überforderung der Angehörigen so gut wie möglich vorzubeugen. Dazu können folgende Maßnahmen ein erster Schritt in die richtige Richtung sein:

▶ Beraten über die Wichtigkeit des eigenen Gesundheitszustandes für die Pflege
▶ Aufzeigen der vielfältigen Möglichkeiten zur Entlastung
▶ dafür sorgen, dass pflegende Angehörige regelmäßig pflegefreie Tage haben
▶ andere Dienstleistungen im ambulanten Sektor miteinbeziehen
▶ Hilfsmittel bereitstellen
▶ den Angehörigen eine Möglichkeit geben, über ihre Belastungen zu sprechen

Vertiefung des Lernstoffes

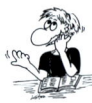

Zusammen-fassung

Die Angehörigenbetreuung ist ein wesentlicher Aufgabenbereich in der Palliative Care. Oft sind gerade die Angehörigen sehr belastet und benötigen unsere Aufmerksamkeit. In vielen Fällen können Angehörige in die Pflege mit einbezogen werden und sehr zum Wohlbefinden des Patienten oder der Patientin beitragen. Ihre Funktion als wichtige Informationsquelle für die Pflege ist nicht zu unterschätzen.

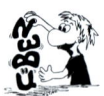

Zum Üben

1. Mit welchen Ängsten sind Bezugspersonen häufig konfrontiert?
2. Was können Sie zu einer guten Beziehung zwischen Pflegepersonen und Angehörigen beitragen?

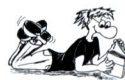

Zum Nachlesen

P. Fässler-Weibel (2001): Nahe sein in schwerer Zeit. Zur Begleitung von Angehörigen Sterbender. Paulusverlag, Freiburg/Schweiz.

G. Fürstler und C. Hausmann (2000): Psychologie und Sozialwissenschaft für Pflegeberufe. 2. Klinische Psychologie, Behinderung, Soziologie. Facultas Verlag, Wien.

H. Lang und H. Faller (1998): Medizinische Psychologie und Soziologie. Springer Verlag, Berlin, Heidelberg.

B. Plandor in S. Pleschberger et al. (Hg.) (2002): Palliativpflege. Grundlagen für Praxis und Unterricht. Facultas Verlag, Wien.

J. C. Student (1999): Das Hospizbuch. 4. Auflage. Freiburg.

J. C. Student (2004): Soziale Arbeit im Hospiz und Palliative Care. Reinhardt Verlag, München.

9 Trauer

Nach dem Studium dieses Kapitels sollten Sie ...

Lernziel

... die Bedeutung von Trauer verstehen und erkennen, dass Trauer Teil des menschlichen Lebens ist.

... verstehen, dass Trauer von Menschen individuell er- und durchlebt wird.

... den Trauerprozess und seine Aufgaben beschreiben können.

... verstehen, warum häufig eine „Resttrauer" bleibt.

... Trauerreaktionen kennen und wissen, wie sich erschwerte/pathologische Trauer ausdrückt.

... Risikofaktoren für einen normalen Trauerverlauf erkennen.

... wichtige Grundsätze der Trauerbegleitung kennen.

Die folgenden Definitionen von Trauer sollen deutlich machen, dass Trauer eine gesunde und normale Reaktion aufgrund eines Verlusts bedeutet.

> *„Die Trauer ist der gefühlsmäßige Ausdruck für den Verlust von etwas Bedeutsamem in unserem Leben."*
>
> *(Schmitz-Scherzer 1992)*

> *„Trauern ist eine gesunde, lebensnotwendige und kreative Reaktion auf Verlust und Trennungsereignisse."*
>
> *(Canacakis 1992)*

Trauer bedeutet also die Reaktion eines Menschen auf einen Verlust. Dieser Verlust kann ausgelöst sein durch den Tod eines uns lieb gewonnenen Menschen, aber auch durch unzählige andere Ereignisse, welche ein Abschiednehmen von Plänen, Zielen, Vorstellungen und Wünschen notwendig machen. So kann ein Umzug in eine andere Stadt, der Verlust der Arbeit oder das Beenden einer Liebesbeziehung ebenso Trauerreaktionen bewirken wie der Verlust von Körperfunktionen oder Einschränkungen in der selbstständigen Durchführung der Aktivitäten des täglichen Lebens.

Anregung

Ziel: sich bewusst werden, dass man selbst ständig mit Verlusten konfrontiert ist.
Schreiben Sie auf, von welchen Plänen und Vorstellungen Sie sich bereits in Ihrem Leben verabschieden mussten, etwa Berufswün-

> sche aus der Kindheit, unerwiderte Liebe, eine vertraute Umgebung verlassen, gesundheitliche Einschränkungen oder Ähnliches. Sind Sie überrascht, wie sehr Sie bereits mit dem Thema Verlust/Trauer in Berührung gekommen sind?

Wir alle sind unser Leben lang dazu aufgefordert, mit Verlusten umzugehen, sie im Idealfall in unser Leben zu integrieren und an ihnen zu reifen. Verluste sind ein Bestandteil menschlichen Lebens und können auch als eine aktive Zeit der Selbstheilung nach dem Verlust eines geliebten Menschen verstanden werden.

9.1 Umgang mit Trauer in unserer Gesellschaft

Noch bis zum Beginn des 20. Jh. war es üblich, Verstorbene zu Hause aufzubahren und über den Tod mittels einer „Traueranzeige an der Haustür" zu informieren, was eine Einladung für alle bedeutete, die sich von dem oder der Verstorbenen verabschieden und den Angehörigen beistehen wollten. Durch gemeinsame Rituale wie das Abhalten der Totenwache oder das Beten eines Rosenkranzes wurde die Trauerfamilie durch die Gesellschaft gestützt und begleitet.

Jeder Mensch hat für sich individuelle Trauerreaktionen, die nicht zuletzt durch bestehende kulturelle Umgangsnormen beeinflusst werden. So wird in unserer heutigen Gesellschaft eher erwartet, dass Trauernde ihren Schmerz nicht „öffentlich" machen, sondern im Privaten ausleben. Dies kann problematisch werden, da das Ausleben der Trauer, also auch das Mitteilen des Schmerzes, für die Trauernden einen wichtigen Prozess zur Trauerverarbeitung darstellt.

Trauerrituale

Trauerrituale helfen uns, z. B. in folgender Form:
- ▶ Die Bestattung selbst demonstriert die Endgültigkeit des Geschehens.
- ▶ Eine Todesanzeige signalisiert ein Abschiednehmen.
- ▶ Friedhofbesuche und Grabpflege dienen als legitimer Ort für Trauer.

9.2 Trauerarbeit

Trauerarbeit bedeutet nach Sigmund Freud all das, was der trauernde Mensch in seiner Trauer zu leisten hat, wie z. B. das Ertragen des durch den Verlust entstandenen Schmerzes oder die Bewältigung des völlig veränderten Alltags. Trauerarbeit bezeichnet demnach den Weg durch die Trauer hindurch. Die Verarbeitung von Trauer ist ein prozesshaftes Geschehen, das in den Trauermodellen näher dargestellt werden soll.

9.2.1 Trauermodelle

Trauermodelle sollen helfen, den Prozess der Trauer zu erfassen, zu veranschaulichen und zu erklären. Man unterscheidet im Wesentlichen Phasenmodelle von zielorientierten Modellen. Immer bleibt Trauern aber ein individuelles Geschehen, das sich nicht in ein genaues Schema einordnen lässt.

Phasenmodelle

Sie versuchen, bestimmte Phasen der Trauer in chronologischer Reihenfolge (oft auch innerhalb definierter Zeiträume) zu erklären. Sehr bekannte Phasenmodelle wurden beispielsweise durch Kübler-Ross (1969), Spiegel (1973), Bowlby (1980) oder Kast (1982) beschrieben.

Die meisten Phasenmodelle, mit Ausnahme jenes von Kast, sehen das Ziel des Trauerprozesses darin, dass sich die Trauernden von der Beziehung zu den Verstorbenen lösen sollen.

Kast hingegen betont das Ziel, so viel wie möglich von der Beziehung und den Eigenheiten der verstorbenen Person in das eigene Leben zu integrieren, um mit diesem neuen Selbst- und Weltverständnis weiterzuleben (vgl. Kast 1982, S. 7).

In den Phasenmodellen wird zu Beginn eine Art Schockphase beschrieben, in der das Trauergeschehen in seiner Tragweite nicht erfasst werden kann. Der weitere Verlauf kennzeichnet sich durch das In-Berührung-Kommen mit eigenen Emotionen wie Zorn und einer eher depressiven oder regressiven Haltung. Letztlich charakterisiert sich eine Phase durch die Anpassung an die neue Situation aufgrund einer Neuorganisation bzw. eines veränderten Selbst- und Weltbezugs.

Kast beschreibt in ihrer letzten Phase (neuer Selbst- und Weltbezug) die Möglichkeit einer fortbestehenden Beziehung zum Verstorbenen als „innerem Begleiter", der für die weitere Lebensgeschichte von Bedeutung bleibt.

Die Gefahr dieser Phasenmodelle besteht hauptsächlich darin, dass der in ihnen beschriebene Trauerablauf zur „Norm" erhoben wird und individuelle Abweichungen als „pathologisch" betrachtet werden könnten.

Die Phasen des Trauerns sind also nur als Annäherung an das zu verstehen, was Menschen in einem Trauerprozess erleben (vgl. Paul 2001).

Da diese Modelle wissenschaftlich nicht generell bestätigt werden konnten und die Übernahme in praktische Behandlungsstrategien nicht gelang, werden die Phasenmodelle heute weitgehend verlassen (vgl. Aulbert/Smeding 1997).

Tabelle 7

Phasenmodelle

	Kübler-Ross (1969)	Bowlby (1980)	Kast (1982)
Phase I	Nicht wahrhaben	Betäubung	Nicht wahrhaben wollen
Phase II	Zorn	Sehnsucht und Suche nach der verlorenen Figur: Zorn	Aufbrechende Emotionen
Phase III	Verhandeln	Desorganisation und Verzweiflung	Suchen und sich trennen
Phase IV	Depression	Reorganisation	Neuer Selbst- und Weltbezug
Phase V	Zustimmung		

Zielorientierte (aufgabenorientierte) Modelle

Sie sind in den achtziger und neunziger Jahren entstanden und zeichnen sich dadurch aus, dass den Trauernden über definierte Ziele bzw. Aufgaben Handlungsmöglichkeiten aufgezeigt werden sollen, um ein aktives Tätigwerden zu fördern.

Das momentan bekannteste und meist zitierte zielorientierte Modell ist jenes nach Worden 1982 (nochmals überarbeitet 1991), das auf vier grundlegenden Aufgaben beruht:

1. Die Realität des Verlusts akzeptieren

Trauernde neigen häufig dazu, auf die Rückkehr des Verstorbenen zu hoffen und leugnen deshalb den Verlust, um diese Hoffnung nicht zu zerstören. Den Verlust als Realität zu erkennen bedeutet, die Rückkehr des Verstorbenen nicht mehr länger zu erwarten. Die Möglichkeit der persönlichen Abschiednahme vom toten Menschen sowie eine vorangegangene Begleitung während des Sterbeprozesses können für die Realisierung des Verlustes unterstützend wirken.

2. Den Trauerschmerz erfahren und durcharbeiten

Diese Aufgabe verlangt von den Trauernden, dass sie sich dem Schmerz stellen und ihn durchleben, ihm also nicht ausweichen, sondern eine aktive Auseinandersetzung mit ihren Gefühlen zulassen. Trauernde können mit unterschiedlichen, oft auch mit widersprüchlichen Gefühlen wie Verzweiflung, Wut, Angst, Schuld, Sehnsucht, Kummer, Einsamkeit, Ohnmacht, Dankbarkeit, Liebe oder Leere konfrontiert sein. Es besteht die Möglichkeit, dass sich die Gefühle auf somatischer Ebene äußern wie z. B. Schmerzen im Herz-, Hals-, Brust- und Bauchbereich, Appetitlosigkeit, Schlafstörungen, Unruhe, Konzentrationsstörungen.

Die Begegnung und Auseinandersetzung mit diesen Emotionen ist für einen konstruktiv verlaufenden Trauerprozess notwendig. Dabei ist ein gutes soziales Netz von großer Bedeutung, in welchem diese Gefühle in einem sicheren Rahmen ausgedrückt werden dürfen.

3. Sich anpassen an eine Umwelt, in welcher der oder die Verstorbene fehlt

Dazu muss erkannt werden, welche Rollen der oder die Verstorbene eingenommen hat, um im Anschluss daran zu klären, welche Rollen nun selbst oder durch andere Personen übernommen werden müssen. Oft leisten Trauernde Widerstand, wenn es darum geht, neue Tätigkeiten übernehmen zu müssen.

Die Chance zur positiven Weiterentwicklung besteht darin, Neues dazuzulernen und dementsprechend überholte Vorstellungen über die eigenen Lebensumstände hinter sich zu lassen und neue Perspektiven zu entwickeln.

4. Dem oder der Verstorbenen emotional einen neuen Platz zuweisen und das eigene Leben wieder aufnehmen

Die vierte Aufgabe beschreibt, dass keine völlige Loslösung von der Beziehung zu dem oder der Verstorbenen eingefordert wird. Vielmehr geht es darum, eine Veränderung in der Beziehung zuzulassen, indem dem verstorbenen Menschen ein neuer, passender Platz im Bewusstsein zugeordnet wird. Das hat zur Folge, dass ein gewisses Quantum an Resttrauer weiter bestehen bleibt.

Diese Resttrauer erlaubt den Trauernden auch nach erfolgreicher Bewältigung der Traueraufgaben das Empfinden von Schmerz, doch geht Worden davon aus, dass diese Traurigkeit in ihrer Qualität anders ist – sie schmerzt nicht mehr so sehr. Die trauernde Person hat aber in einem aktiven, prozesshaften Geschehen ein neues Verständnis dazu entwickelt.

> Trauer ist nie ganz zu Ende. Eine Resttrauer bleibt bestehen.

Kernaussage

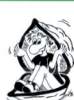

9.2.2 Normale/gesunde Trauerreaktionen

Die gesunde Trauerreaktion umfasst ein breites Spektrum von Symptomen, das nach einem schmerzlichen Verlust auftreten kann. Beim gesunden Trauerverlauf verfügt der trauernde Mensch über adäquate, individuelle Bewältigungsstrategien, die das Durcharbeiten des Trauerprozesses ermöglichen.

Die im Folgenden aufgelisteten Reaktionsweisen sollen die große Bandbreite völlig normaler Trauerreaktionen aufzeigen. Es gilt zu beachten, dass sich auch eine „normale" Trauerarbeit in psychischen und physischen Störungen ausdrücken kann.

Auflistung 1

Normale Trauerreaktionen

(Quelle: Boschert/Kotz: Tod und Trauer bewältigen (Seminarkonzept); Zusammenfassung nach Worden (1987), S. 28-39. In: Pleschberger et al. (Hg.) (2002): Palliativpflege, Grundlagen für Praxis und Unterricht. Facultas Verlag, Wien. Anlage 1, „Normale Trauerreaktionen", S. 279-297.)

Normale Trauerreaktionen

Gefühle

▶ Traurigkeit

▶ Zorn

▶ Schuld und Selbstbeschuldigung

▶ Angst

▶ Verlassenheit, Einsamkeit

▶ Müdigkeit

▶ Hilflosigkeit

▶ Schock

▶ Sehnsucht

▶ Befreiung

▶ Erleichterung

▶ Betäubung, Abgestumpftheit

Körperliche Empfindungen

▶ Leeregefühl im Magen

▶ Beklemmungen in der Brust

▶ Zugeschnürtsein der Kehle

▶ Überempfindlichkeit gegen Lärm

▶ Ein Gefühl der Depersonalisation: „Ich gehe die Straße entlang und alles kommt mir unwirklich vor, auch meine eigene Person."

▶ Atemlosigkeit, Gefühl von Kurzatmigkeit

▶ Muskelschwäche

▶ Energiemangel

▶ Mundtrockenheit

Verhaltensweisen

▶ Schlafstörungen

▶ Appetitstörungen

▶ geistesabwesendes Verhalten

▶ soziales Sichzurückziehen

▶ Träumen von dem verstorbenen Menschen

▶ Meiden von Erinnerungen an den verstorbenen Menschen

▶ Suchen und Rufen

▶ Seufzen

▶ ratlose Überaktivität

▶ Weinen

▶ Aufsuchen von Orten oder Beisichtragen von Gegenständen, die die Hinterbliebenen an die Verstorbenen erinnern

▶ Kult mit Objekten aus dem Besitz der Toten

Gedanken

- ▶ Unglaube, Nichtwahrhabenwollen
- ▶ Verwirrung
- ▶ intensive Beschäftigung mit den Toten
- ▶ Gefühl der Anwesenheit der Verstorbenen
- ▶ Gesichts- und Gehörhalluzinationen

All diese Reaktionen sind als normal und nicht als pathologisch einzustufen!

9.2.3 Die starke/erschwerte Trauerreaktion

Stephenson hat den Begriff „pathologische Trauer" durch „starke Trauerreaktion" ersetzt, da sich generell schwer sagen lässt, ab wann ein Trauerverhalten tatsächlich als pathologisch zu bewerten ist (vgl. Husebö, S. 285). Müller/Schnegg (1997) und Stroebe et al. (1993) sprechen in diesem Zusammenhang von einer erschwerten Trauer.

Trauer ist ein sehr individuelles und persönliches Geschehen. Gefühle sind an sich nicht rational, deshalb lässt sich schwer verallgemeinern, welches Gefühl in der Trauersituation in welchem Ausmaß nun „angebracht" und „normal" ist. Es lässt sich nicht so einfach diagnostizieren, ab wann z. B. ein sozialer Rückzug pathologisch ist, wenn er dem momentanen Gefühlszustand und der Verarbeitungsstrategie der trauernden Person entspricht. Worden ist der Ansicht, dass pathologische Trauer mehr mit der Intensität und/oder der Dauer einer Reaktion zu hat als mit einem Vorhanden- oder Nicht-Vorhandensein eines spezifischen Verhaltens.

Die erschwerte Trauerreaktion lässt sich von der normalen durch folgende Kriterien unterscheiden:

- ▶ starke impulsive emotionale Reaktionen wie Wut, Schuldgefühle, Angst
- ▶ die Trauer wird nicht empfunden (fehlende Trauer) oder erst verspätet (verzögerte Trauer)
- ▶ die Intensität der Trauer lässt nicht nach
- ▶ die Anpassung an die neue Wirklichkeit gelingt nicht

Die vier Formen pathologischer Trauerreaktionen nach Worden

Chronische Trauerreaktionen: Es besteht über einige Jahre das Gefühl, im gesamten Leben von dem Gefühl der Trauer befangen zu sein. Die trauernde Person ist sich dabei dessen bewusst, dass sie die Trauerperiode für sich nicht abzuschließen vermag.

Verzögerte Trauerreaktionen: Ein Verlusterlebnis der Vergangenheit wurde gefühlsmäßig nicht oder nicht ausreichend bearbeitet. Ein neuerlicher Verlust kann nun bewirken, dass der damals nicht ausgedrückte Trauerschmerz zusätzlich zum neuen Verlusterlebnis erfahren wird. Der unbewältigte Kummer über dieses frühere Verlusterlebnis verstärkt die Intensität der Trauer. Zum Beispiel können schwangere Frauen nur begrenzt trauern. Sie sind ganz auf das neue Leben ausgerichtet – deshalb kommen Trauerreaktionen dann oft verzögert und sind für die Umgebung oft nicht mehr nachvollziehbar.

Übertriebene Trauerreaktionen: Die trauernde Person erlebt den Verlust als übermäßig angstbesetzt und Gefühle der Hoffnungslosigkeit und irrationale Verzweiflung können sich entwickeln. Die Person kann sich ein Weiterleben ohne den Verstorbenen oder die Verstorbene nicht mehr vorstellen, die Trauer wird als exzessiv und lähmend erlebt. Gefühle von Hoffnungslosigkeit und Niedergestimmtsein können sich zu einer regelrechten Verzweiflung entwickeln. Zudem können sich starke Ängste und Phobien entwickeln, die oft mit dem Thema Tod zu tun haben.

larviert
versteckt, ohne deutliches Zeichen, ohne typische Merkmale verlaufend

Larvierte **Trauerreaktionen**: Die trauernde Person bemerkt zwar Symptome an sich, kann aber nicht erkennen, dass diese mit dem Verlust in Zusammenhang stehen. Diese Symptome sind nicht emotionaler Art, die bewusste gefühlsmäßige Auseinandersetzung im Trauerprozess bleibt also aus. Vielmehr äußert sich die Trauerreaktion in Form von psychosomatischen Beschwerden. Die trauernde Person kann auch körperliche Schmerzen entwickeln, die denen der verstorbenen Person ähnlich sind.

Starke Trauerreaktionen können dadurch gekennzeichnet sein, dass die Betreffenden schmerzvoll reagieren, wenn der oder die Verstorbene erwähnt wird, oder dass am Jahrestag schwere psychische oder physische Reaktionen auftreten. Vorübergehend kann sich die Situation derart verschärfen, dass Trauernde weder essen noch schlafen können, die eigene Körperhygiene völlig vernachlässigen und sich nur schwer oder gar nicht dazu motivieren können, das Bett zu verlassen. Somit zeigt eine starke Trauerreaktion ein ähnliches Bild wie eine Depression. In Abgrenzung zur Depression fehlen bei der starken Trauerreaktion am ehesten die krankhafte Beschäftigung mit Gefühlen der Wertlosigkeit, eine lange und ausgeprägte Leistungsminderung sowie eine deutliche psychomotorische Verlangsamung. Eine erschwerte Trauerreaktion kann auch als Komorbidität einer Depression oder Angsterkrankung auftreten (DSM IV).

In der Regel sind Psychopharmaka aber nicht notwendig und eher kontraproduktiv, da damit die Gefühle verschleiert werden. Solche Medikamente werden vorzugsweise in Kombination mit psychologischer Begleitung bei starker Depression oder Angstzuständen verordnet.

Kernaussage

> Das Erkennen und Ernstnehmen von Anzeichen einer starken Trauerreaktion durch uns Pflegepersonen ist sehr wichtig, da wir auf mögliche Hilfestellungen (psychologische Betreuung, Selbsthilfegruppen) aufmerksam machen können.

Man darf aber weder bei Personen, die nicht zu trauern scheinen, noch bei jenen, deren Trauerreaktion kein Ende findet, automatisch auf eine pathologische Trauer schließen (vgl. Smeding 2000). Es bedarf also in diesen Fällen einer situationsgerechten Einschätzung einer eventuell besonderen Begleitungsbedürftigkeit. Dazu kann das Wissen um Risikofaktoren, die eine starke Trauerreaktion begünstigen, hilfreiche Hinweise bieten.

9.2.4 Risikofaktoren für den normalen Trauerverlauf

(angelehnt an Parkes und Smeding sowie Paul und Müller)

Vor Eintritt des Verlusts

- vorangegangene andere Verluste oder mehrere schwere Verlusterfahrungen
- Verluste in Kindheit und Jugend, die nicht angemessen betrauert wurden
- frühere psychische Erkrankungen, vor allem Depressionen
- (unbewältigte) Lebenskrisen vor dem Verlust
- die Art der Beziehung zu dem oder der Verstorbenen:
  - abhängige Beziehung: Der oder die Betreffende kann oder will nicht ohne den anderen oder die andere leben.
  - ambivalente Beziehung: Es bestehen dem oder der Verstorbenen gegenüber zugleich positive und negative Gefühle.
- Vorliegen von Bedingungen, die später Schuldgefühle fördern können, z. B. Tod in einer Trennungsphase.

Todesumstände/Art des Todes

- plötzlich, unerwartet
- Verlust eines Kindes
- Suizid
- Unfälle, Mord
- Leichnam kann nicht geborgen werden

Bei Eintritt des Verlusts

- Alter und Geschlecht
  - z. B. sind Frauen mehr gefährdet als Männer, v. a. beim Tod eines Kindes

- Männer haben oft größere Schwierigkeiten damit, ihre Trauererfahrungen anderen mitzuteilen
▶ Gesundheitszustand (Abhängigkeit von Drogen, Alkohol)
▶ Persönlichkeit
  - Selbstbild des „starken Menschen": Vermeiden von Hilflosigkeit
  - Vermeidung von starken Emotionen, Verbieten des Gefühlsausdrucks, Unterdrücken von Gefühlen wie Angst
  - Menschen mit einem rigiden Selbstbild und Rollenkonzept, z. B.: „Männer weinen nicht"
  - nicht adäquater Umgang mit Stresssituationen
▶ Sozioökonomischer Status
  - z. B. finanzielle Situation bei jungen Witwen mit Kindern
▶ Kulturelle und religiöse Faktoren, welche die Trauer beeinflussen

Wesentliche Faktoren nach dem Verlust
▶ Soziale Unterstützung/soziale Isolation. Wird die Familie als unterstützend erlebt? Gibt es genügend „Raum" für die Trauer?
▶ Gibt es neue Lebenschancen/-perspektiven?
▶ Darf Trauer gezeigt und gelebt werden (z. B. in außerehelichen Beziehungen, homosexuellen Beziehungen etc.)?
▶ Ist eine Reaktivierung früherer Konflikte oder Traumata möglich?
▶ Gibt es Anforderungen, die der Trauer entgegenstehen (Schwangerschaft)?
▶ Wie sieht es mit zusätzlichen Belastungen wie Verpflichtungen, finanziellen Problemen, Kindererziehung etc. aus?
▶ Handelt es sich um ein sozial oder persönlich nicht als Verlust verstandenes oder akzeptiertes Geschehen (z. B. Abtreibung, Frühabort)?
▶ Wie viel Zeit/Gelegenheit für einen Abschied gab es? Wie konnte der Abschied gestaltet werden? Gab es ausreichend Möglichkeit, sich auf eine ganz persönliche Art und Weise von dem oder der Verstorbenen zu verabschieden?

Wesentlich ist auch die Überlegung, dass jeder Verlust Folgeverluste nach sich zieht. Es werden damit mehrfach schmerzhafte Verluste ausgelöst.

9.2.5 Auswirkungen der Trauer auf die Familie

Die Familie ist in sich ein System, in welchem die einzelnen Familienmitglieder wechselseitig aufeinander bezogen sind. Eine Veränderung bei einem Familienmitglied hat Auswirkungen auf alle anderen. So kommt das Gleichgewicht durch den Tod eines Familienmitglieds aus dem Lot, für die Hinterbliebenen bedeutet das eine Neuverteilung von spezifischen Aufgaben, Funktionen und Rollen.

Voraussetzungen für eine positive Trauerverarbeitung in der Familie

Für eine positive Bewältigung der Trauer innerhalb des Familiensystems ist eine offene Kommunikation, in der alle Mitglieder ihre Gefühle auf ihre individuelle Art ausdrücken dürfen, ein guter Nährboden. Ebenso sind das Annehmen-Können von Hilfe im Bedarfsfall, die gegenseitige Unterstützung sowie gefestigte Kontakte und Beziehungen, die unterstützend wirken, wichtige Faktoren für eine gute Trauerverarbeitung.

Ursachen für einen problematischen Umgang mit Trauer in der Familie

Schwierigkeiten in der Trauerverarbeitung innerhalb der Familie liegen oft darin begründet, dass auf Bewältigungsstrategien zurückgegriffen wird, die zwar von der Familie in Krisensituationen häufig (oft über Generationen hinweg) angewandt wurden, jedoch nicht passend und dienlich sind, um die Trauerverarbeitung aller Familienmitglieder positiv zu unterstützen.

Konflikte können auch entstehen, weil ein Familienmitglied auf andere Art und Weise trauert, als es vom Rest der Familie erwartet bzw. gar eingefordert wird, oder weil bei Einzelnen bereits nicht verarbeitete Verlusterlebnisse bestehen, weshalb der aktuelle Schmerz nicht zugelassen werden kann (z. B. spezielle Formen der Trauer bei Jugendlichen).

Trauern die Familienmitglieder unterschiedlich intensiv, kann sich das Problem ergeben, dass sich die stärker Trauernden nicht in der Lage fühlen, zusätzliche Aufgaben zu übernehmen oder Entscheidungen zu treffen. Die weniger Trauernden befürchten, dass die intensiv Trauernden einen Kontrollverlust erleben und ihre Alltagsprobleme nicht mehr bewältigen können. Sie neigen dann dazu, ihre Trauer zu unterdrücken, um den Anforderungen des Alltags nachkommen zu können.

Die Intensität der Trauer hat auch stark mit den unterschiedlichen Bindungen und Koalitionen innerhalb einer Familie zu tun – z. B. Vater und Tochter waren sich immer näher als Tochter und Mutter etc.

9.3 Trauerbegleitung

Die Trauerbegleitung ist eine Aufgabe, für die sich das gesamte Behandlungs- und Betreuungsteam zuständig fühlen sollte. Im Folgenden werden einige wichtige Grundsätze hervorgehoben:

Eigener Umgang mit Trauer

Um einen Menschen in seinem Trauerprozess gut begleiten zu können, bedarf es auch eines reflektierten Umgangs mit eigenen Verlusterlebnissen. Ebenso darf die eigene Trauer nicht übergangen werden, die entsteht, wenn ein Patient oder eine Patientin verstirbt.

Erinnern Sie sich an eine Situation, in der ein Patient oder eine Patientin, zu dem oder der Sie eine besonders gute Beziehung aufbauen konnten, gestorben ist.

Schreiben Sie auf,
- ▶ welche Gefühle das bei Ihnen ausgelöst hat,
- ▶ welche Verhaltensweisen Sie an sich bemerkt haben und
- ▶ wer oder was Ihnen in dieser Situation geholfen hat.

Waren Ihre damaligen Reaktionen für Sie hilfreich?

Gesprächsbereit sein und individuellen Trauerausdruck akzeptieren

Die Begleitpersonen müssen bereit sein, sich auf ein Gespräch einzulassen. Trauernde benötigen oft eine Art Klagemauer, der sie dieselben Dinge auch wiederholt erzählen dürfen, um Entlastung zu finden.

Für eine unterstützende Begleitung ist es wesentlich, die individuellen Trauerreaktionen der Betroffenen zu akzeptieren, sie zuzulassen. Da kann es besonders hilfreich sein, Reaktionen/Gefühle als „normal" rückzumelden: Häufig ist es für die Trauernden wichtig, Gefühle wie Angst, Wut, Schmerz oder Schlaflosigkeit als normale Reaktionen bestätigt zu bekommen. Damit kann man einem möglichen Schuldgefühl, nicht „angemessen" auf den Verlust zu reagieren, entgegenwirken. Für einige Betroffene besteht sogar die Befürchtung, „verrückt" zu werden. Es ist daher wichtig ihnen zu erklären, dass viele Trauernde für sie „verrückte" Dinge tun in dieser schweren Zeit, nicht aber ihren Verstand verlieren.

Hilfe von sich aus anbieten

Leider fordern oft jene Trauernden, die Hilfe von anderen Personen am dringendsten bräuchten, diese nicht von sich aus ein. Sie haben nicht genügend Kraft dazu. Sehr häufig findet sich die wichtigste Hilfe für trauernde Personen in ihrer sozialen Umgebung (Verwandte, Freunde, Nachbarn etc.).

Die Abschiedssituation gestalten

Es liegt in der Verantwortung der Pflegenden, für die Rahmenbedingungen eines individuellen Abschieds zu sorgen, u. a. auch die Angehörigen dazu zu ermutigen, den Verstorbenen oder die Verstorbene anzusehen und zu berühren. Die Realität des Todes wird dadurch deutlich erfahrbar. War eine gewünschte Abschiednahme vom toten Menschen nicht möglich, kann dies zu einem erschwerten Trauerprozess führen.

Beispiel

Frau A., Mutter von drei Kindern im Alter von 9, 15 und 17 Jahren, leidet an einem metastasierenden Mammakarzinom. In den Tagen vor ihrem Tod verbringen die Kinder viel Zeit bei ihrer Mutter und sie helfen auch in der Pflege mit. Frau A. hat ihre Kinder schon seit längerem auf ihr Sterben vorbereitet. In dieser Zeit leisten die Geschwister bereits einen großen Teil ihrer Trauerarbeit. Als Frau A. verstirbt, sind die Kinder darauf vorbereitet. Für den Abschied brauchen sie viel Zeit. Abwechselnd liegen sie bei ihrer toten Mutter im Bett und halten sie in den Armen. Die jüngste Tochter möchte etwas von ihrer Mama zurückbehalten und schneidet eine Locke aus dem Haar der Mutter ab. Die ältere Tochter sagt ihrer Mutter immer wieder, wie lieb sie sie hat und dass sie die beste Mutter war, die sie sich wünschen konnte. Der Sohn schreibt einen langen Brief, den er seiner Mutter mit in den Sarg geben will. Mit in den Sarg soll auch eine Zeichnung der jüngsten Tochter und ein Foto, auf dem die ganze Familie zu sehen ist. Gemeinsam mit ihrem Vater streuen die Kinder viele Rosenblätter auf das Bett und erst als alle dazu bereit sind, wird Frau A. aus dem Zimmer gebracht.

Spezielle Angebote zur Trauerbegleitung

Einzelbegleitung: Die trauernde Person wird für ca. 5–10 Treffen von einer haupt- oder ehrenamtlichen MitarbeiterIn begleitet. Die Treffen finden entweder zu Hause oder an einem neutralen Ort statt.

Trauercafé: Das Trauercafé bietet Trauernden die Möglichkeit, sich mit anderen Menschen in einer ähnlichen Situation unverbindlich zu treffen und auszutauschen sowie neue Kontakte zu knüpfen. Meist wird ein Trauercafé von mehreren MitarbeiterInnen bzw. fachlich qualifizierten Personen betreut und findet ein bis zwei Mal im Monat statt.

Trauergruppen: sind geschlossene Gruppen von ca. 8–12 TeilnehmerInnen, die von fachlich qualifizierten Personen für 6–10 Abende begleitet werden.

Selbsthilfegruppen für Trauernde: Das Angebot an offenen Selbsthilfegruppen richtet sich an trauernde Hinterbliebene, trauernde Eltern und Geschwister oder Angehörige nach einem Suizid. Es werden in diesem Rahmen teilweise auch themenbezogene Fachvorträge angeboten.

Vertiefung des Lernstoffes

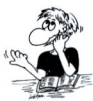

Zusammen-fassung

Trauer ist nötig, um Verlustsituationen zu verarbeiten. Jeder Mensch hat individuelle Mechanismen, um Verlusten zu begegnen und diese in sein Leben zu integrieren. Trauermodelle liefern einen Anhaltspunkt dazu, wie Trauer von Menschen allgemein erfahren wird bzw. welche Aufgaben und Ziele sich aus diesem Prozess ergeben. Die Grenze zwischen „gesunder" und „pathologischer" Trauer ist äußerst unscharf, da die Individualität des trauernden Menschen einen großen Spielraum an Reaktionen offen lässt. Es gibt auch Risikofaktoren, die einen „gesunden" Trauerverlauf gefährden können.

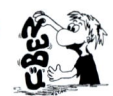

Zum Üben

1. Was ist das Endziel des Trauerprozesses?
2. Welche Reaktionen lassen auf eine starke bzw. pathologische Trauerverarbeitung schließen?
3. Welche Risikofaktoren können die „normale" Trauerverarbeitung gefährden?
4. Welche Verhaltensweisen können die Trauerverarbeitung innerhalb des „Systems Familie" erschweren?
5. Was können Sie tun, um trauernde Angehörige zu begleiten?

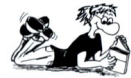

Zum Nachlesen

E. Aulbert und D. Zech (1997): Lehrbuch der Palliativmedizin. Schattauer Verlag, Stuttgart.

J. Canacakis (2001): Ich sehe deine Tränen. Trauern, klagen, leben können. Kreuz Verlag, Stuttgart.

A. Diderich (2003): Das Loch, in das ich fiel, wurde zur Quelle, aus der ich lebe. Katholische Fachhochschule Mainz.

V. Kast (1982): Trauern, Phasen und Chancen des psychischen Prozesses. Kreuz Verlag, Berlin.

C. Paul (2001): Neue Wege in der Trauer- und Sterbebegleitung, Hintergründe und Erfahrungsberichte für die Praxis. Gütersloher Verlagshaus, Gütersloh.

C. Paul und M. Müller (2007): Trauerprozesse verstehen und begleiten. In Knipping: Lehrbuch der Palliative Care. 2. Auflage. Huber Verlag.

S. Pleschberger et. al. (2002): Palliativpflege. Facultas Verlag, Wien.

R. Schmitz-Scherzer (1992): Altern und Sterben, Sterbebegleitung, Sterben im Krankenhaus, Sterbehilfe und Hospizbewegung. Sterben zu Hause. Die religiöse Dimension. Hans-Huber-Verlag, Bern.

R. Smeding (2000): Das Loch, in das ich fiel, wurde zur Quelle, aus der ich lebe. Wege durch die Trauer. In: A. Daiker: Selig sind die Trauernden, Trauer- und Gedenkgottesdienste, Schwabenverlag 2000, Ostfildern.

J. W. Worden (1987): Beratung und Therapie in Trauerfällen. Ein Handbuch. Huber Verlag, Stuttgart.

J. W. Worden (1999): Beratung und Therapie in Trauerfällen. Ein Handbuch. 2. erw. Auflage. Huber Verlag, Göttingen.

C. Zacker (2005): Richtiges Verhalten im Trauerfall. Kondolenzbriefe, Todesanzeigen, Trauerreden und Beileidsbezeugungen. Heyne Verlag, München.

H. Znoj (2004): Komplizierte Trauer. Fortschritte der Psychotherapie. Band 23. Hogrefe Verlag, Göttingen.

H. Znoj (2005): Ratgeber Trauer. Informationen für Betroffene und Angehörige.

www.inneremedizin.insel.ch/fileadmin/innere-pupk/innere-pupk_users/Pdf/Psychosomatik/Curriculum_PSMK_2007/Trauma_Trauer_oT.pdf

Zum Nachlesen

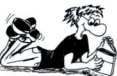

10 Tod und Kinder

Nach dem Studium dieses Kapitels sollten Sie ...

... verstehen, dass Kinder in ihrem Umgang mit Tod und Sterben davon abhängig sind, was Erwachsene ihnen beibringen und wie diese selbst damit umgehen.

... wissen, welche Vorstellungen Kinder im Allgemeinen von Tod und Sterben haben (Todeskonzepte).

... wissen, wie Kinder Trauer ausdrücken.

... über unterstützende Maßnahmen in der Trauerbegleitung von Kindern Bescheid wissen.

Das Sterben eines Kindes ist in unserem Kulturkreis im Gegensatz zu früher, als die Kindersterblichkeit wesentlich höher lag, derart selten geworden, dass der Tod eines Kindes geradezu als widernatürlich empfunden wird. Der Verlust eines Kindes wird in der Regel als besonders schmerzhaft für alle Beteiligten (Angehörige, Pflegepersonen, ÄrztInnen etc.) erlebt und wirft für viele große Sinnfragen auf. Zentral bleibt dabei die Frage, warum ein Leben, das sich erst zu entwickeln beginnt, bereits wieder zu Ende sein muss.

10.1 Was verstehen Kinder unter Tod?

Nachdem Sterben und Tod noch immer zu den Tabu-Themen unserer Gesellschaft zählen, werden auch Kinder von dieser Einstellung geprägt. Sie sind im Umgang sowie in ihrer Vorstellung von Tod und Sterben sehr darauf angewiesen, was ihnen Erwachsene an Erklärungen und Verhalten vermitteln. Erwachsene müssen sich dieser Verantwortung bewusst sein, um die Kleinen nicht mit unrealistischen Schilderungen zu belasten oder unbeabsichtigt Ängste zu erzeugen. Leider haben Kinder heute selten Gelegenheit, das Sterben mitzuerleben. Sie werden vom Tod eines Menschen häufig „ferngehalten", was den natürlichen Zugang zu Tod und Sterben erschwert.

Der Entwicklungspsychologe Jean Piaget untersuchte, welche Vorstellungen Kinder mit dem Begriff Leben verbinden. Zusammengefasst definiert er vier Stadien:

Stadium 1 (ca. 3–6 Jahre): Lebendig ist, was in irgendeiner Form aktiv oder nützlich ist. Eine Kerze ist dann lebendig, wenn sie brennt, weil sie hell macht.

Stadium 2 (ca. 6–8 Jahre): Lebendig ist, was sich bewegt. Der Unterschied zwischen belebten und unbelebten Dingen wird in diesem Alter deutlich: Der See ist dann lebendig, wenn er Wellen macht.

Stadium 3 (ca. 8–12 Jahre): Lebendig ist, was spontane Eigenbewegungen hat. Das Kind kann zwischen eigener und erhaltener Bewegung unterscheiden.

Stadium 4 (ca. ab 12 Jahre): Als lebendig gelten nur noch Pflanzen, Tiere und Menschen.

10.1.1 Todeskonzepte von Kindern

Kinder haben ihre eigenen Vorstellungen vom Tod, die sich mit dem Lebensalter entwickeln. Kinder gleichen Alters sind aber durchaus nicht alle auf demselben Entwicklungsstand, da die Vorstellungen von Tod und Sterben durch zahlreiche Faktoren wie

- ▶ Erfahrungen, persönliche Erlebnisse mit Tod,
- ▶ Umwelteinflüsse wie Fernsehen (die Art der Filme haben erheblichen Einfluss),
- ▶ kulturelle, gesellschaftliche und familiäre Gepflogenheiten

beeinflusst und bestimmt werden.

Es sind 4 Kompetenzen erforderlich, um das Phänomen Tod zu verstehen:

- ▶ Nonfunktionalität (Stillstand aller biologischen und psychischen Lebenszeichen)
- ▶ Irreversibilität (der Tod kann nicht mehr rückgängig gemacht werden)
- ▶ Kausalität (Ursächlichkeit des Todes, die stets physikalischer/biologischer Art ist)
- ▶ Universalität (jedes Lebewesen muss sterben)

Bei Kindern sind diese Kompetenzen je nach Alter noch nicht ausgereift, was ein Begreifen erschwert. Lebensbedrohlich erkrankte Kinder entwickeln früher als gesunde ein reifes Todeskonzept. Sie besitzen meist ein intuitives Wissen um ihren Tod.

Kinder bis fünf Jahre

Der Tod ist für Kleinkinder deshalb so schwer begreiflich, da ihre Vorstellung von Zeit nur sehr begrenzt ist. Kleine Kinder kennen nur die Gegenwart, nicht aber Vergangenheit oder Zukunft. Wie sollen sie also eine „ewige" Trennung erfassen oder sich vorstellen können, früher einmal nicht existiert zu haben und später einmal nicht mehr hier zu sein?

Kernaussage

> Kleinen Kindern fehlt aufgrund begrenzter Vorstellung von Zeit das Verständnis von:
> ▸ Endlichkeit
> ▸ Endgültigkeit
> ▸ Unausweichlichkeit des Todes

Für Kinder dieses Alters bedeutet der Tod emotional die Entbehrung oder den Entzug von Wichtigem. Sie setzen den Gedanken an Tod mit **Trennung** gleich. Das kann bei Kindern große Trennungsängste hervorrufen. So kann es beim Kind z. B. schmerzliche Gefühle verursachen, wenn die Mutter zur Arbeit geht. Ist das Kind selbst von einer unheilbaren Krankheit betroffen, bemerkt es zwar die veränderten emotionalen Reaktionen seiner Bezugspersonen, kann diese aber nicht auf seinen eigenen Tod beziehen. Die Ängste beziehen sich auf die Trennung von den Eltern, auf die Einsamkeit sowie auf die fremde Umgebung im Krankenhaus.

Ungefähr mit vier Jahren nehmen Kinder den Tod wahr, allerdings mit folgenden Einschränkungen (vgl. Fleck-Bohaumilitzky 2003):
▸ Der Tod widerfährt ausschließlich anderen, z. B. alten Menschen. Der eigene Tod ist in diesem Alter in der Regel noch undenkbar.
▸ Der Tod erscheint den Kindern als Fortsetzung des Lebens „auf einem niedrigeren Niveau", ein Leben „auf Sparflamme". Die Vorstellung von Tod wird mit Schlaf, Dunkelheit, einer Reise oder auch Bewegungslosigkeit verbunden. Kinder glauben oft, dass beerdigte Menschen im Sarg noch etwas spüren, noch atmen, sich ernähren oder noch wachsen können. Es ist deshalb wichtig, Kindern gegenüber zu betonen, dass der Tod dann eingetreten ist, wenn der Körper aufgehört hat zu funktionieren.
▸ Der Tod wird als reversibel betrachtet. Kinder haben nicht selten die Vorstellung, der Tod könne durch bestimmte Verhaltensweisen (z. B. durch Verstecken) abgewendet werden.
▸ Der Tod wird oft auf ein handelndes Wesen (z. B. Sensemann) zurückgeführt, da Kinder den Tod als Folge einer äußeren Gewalteinwirkung sehen. Sie können das Wesen einer tödlichen Krankheit noch nicht begreifen.

Die erste Erfahrung mit Tod geschieht für viele Kinder über ein verstorbenes Tier oder den Verlust eines Stofftieres. Sie können dabei Trauergefühle empfinden.

Kinder ab fünf Jahren

Den Kindern ist bewusst, dass es Todesursachen gibt wie z. B. Krankheit oder Unfall. Sie glauben aber weiterhin nicht, selbst vom Tod irgendwann einmal betroffen zu sein. Es sind nur solche Menschen betroffen, die z. B. der Sensenmann „fangen" kann. Ihrer Vorstellung nach holt der Tod die bösen und ungehorsamen Menschen.

Ein Teil der Kinder personifiziert den Tod (als Engel, schwarzer Mann, als Skelett, Gerippe oder Knochenmann, als Komplize des Teufels oder als Sensenmann). Dieses Wesen kann sich unsichtbar machen, ist ganz leise, tanzt mit Geistern, hinterlässt Fußspuren, schickt Vorboten und tritt in Verbindung mit Dunkelheit und Nacht auf.

Die Kinder beginnen sich dafür zu interessieren, was aus den Toten wird. Sie haben zum Teil sehr konkrete Vorstellungen davon, die aber kaum mit Emotionen verbunden sind (z. B. Tote liegen im Sarg unter der Erde, können nicht mehr atmen und haben die Augen zu).

Mit dem Schulalter entwickelt sich langsam eine realistische Vorstellung vom Tod, die bereits mit Affekten verbunden ist. Das Zeitgefühl wird nun differenzierter und das Kind lernt den Tod als etwas Endgültiges zu akzeptieren.

Die meisten Acht- bis Neunjährigen haben erkannt, dass alle Menschen – sie selbst miteingeschlossen – einmal sterben werden und dass der Körper nach dem Tod zerfällt. Für viele Kinder ist das schwer annehmbar, weshalb viele an eine Seelenwanderung glauben.

10.1.2 Spezifisches Trauerverhalten von Kindern

Grundsätzlich ist zu respektieren, dass jeder Mensch anders trauert, auch Kinder.

Die kindliche Trauerreaktion unterscheidet sich von jener der Erwachsenen in folgenden Punkten (vgl. Webb 2005):

▶ unausgereiftes Todeskonzept (je nach Alter und Entwicklungsstand des Kindes)

▶ Eingeschränkte Fähigkeit eigene Gefühle zu verbalisieren: Die Mitteilung von Gefühlen gelingt am ehesten im Spiel, mittels Zeichnungen oder Tagebuch. In ihren Zeichnungen finden sich häufig Symbole wie Schmetterlinge, Regenbögen, Blumen sowie die Darstellung von Jesus und Engeln.

▶ Emotionaler Schmerz kann nur für gewisse Zeitspannen ertragen werden. Kinder müssen sich zwischendurch ablenken. Das Trauern von Kindern zeichnet sich durch Sprunghaftigkeit aus. Sie können

in einem Augenblick sehr traurig sein und im nächsten Moment wieder lachen. Es kann vorkommen, dass ein trauerndes Kind z. B. einen Witz macht oder sich „unangemessen" verhält, was von den Erwachsenen in dieser Situation oft als unpassend empfunden wird.
▶ Kinder möchten sich von ihren Peers nicht unterscheiden.

Anregung

> Was tun Sie, wenn Sie sehr traurig sind? Sprechen, schreiben oder malen Sie? Welche Aktivitäten helfen Ihnen noch?

Deutliche Anzeichen, dass Kinder trauern:
▶ Appetitlosigkeit
▶ unruhiger Schlaf, Schlaflosigkeit
▶ Rückzug
▶ plötzliche Gefühlsausbrüche (z. B. sich plötzlich aggressiv verhalten)
▶ Einnässen etc.: Grundsätzlich gehen viele Trauernde jeden Alters einen Schritt zurück in ihrer persönlichen Entwicklung. Unter Umständen übernimmt das Kind Verhaltensweisen, die nicht mehr „altersgerecht" sind. Es möchte im Bett der Eltern schlafen oder ist besonders anlehnungsbedürftig.

Gegenstände der Verstorbenen

Gegenstände des oder der Verstorbenen können für das zurückgebliebene Kind eine wichtige Bedeutung für die Trauerverarbeitung haben. Der Umgang mit Fotos oder dem Lieblingskuscheltier des verstorbenen Geschwisters ist Ausdruck der Auseinandersetzung, in der ein wiederholtes Traurigsein das Voranschreiten des Trauerprozesses ermöglicht.

10.1.3 Schuldgefühle trauernder Kinder

Kinder fühlen sich sehr häufig in irgendeiner Form schuldig/mitverantwortlich am Tod eines nahen Angehörigen.
  Die Begründung liegt darin, dass Kinder die Beziehung zwischen Ursache und Wirkung noch nicht verstehen. Sie setzen häufig sich und ihr Verhalten zu Vorgängen in ihrer Umwelt in Beziehung. Sie denken, eine Trennung durch Tod sei die direkte Folge eines Fehlverhaltens ihrerseits und komme als Strafe über sie.

Gerade Geschwister haben eine sehr enge Bindung zueinander, weshalb sie sich besonders schuldig und mitverantwortlich für den Tod des Bruders/der Schwester fühlen. So ist es von größter Bedeutung, dem Kind immer wieder zu erklären, dass sein Verhalten nichts mit dem Tod dieses Menschen zu tun hat. Nicht selten denken Kinder, dass ein Streit zum Tod des Geschwisters geführt hätte. Dieses Missverständnis muss klar und offen ausgeräumt werden, indem betont wird, dass Streit etwas Normales ist und nicht den Tod des Geschwisters hervorrufen kann. Das Kind kommt sonst mit seinen Schuldgefühlen nicht zurecht. Kinder sind zudem kaum in der Lage, Schuldgefühle auszudrücken.

Kernaussage

> Es ist immer daran zu denken, dass Kinder sich schuldig/mitverantwortlich am Tod eines Angehörigen fühlen. Dieser belastende Gedanke muss durch die wiederholte Bestätigung, dass der Tod nichts mit dem Kind zu tun hat, ausgeräumt werden.

Schuldgefühle können im Kind noch zusätzlich dadurch geweckt werden, dass Eltern oder andere Personen ständig Vergleiche zwischen dem lebenden und dem verstorbenen Kind ziehen. Im Kind entsteht dann der logische Gedanke: „Ich lebe noch, obwohl mein Bruder viel netter war." Das wirkt sich äußerst belastend auf das Selbst des Kindes aus. Es ist daher wichtig, dass Eltern dem Kind das unmissverständliche Gefühl geben, es genauso zu lieben wie das verstorbene Geschwister.

10.2 Unterstützende Maßnahmen zur Trauerbewältigung bei Kindern

Kinder sind in der Bewältigung ihrer Trauer auf die Hilfe von Erwachsenen angewiesen und erleben die Trauerreaktionen ihrer Umwelt mit.

10.2.1 Offener und ehrlicher Umgang

Grundsätzlich kann gesagt werden, dass es für die Trauerverarbeitung eines Kindes von Vorteil ist, wenn eine offene und ehrliche Gesprächssituation herrscht. Aus der Idee heraus, das Kind sei zu klein, um den Tod zu verstehen, meinen manche Erwachsenen, das Kind vor der Realität des Todes schützen zu müssen, um es nicht mit etwas zu belasten, das es „nicht verstehen kann".

Gesprächsbereitschaft und für das Kind da sein

Kinder brauchen, so wie Erwachsene auch, ein soziales Netz, das sie stärkt und auffängt. Sie benötigen in dieser Zeit ganz besonders viel Aufmerksamkeit, Zuwendung, Geduld sowie das Ernstnehmen ihrer Gefühle, um Trauerarbeit leisten zu können.

Durch einen Todesfall in der Familie passiert es aber nicht selten, dass es den Erwachsenen nur eingeschränkt gelingt, in der natürlichen Selbstbezogenheit ihrer Trauer die Ängste, Fragen und Schuldgefühle der Kinder wahrzunehmen und auf sie einzugehen (vgl. Goldmann-

Posch 1990). Trauernde Kinder fühlen sich dann verstanden, wenn auch ihr Verlust als schwer und einzigartig erkannt wird.

Besonders beim Tod eines Geschwisters kann es vorkommen, dass das zurückgebliebene Geschwister sich nicht nur mit dem Verlust des Bruders oder der Schwester auseinander setzen muss, sondern es auch die Eltern in tiefer Trauer erlebt. So kann es geschehen, dass das trauernde Geschwister auf sich selbst gestellt ist und mit seinen Gefühlen und Fantasien alleine zurechtkommen muss. Wichtig ist in diesem Fall eine für das Kind wichtige Bezugsperson, z. B. eine Tante, die für das Kind da ist, es auffängt und ein offenes Ohr hat.

Anregung

> Besonders hilfreich für Kinder, die ein Geschwisterkind verloren haben, kann jemand aus dem Verwandten- oder Freundeskreis der Familie sein, der sich jetzt ganz besonders um das Kind kümmern kann.
>
> Auch wenn sich innerhalb des BetreuerInnen-Teams jemand speziell um das Kind bemüht und seine Fragen beantwortet. Denn manchmal ist es für die Kinder einfacher, mit jemandem zu sprechen, der nicht zur Familie gehört.

Altersgerechte Informationen

Kinder brauchen Informationen, die an ihr Alter angepasst sind, sowie ehrliche Antworten auf ihre Fragen. Mit dem Argument „Das verstehst du noch nicht" nimmt man dem Kind die Möglichkeit, den Verlust zu verarbeiten. Dazu muss man aber wissen, was das Kind über den Tod denkt, was es sich darunter vorstellt (-> Kap. 10.1.1, Todeskonzepte von Kindern). Das Totschweigen und Erzählen von Unwahrheiten verstärkt die Angst und das Gefühl, dass der Tod etwas Schlimmes ist, worüber man nicht spricht. Das Kind wird damit in seiner Trauer und mit seinen Fragen und Fantasien allein zurückgelassen. Kinder können Trauer aber weitaus besser ertragen als Isolierung. Es liegt in der Natur der Kinder, alles ganz genau wissen zu wollen. Für Erwachsene kann es auch eine Entlastung bedeuten, sich von dem unsinnigen Gedanken zu befreien, auf jede Frage eine Antwort parat haben zu müssen!

Man darf Kindern gegenüber ruhig zugeben, dass es Fragen gibt, die die Menschheit seit Anbeginn beschäftigen und die für das menschliche Hirn mit seinem begrenzten Verstand nicht zur Gänze fassbar sind.

Unrealistische Formulierungen

Häufig wird auf unglückliche Formulierungen ausgewichen, die für ein realistisches Bild von Tod und Sterben ganz und gar nicht förderlich sind. Die Erklärung „Die Omi ist eingeschlafen" kann für das Kind bedeuten, dass es künftig Angst vor dem Einschlafen hat. „Die Omi ist an einem besseren Ort" kann im Kind Sehnsüchte erwecken, auch an diesem Ort sein zu wollen. Prinzipiell sollen nur solche Erklärungen verwendet werden, auf die später aufgebaut werden kann.

Trauer spüren und ausdrücken dürfen

Für Kinder ist es wichtig zu erleben, dass es normal ist zu trauern und dass sie ihren Kummer und ihre Trauer mit der Familie teilen dürfen. Je offener Gefühle in einer Familie gezeigt werden, desto leichter ist es auch für das Kind, Trauer, Schmerz und Aggression auszudrücken. Kinder spüren ohnehin sehr genau, wenn Erwachsene traurig sind. Oft befürchten Kinder, dass sie den Kummer ihrer Eltern verstärken könnten, wenn sie ihre Trauer offen zeigen würden. Es kann auch in weiterer Folge entlastend sein, wenn das Kind sieht, dass Eltern auch einmal lachen und für kurze Momente den Schmerz vergessen können. Durch den kreativen Gefühlsausdruck des Kindes z. B. durch malen, spielen, tanzen, singen werden Selbstheilungskräfte im Kind aktiviert. Zudem fördert der kreative Ausdruck ein Gefühl der Stärke und der persönlichen Einflussnahme auf die Umwelt, das den durch die Todeserfahrung ausgelösten Ohnmachtsgefühlen gegenüber steht. Nach der Auffassung von C. G. Jung sind in den gemalten Symbolen von Zeichnungen Manifestationen des Unterbewusstseins enthalten, die therapeutisch für die Bewusstwerdung seelischer Vorgänge genutzt werden können.

Im Spiel inszenieren Kinder ihre Lebensthemen, wodurch Emotionen sichtbar und verstehbar werden. Das Spiel ermöglicht Kindern aktiv tätig zu werden und den Kummer auf diese Weise mitzuteilen. Vor allem für kleinere Kinder oder jene, die ihre Gefühle nicht offen zeigen können, stellt das Spiel eine gute Unterstützung in der Trauerverarbeitung dar.

10.2.2 Abschied nehmen und Trauerrituale miterleben dürfen

Sehr häufig werden Kinder aus Angst vor „unnötiger" Belastung von wichtigen Trauerritualen ferngehalten. Die Teilhabe an Ritualen ist für Kinder jedoch wichtig, um ihre Angst und Unsicherheit sowie den Schmerz und die eigene Hilflosigkeit besser unter Kontrolle zu bringen.

Am Begräbnis teilnehmen

Kinder sollen nicht prinzipiell von der Teilnahme am Begräbnis ausgeschlossen werden. Kein Kind soll gezwungen werden, am Begräbnis teilzunehmen, noch soll es ihm verwehrt werden. Es ist auf jeden Fall notwendig, mit dem Kind den Ablauf eines Begräbnisses vorher zu besprechen und zu schildern, was es dabei erleben wird (z. B. viele schwarz gekleidete Menschen, die traurig sind und weinen). Wichtig ist auch zu erwähnen, dass der Sarg in die Erde gelassen wird. Zur Begleitung des Kindes ist eine Vertrauensperson hilfreich, die selbst nicht so sehr von der eigenen Trauer betroffen ist. Es kann damit gewährleistet werden, dass das Kind eine ständige Begleitung erfährt und jederzeit Fragen stellen kann. Manchmal möchten sich Kinder auch aktiv am Begräbnis beteiligen, indem sie Bilder malen und ins Grab mitgeben (vgl. Fleck-Bohaumilitzky 2003, S. 56–57).

Eltern wollen aus Sorge ihren Kindern ein Begräbnis oft nicht zumuten. Das Begräbnis eines Familienmitgliedes ist jedoch ein Ritual, das die ganze Familie betrifft, und die Kinder sollten davon nicht ausgeschlossen werden. Sie wollen teilhaben und sie haben auch ein Recht darauf, bei einem so wesentlichen Familienereignis dabei zu sein. Die Erfahrung zeigt, dass Kinder sehr gut damit umgehen können, wenn sie eine Vertrauensperson an ihrer Seite haben, die ihre Fragen beantwortet. Letztlich ist es auch nicht möglich, die Kinder vor den „Stürmen des Lebens" zu bewahren (vgl. Kübler-Ross 2000).

Den toten Menschen sehen und berühren

Kindern wird oft vorenthalten, die Verstorbenen noch einmal zu sehen, sie berühren zu dürfen. Es wird ihnen damit die Chance genommen, im vollen Sinne zu begreifen, dass die Menschen jetzt tatsächlich „anders" – eben tot – sind. Es wird ihnen damit auch unmöglich gemacht, sich auf ihre Art und Weise von den Verstorbenen zu verabschieden. Dieser Abschied kann nicht nachgeholt werden.

> „Das Bild eines toten Menschen ist für ein Kind etwas sehr Wichtiges, das es in Erinnerung behalten sollte – um so auch den Gegensatz von Tod und Leben wahrzunehmen. Der Anblick des Toten ist für ein Kind nichts Erschreckendes, nichts, das ihm Angst einflößen könnte, und nichts, das ihm vorenthalten werden darf. Kinder gehen ganz natürlich mit dem Tod um, wenn ... Erwachsene den Verstorbenen nicht als etwas Grauenhaftes sehen, etwas, vor dem man Angst haben muss."
>
> (Fleck-Bohaumilitzky 2003, S. 56)

Hier könnten Pflegepersonen die Eltern dazu ermutigen, den Kindern die Möglichkeit eines Abschiednehmens zu geben.

Sicherheit durch konstante Umgebung

Für Kinder ist es wichtig, dass sie nach dem Tod einer nahe stehenden Person eine vertraute und berechenbare Umgebung vorfinden. Gewohntes soll beibehalten werden, da Kindern eine Alltagsroutine viel Sicherheit vermitteln kann. Bei Veränderungen der Umwelt besteht die Gefahr, das Kind durch zu viele Reize zu überfordern. Manche Kinder wollen nicht mehr alleine bleiben und haben Angst, dass ihnen oder den Eltern ebenfalls etwas zustoßen könnte.

10.2.3 Vorgehen bei Krisensituationen

Löble et al. (2000) haben praktische Ratschläge im Falle einer Krisenintervention erarbeitet. Diese werden nun auszugsweise dargestellt. Sie sollen den Helfenden ein gut strukturiertes Vorgehen in akuten Trauersituationen ermöglichen und damit sowohl den Helfenden als auch dem betroffenen Kind und seiner Familie Sicherheit in dieser Ausnahmesituation bieten.

Das Kind dort abholen, wo es steht

Abklären, ob:

▶ gravierende Entwicklungsrückstände, Behinderungen oder sonstige Einschränkungen beim Kind vorhanden oder zu vermuten sind

▶ das Kind bereits vortraumatisiert ist, z. B. kürzlicher Verlust von anderen Bezugspersonen

▶ besondere religiöse Bindungen der Familie bestehen

Welches Todeskonzept besteht?

Abklären, welche aktuellen Vorstellungen das Kind zum Tod hat (Begriffe von Endlichkeit, Endgültigkeit, Unausweichlichkeit). Das kann mit wenigen konkreten und offenen Fragen herausgefunden werden. Ziel ist es, in der Vorstellungswelt des Kindes zu bleiben, um es weiterhin erreichen zu können.

Vorbeugen von Schuldgefühlen

Unbedingt sensibel sein auf die Frage nach der Schuld! Ziel ist, das Kind von Schuldphantasien möglichst früh, noch in ihrer Entstehung, zu entlasten. Gleichzeitig soll ihm das Gefühl gegeben werden, dass für den betreffenden Menschen wirklich alles getan wurde und getan wird. Dabei ist es hilfreich, dem Kind alle Maßnahmen so gut als möglich an sein Verständnis angepasst zu erklären und es vor allem auch daran aktiv teilhaben zu lassen. Damit wird beim Kind das Gefühl genährt, auch etwas getan zu haben für den betreffenden Menschen.

Gelegenheit geben, selbst zu trösten

Oft wagen es Kinder nicht, ihre Angehörigen zu trösten obwohl sie einen Impuls dazu verspüren würden. Sie brauchen dann Personen, die sie dabei unterstützen und ihnen sozusagen die „Erlaubnis" dazu erteilen. Diese kindliche, direkte und sehr natürliche Anteilnahme tut in der Regel sowohl den Erwachsenen als auch dem Kind selbst gut.

Bewegung ist Verarbeitung, ist schon Trauerarbeit

Kinder bedienen sich in ihrer Trauerverarbeitung auch einer aktiven, körperlichen Art in Form von körperlicher Bewegung. Ein vermehrtes Umherlaufen und Rennen vom einen zum anderen kann darüber hinaus auch dazu dienen, sich zu vergewissern, dass alle noch da sind, sie selbst eingeschlossen.

Offenes und ehrliches Antworten

siehe Punkt 10.2.1

Aushalten- und Schweigen-Können

Auch Kinder benötigen angesichts eines Todesfalles Momente des Schweigens und des Aushalten-Könnens, des Da-Seins. Dies gilt es unbedingt zuzulassen. Ein unaufhörliches Einreden auf das Kind, gezwungene Ablenkungsmanöver oder „tröstende Überschüttung" von körperlicher Nähe sind kontraproduktiv. Ein einfaches Anbieten der Hand kann das Kind vorsichtig zu körperlicher Nähe einladen, wenn es sie braucht, und gibt die Möglichkeit sie einfach wieder loszulassen. Wichtig ist, dass das Kind den Grad der Nähe bestimmen darf.

Elterninformation und -beratung

Es kann für die Eltern hilfreich sein, einen Wissensüberblick bzgl. der kindlichen Trauer sowie Vorstellungen vom Tod zu ermöglichen, damit sie mehr Sicherheit über ein „richtiges" Verhalten in der nächsten Zeit erreichen. Neben Gesprächen können auch Ratgeberbroschüren oder Selbsthilfegruppen hilfreich sein.

In einer Krise können Situationen entstehen die akut eine Entscheidung verlangen. Je nach Situation kann das Betreuungsteam in der Entscheidungsfindung unterstützen oder zumindest Kontakte zu den nötigen AnsprechpartnerInnen/Institutionen vermitteln.

Beispiele für akute Entscheidungssituationen:

- ▶ Soll der leibliche Vater der Kinder bei getrennt lebenden Familien über einen Todesfall in der Familie informiert werden?
- ▶ Kann das Kind am nächsten Tag zur Schule gehen, wenn es dies möchte?

Beendigung der Krisenintervention sowie Angebot vermitteln für danach

Es ist wesentlich, die Weiterversorgung des Kindes zu sichern. Wer kann sich in der nächsten Zeit um das Kind kümmern? Wie werden die anfallenden alltäglichen Dinge für die nächste Zeit organisiert? Diese erste Strukturierung gibt allen Beteiligten Sicherheit. In der akuten Situation kann es notwendig sein, dem Kind die „Erlaubnis zu geben" zu essen, zu Bett zu gehen etc.

Die Weitergabe von Informationen und Adressen von Anlaufstellen und Hilfseinrichtungen wie Selbsthilfegruppen, psychiatrische/psychotherapeutische/psychologische Hilfsangebote sind für eine gute Weiterbetreuung vonnöten. Es kann nicht davon ausgegangen werden, dass die betreffenden Personen Kenntnis über die Hilfsangebote des Betreuungsnetzes haben.

10.3 Unheilbar kranke Kinder

Beinahe alle diese Kinder haben eine Ahnung von ihrer lebensbedrohlichen Situation, unabhängig davon, ob sie darüber aufgeklärt wurden oder nicht (vgl. Bessler 1996). E. Kübler-Ross spricht in diesem Zusammenhang von einem „inneren, spirituellen, intuitiven Quadranten" der Kinder. Es finden sich in der Literatur unzählige Beispiele dafür, dass Kinder ihre momentanen und zukünftigen Ängste und ihr Wissen über Zeichnungen oder das Verfassen von Märchen und Geschichten einzigartig ausdrücken können. Sie reifen in der Regel wesentlich schneller als gesunde Kinder ihres Alters. Viele haben auch den Tod von FreundInnen durch unzählige Krankenhausaufenthalte miterlebt, was sie häufig sehr beschäftigt und Trauer in ihnen auslöst.

Kleinere Kinder erleben ihre Krankheit oft als Strafe z. B. für böses Benehmen und werden dadurch von Schuldgefühlen geplagt. Sie versuchen vor allem durch Wohlverhalten, Zaubersprüche oder magische Versprechungen das Fortschreiten ihrer Krankheit zu beeinflussen. Sie fallen in der Betreuung durch ein überangepasstes Verhalten auf! Durch braves Benehmen soll das Leiden aufgehalten oder gemildert werden. Tritt keine Besserung ein, empfinden sie große Wut darüber, die sie wiederum als Grund für das weitere Voranschreiten der Krankheit verantwortlich machen (vgl. Bessler 1996). Auch Trauer und Verbitterung und ein damit verbundener Rückzug in sich selbst kann die Folge sein.

Im Jugendalter besteht das Problem, dass diese Phase normalerweise eine gesunde Abnabelung vom Elternhaus bewirken soll. Tatsächlich macht sich aber eine zunehmende Abhängigkeit durch die Krankheit bemerkbar. Dieser Widerspruch löst bei Jugendlichen oft eine Rebellion aus. Die Jugendlichen zeigen starke emotionale Reaktionen bezüglich der Unwiderruflichkeit des Todes und beschäftigen sich intensiv mit Fragen zum „danach".

> Da Kinder über ihren Tod Bescheid wissen, benötigen sie ein offenes Gespräch mit ihnen sehr vertrauten Menschen, um einen völligen Rückzug und eine totale Isolation zu verhindern.

Kernaussage

Lebensbedrohlich erkrankte Kinder spüren die Traurigkeit ihrer Eltern und nahe stehender Personen sehr deutlich, weshalb sie oft bemüht sind, diese Personen zu schonen. Sie wechseln oft rasch ihre Stimmungslage und ihr Verhalten (Wut, Angst, Weinen). Manche Kinder verhalten sich auch aggressiv, um leichter Abschied nehmen zu können.

Häufige Reaktionsformen sind aggressive Abwehr (unbegründete Wutausbrüche) oder Rückzug/Schweigen in Richtung Depression. Ebenso können psychosomatische Beschwerden auftreten.

Vertiefung des Lernstoffes

Zusammen-
fassung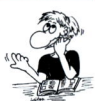

Kinder sind in ihrer Trauerverarbeitung abhängig von den Erwachsenen. Sie benötigen ehrliche und altersentsprechende Informationen, um mit dem Thema Tod umgehen zu können. Kinder zeigen ihre Trauer ebenso wie Erwachsene sehr individuell, wobei ihr Trauerausdruck eher spontan und sprunghaft ist. Kinder belasten sich häufig mit dem Gedanken, am Tod einer Person mitverantwortlich zu sein. Zum Verarbeiten von Verlusten benötigen sie eine Vertrauensperson, die zuhört, gesprächsbereit und da ist.

Zum Üben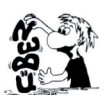

1. Wie stellen sich kleine Kinder den Tod vor?

2. Was sind Anzeichen dafür, dass ein Kind trauert?

3. Warum fühlen sich Kinder oft schuldig am Tod einer Bezugsperson? Wie reagiert man darauf richtig?

4. Welche Gefahren ergeben sich für ein Kind, wenn sein Geschwister stirbt?

5. Wie kann ein Kind auf ein bevorstehendes Begräbnis vorbereitet werden?

6. Warum ist es für Kinder wichtig, sich von dem oder der Verstorbenen verabschieden zu können?

7. Was kann hinter einem zornig/aggressiven Verhalten speziell bei lebensbedrohlich erkrankten Kindern stehen?

Zum Nachlesen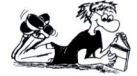

C. Bessler in P. Fässler-Weibel (1996): Wenn Kinder sterben. Paulusverlag, Freiburg/Schweiz.

T. Brocher (1985): Wenn Kinder trauern. Rowohlt, Reinbek bei Hamburg.

D. Bürgin (1981): Das Kind, die lebensbedrohende Krankheit und der Tod. Bern.

G. Ennulat (1998): Kinder in ihrer Trauer begleiten. Ein Leitfaden für ErzieherInnen. Herder Verlag, Freiburg.

P. Fässler-Weibel (1996): Wenn Kinder sterben. Paulusverlag, Freiburg/Schweiz.

C. Fleck-Bohaumilitzky (2003): Wenn Kinder trauern. Ratgeber Erziehung. Südwest-Verlag, München.

U. Goldmann-Posch (1988): Wenn Mütter trauern. Erinnerungen an das verlorene Kind. Kindler Verlag, München.

E. A. Grollmann (1991): Mit Kindern über den Tod sprechen. Ein Ratgeber für Eltern. Christliche Verlagsanstalt, Konstanz.

E. Kübler-Ross (2000): Kinder und Tod. Knaur-Verlag, München.

W. Kroen (1998): Da sein, wenn Kinder trauern. Hilfen und Ratschläge für Eltern und Erziehende. Herder Verlag, Breisgau.

M. Leist (1987): Kinder begegnen dem Tod. Verlagshaus Gerd Mohn, Gütersloh.

M. Löble et al. (2000): Tod und Sterben in der Vorstellung Kinder und Jugendlicher. Forum der Kinder- und Jugendpsychiatrie und Psychotherapie, Heft 1.

J. Piaget (1978): Das Weltbild des Kindes. Stuttgart.

N. B. Webb (2005): Helping bereaved Children. A Handbook for Practitioners. The Guilford Press, New York.

Kinderbücher zum Thema Sterben und Tod

J. Bauer (2001): Opas Engel. Carlsen Verlag, Hamburg.

H. Ellermann (1992): Der rote Faden. Lappan Verlag, Oldenburg.

A. Fried und J. Gleich (1997): Hat Opa einen Anzug an? Carl Hanser Verlag, München.

W. Oyen und M. Kaldhol (1987): Abschied von Rune. Ellermann Verlag, Munchen.

H. Saalfrank und E. Goede (1998): Abschied von der kleinen Raupe. Echter Verlag, Würzburg.

R. Schindler (1981): Pele und das neue Leben. Eine Geschichte von Tod und Leben. Kaufmann Verlag, Lahr.

A. Sommer-Bodenburg und T. T. Khing (1989): Julia bei den Lebenslichtern. Bertelsmann Verlag, München.

P. Verrept (2000): Du fehlst mir. Gabriel Verlag, Wien.

Für ältere Kinder

P. Stalfelt (2001): Und was kommt dann. Das Kinderbuch vom Tod. Moritz Verlag, Frankfurt. www.elternimnetz.de/cms/paracms.php?site_id=5&page_id=286#3

Zum Nachlesen

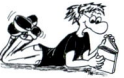

11 Sterbehilfe

Lernziel

Nach dem Studium dieses Kapitels sollten Sie ...

... die drei Formen von Sterbehilfe unterscheiden können.

... wissen, dass aktive Sterbehilfe in Österreich gesetzlich verboten ist.

... die Einstellung und Position der Pflege zur Sterbehilfe kennen.

... Sinn und Zweck einer PatientInnenverfügung kennen.

... wissen, welche Kriterien eine verbindliche PatientInnenverfügung erfüllen muss.

Der technische Fortschritt unserer Zeit macht auch in der Medizin sehr viel möglich. Eng verbunden mit diesen Möglichkeiten zeichnen sich dadurch auf der anderen Seite nicht unerhebliche Problemfelder ab. Man ist heute in der Lage, das Sterben durch medizinische Behandlung lange Zeit hinauszuzögern, und es ist dabei schwer abzuschätzen, ob man den betreffenden PatientInnen damit nicht mehr Schaden als Nutzen zufügt.

Schwerkranke und sterbende Menschen können mit einem sehr hohen Maß an persönlichem Leid auf körperlicher, psychischer, sozialer und spiritueller Ebene konfrontiert sein. Manchmal kann dieser Leidensdruck für die Einzelnen so groß werden, dass der Wunsch entsteht, ihr Leben beenden zu wollen.

„Geben Sie mir doch eine Spritze, dann ist endlich alles vorbei ..."

Der Wunsch nach Sterbehilfe kann in der Folge dazu führen, dass die Betreffenden eine Person des Betreuungsteams direkt darum bittet, ihrem Leben ein Ende zu setzen. Oft wird diese Bitte gerade an Sie als Pflegeperson herangebracht, weil Sie aufgrund ihres Aufgabengebietes im wahrsten Sinne des Wortes „nah an den PatientInnen sind" und viel Zeit mit den Betreffenden verbringen. Dieser Wunsch wird häufig während pflegerischer Handlungen in der Nacht geäußert.

Was Sie wissen müssen um mit dieser Situation gut umgehen zu können:

▶ Ein Todeswunsch kann auch bei bester palliativer Betreuung vorliegen.

▶ Die Betreffenden empfinden in der momentanen Situation ihr Leben als unerträglich. Diese Einschätzung kann zu einem späteren Zeitpunkt anders ausfallen, wenn z. B. belastende Faktoren in der Zwischenzeit gelindert werden konnten oder sich die Einstellung dazu verändert hat. Manchmal kann sich die Einschätzung nach kurzer Zeit verändern, wenn die Betreffenden z. B. doch noch ein wenig schlafen konnten, die Schmerzen ein wenig nachgelassen haben. In anderen Fällen bleibt der intensive Todeswunsch mehr oder weniger aufrecht und bedeutet für alle Beteiligten eine große Herausforderung.

▶ Fragen Sie danach, was genau im Moment als so unerträglich empfunden wird. Hier gilt es anzusetzen: dieses „Unerträgliche" zu verändern. Überlegen Sie auch im interprofessionellen Team, welche Möglichkeiten angeboten werden können, um die Situation zu lindern. Manchmal bleiben vielleicht in Anbetracht des großen Leids nur ganz kleine Dinge zu tun, die etwas zur Erleichterung der Situation beitragen können. In jedem Fall aber können Sie als Pflegeperson mit Ihrem Da-Sein und dem Ernst-Nehmen der Not dieses Menschen dem betreffenden Menschen eine Stütze sein.

▶ In bestimmten Fällen kann eine zeitlich begrenzte Sedierung auf Wunsch für max. 24–48 Std. eine geeignete Maßnahme sein, vor allem wenn bei massivem existenziellem Leiden der Wunsch besteht „sich vorübergehend ausklinken" zu wollen. Die Betreffenden können sich während dieser Zeit erholen.

▶ Nach einer Untersuchung von Rosenfeld (vgl. Breitbart et al. 2000) tritt der Wunsch nach Sterbehilfe vor allem bei kranken Menschen auf, die sich in einer schweren depressiven Phase befinden und ihre Lage als hoffnungslos beurteilen. In diesem Fall ist eine Therapie der Depression angezeigt.

▶ Solche Situationen können auch für Sie als Pflegeperson belastend sein. Denken Sie gerade hier an die Maßnahmen zur eigenen Psychohygiene (→ Kap. 5, Psychohygiene).

11.1 Die verschiedenen Formen der Sterbehilfe

In der Sterbehilfe werden drei Formen unterschieden:
▶ passive Sterbehilfe
▶ aktive, indirekte Sterbehilfe
▶ aktive, direkte Sterbehilfe

11.1.1 Passive Sterbehilfe

Passive Sterbehilfe bedeutet den Verzicht oder den Abbruch ärztlicher Behandlung oder lebensverlängernder Maßnahmen, wenn die Krankheit bei aussichtsloser Prognose unumkehrbar einen tödlichen Verlauf genommen hat und der Tod in kurzer Zeit eintreten wird. Es handelt sich also um Handlungen in terminaler Phase (vgl. Klie 2002).

Es ist die Entscheidung des Arztes oder der Ärztin, bei einem sterbenden, nicht autonomen Menschen

▸ entweder auf eine sterbensverlängernde Therapie zu verzichten (z. B. auftretende Komplikationen nicht zu behandeln)

▸ oder eine bereits begonnene sterbensverlängernde Therapie zu unterbrechen (z. B. durch Absetzen diverser Medikamente, durch teilweise oder vollständige Reduktion der Flüssigkeits*substitution*, durch den Abbruch einer Dialyse, die Abschaltung eines Beatmungsgerätes).

Substitution

Ersatz

Die passive Sterbehilfe hat zum Ziel, einem schwer kranken, sterbenden Menschen die Möglichkeit zu geben, an seiner Krankheit zu sterben – ihn sterben zu lassen. Die ethische Grundlage der passiven Sterbehilfe ist der Respekt vor dem Leben und dem Sterben der PatientInnen (vgl. Husebö/Klaschik 2003, S. 59).

In Österreich ist die passive Sterbehilfe erlaubt.

Der mutmaßliche Wille des oder der Sterbenden

Der Arzt oder die Ärztin muss bei der Entscheidung, passive Sterbehilfe durchzuführen, den mutmaßlichen Willen des oder der Betroffen berücksichtigen: Wenn sich die Betreffenden selbst zu ihrer Situation nicht äußern können, muss man versuchen herauszufinden, wie sie in dieser Situation vermutlich entscheiden würden. Vor allem frühere mündliche oder schriftliche Äußerungen (siehe PatientInnenverfügung!), religiöse Überzeugungen, sonstige persönlichen Wertvorstellungen oder das Erleiden von Schmerzen sind wesentliche Faktoren zur Ermittlung des mutmaßlichen Willens.

Lassen sich bei der sorgfältigen Prüfung keine oder nur unzureichende Hinweise für die Feststellung des individuellen, mutmaßlichen Willens der Kranken finden, bleibt nur noch das Zurückgreifen auf Kriterien, die allgemeinen Wertvorstellungen entsprechen, die natürlich keineswegs für die einzelne Person gelten müssen. Im Zweifelsfall hat immer der Schutz des menschlichen Lebens Vorrang vor persönlichen Überlegungen der ÄrztInnen, Angehörigen oder anderer Personen.

11.1.2 Aktive, indirekte Sterbehilfe

Die aktive, indirekte Sterbehilfe umfasst therapeutische Maßnahmen im Bereich der Symptomkontrolle, die den Sterbeprozess für die PatientInnen erleichtern. Aufgrund der Nebenwirkungen dieser Maßnahmen wird eine eventuelle Lebensverkürzung in Kauf genommen (vgl. Arndt 2002, S. 34). Der Tod ist in diesem Fall nicht Ziel der therapeutischen Behandlungsmaßnahmen.

In Österreich ist die aktive, indirekte Sterbehilfe erlaubt, wenn diese dem mutmaßlichen Willen des Patienten oder der Patientin entspricht und eine Lebensverkürzung nicht das Ziel der Handlung ist.

11.1.3 Aktive, direkte Sterbehilfe

Aktive, direkte Sterbehilfe ist das aktive, bewusste ärztliche Eingreifen zur Beendigung des Lebens auf ausdrücklichen Wunsch des Patienten oder der Patientin. Ziel der Handlung ist es, den schnellen Tod herbeizuführen – den Menschen zu töten. Das Sterben wird also durch eine aktive, nicht gebotene medizinische Handlung gezielt verkürzt oder beendet (Arndt 2002, S. 34).

In der medizinischen Fachliteratur werden die Begriffe aktive Sterbehilfe und *Euthanasie* meistens dann verwendet, wenn das Leben von Schwerkranken durch Medikamenteninjektionen in tödlicher Dosierung vom Arzt oder der Ärztin beendet wird (vgl. Husebö/Klaschik 2003, S. 73).

Euthanasie

von griech. „*thanatos*" = der Tod und „*eu*" = gut. Euthanasie bedeutet wörtlich einen guten (leichten, schönen) Tod haben.

Zur näheren Auseinandersetzung mit dem Thema Euthanasie ist es notwendig, die damit verknüpften geschichtlichen Ereignisse zu betrachten. „Euthanasie" hatte in der Zeit des Nationalsozialismus schwerste Verbrechen an der Menschheit zur Folge. Tausende Menschen wurden unter dem Deckmantel der „Euthanasie" ermordet.

Die Menschen hatten in der Zeit des Nationalsozialismus nur dann ein Recht auf Leben, wenn sie in der Lage waren, produktiv dem „Volkswohl" zu dienen. Die „Freigabe und Vernichtung lebensunwerten Lebens" hatte zur Folge, dass u. a. geisteskranke und -schwache Menschen oder auch Menschen mit körperlicher Behinderung als „Ballast- und Randexistenzen", als „negative Elemente" oder als „leere Menschenhülsen" bezeichnet wurden. Ihre Vernichtung wurde nicht als Mord, sondern als „Säuberungsaktion" bezeichnet (vgl. Arndt 2002, S. 32). Gerade dieser Ausdruck zeigt sehr deutlich die grausame und totale Aberkennung des Wertes und der Würde als Mensch einer bestimmten Personengruppe.

11.1.4 Die gesetzliche Lage

Strafdelikte „Aktive Euthanasie" in Österreich

In Österreich (so wie in den meisten anderen Ländern Europas) ist die aktive Sterbehilfe strafbar. Das stützt sich auf folgende gesetzliche Regelung:

- ▶ §77 StGb „Töten auf Verlangen"
  - eine andere Person auf deren ernstliches, eindringliches Verlangen töten
  - Strafandrohung: 6 Monate bis 5 Jahre

- ▸ §78 StGb „Mitwirkung am Selbstmord"
  - einer anderen Person dabei zu helfen oder sie dazu zu verleiten, sich selbst zu töten
  - Strafandrohung: 6 Monate bis 5 Jahre

Aktive Sterbehilfe in Holland

1973 wurden in der holländischen Rechtssprechung enge Kriterien definiert, nach denen ÄrztInnen bei geleisteter Sterbehilfe straflos bleiben konnten. 1994 wurden – bei strafrechtlichem Verbot der Sterbehilfe – „Sorgfaltskriterien" benannt, bei deren Einhaltung die Staatsanwaltschaft auf strafrechtliche Ermittlungen verzichtet (vgl. Neuer-Miebach in Student et al. 2004, S. 128).

Seit April 2002 besteht in Holland das „Gesetz zur Überprüfung bei Lebensbeendigung auf Verlangen und bei der Hilfe der Selbsttötung", durch das die aktive Sterbehilfe unter bestimmten Auflagen straffrei bleibt. Auch in Belgien wurde 2002 ein Gesetz erlassen, nach dem die aktive Sterbehilfe unter bestimmten Bedingungen nicht strafrechtlich verfolgt wird.

11.1.5 Haltung der Hospizbewegung zur aktiven Sterbehilfe

Diese aktive Sterbehilfe wird im Hospizbereich aus mehreren Überlegungen abgelehnt (vgl. Student et al. 2004, S. 127f):

- ▸ **religiöse Betrachtung**: Einen Menschen nicht zu töten stellt ein allgemein gültiges Gesetz der Religionen dar.
- ▸ **rationale Betrachtung**: Irrtümer sind nie auszuschließen. Der Tötungswunsch ist umkehrbar, die Tötung hingegen ist irreversibel.
- ▸ **sozialpsychologische Betrachtung**: Es besteht die Gefahr einer Manipulation des Tötungswunsches (Gruppendruck, Kostendruck). Es kann eine Verpflichtung des kranken und hilfsbedürftigen Menschen entstehen, sein Leben und damit die Belastung für andere zu beenden.
- ▸ **soziologische Betrachtung**: Es besteht die Befürchtung, dass die gesellschaftliche Hemmschwelle zu töten abgesenkt wird sowie allgemein Leben als „lebenswert" oder „nicht lebenswert" bewertet wird.
- ▸ **professionelle Betrachtung**: Die Grundlage der Gesundheitsberufe basiert darauf, die PatientInnen lebensdienlich zu unterstützen.

Beispiel

Vielleicht empfindet ein 90-jähriger Mann, sein Leben sei wertlos, weil:
- ihm von der Gesellschaft gesagt wird: „Du kannst zum Staat nichts mehr beitragen. Du bist eine finanzielle Last für uns. Wir haben keine Aufgaben für dich und brauchen dich nicht mehr."

- ihm von der Familie gesagt wird: „Wir haben keine Zeit für dich. Du behinderst unsere Freiheit und stehst unserem beruflichen Weiterkommen im Weg. Du erfüllst für uns keine Aufgabe mehr."
- ihm von der Statistik gesagt wird: „Du hast dein zu erwartendes Durchschnittsalter bereits überschritten."
- sich im Pflegeheim niemand wirklich für diesen Menschen interessiert.

Diese Liste ließe sich endlos ergänzen. Es soll damit aufzeigt werden, wie leicht sich jemand allein durch die ideelle Haltung einer Gesellschaft dazu genötigt fühlen kann, sein Leben als wertlos und als für andere belastend zu betrachten.

> Das vorrangige Bemühen der Palliative Care ist es, das Verlangen eines Patienten oder einer Patientin nach aktiver Sterbehilfe durch eine bestmögliche Begleitung ihrerseits in der letzten Lebensphase, einschließlich einer optimalen Schmerztherapie, zu verringern (vgl. Student et al. 2004, S. 128).

Kernaussage

Es ist auch eine Erfahrung in den Hospizen und an Palliativstationen, dass der Wunsch nach Euthanasie nur selten geäußert wird. Voraussetzungen dafür sind eine exzellente Schmerztherapie und die effektive Linderung belastender Symptome.

Wichtige Aspekte für Pflegepersonen in Zusammenhang mit der Sterbehilfe

Pflegepersonen werden in die Entscheidungsfindung einer passiven oder indirekten aktiven Sterbehilfe miteinbezogen, was für sie ein Mitverantwortlich-Sein für die jeweilige Entscheidung bedingt. Die Tatsache, stellvertretend für die PatientInnen sprechen zu müssen, wodurch sich weitreichende Konsequenzen für sie ergeben, ist und bleibt eine verantwortungsvolle Aufgabe, bei der eine Restunsicherheit nicht zu vermeiden ist. Gute Absprachen im eigenen Team und interdisziplinär sowie Erfahrungen in der ethischen Entscheidungsfindung können dabei eine wertvolle Hilfe sein.

Andererseits kann es eine große Belastung für Pflegepersonen sein, das Leid von PatientInnen mitansehen zu müssen. In diesem Punkt gilt es aber immer zu hinterfragen, für wen etwas unerträglich und nicht mehr lebenswert ist. Für den betroffenen Menschen selbst, für die Angehörigen oder die Pflegepersonen? Können wir davon ausgehen, dass die Betroffenen so spüren und denken wie wir?

Was uns Pflegepersonen in jedem Fall bleibt, ist, ein optimales Pflege-angebot (mit Herz und Feingespür) für sterbende Menschen zu bieten, um ihnen einen möglichst hohen Grad an Wohlbefinden und Lebens-qualität in ihrem letzten Lebensabschnitt zu ermöglichen. Gerade die Palliative Care hat sich dieses Ziel gesetzt und zeigt damit, wie viel Wert der sterbende Mensch für sie hat. „Der Wert, den ein Mensch seinem Leben beimisst, hängt entscheidend von dem Wert ab, den andere sei-nem Leben beimessen" (Husebö 2003, S. 107).

11.2 Die PatientInnenverfügung (Willenserklärung)

Für PatientInnenverfügung wird auch der Begriff PatientInnentesta-ment verwendet. Das ist aber missverständlich, da sich ein Testament im eigentlichen Sinn nur auf die Wünsche/Handlungen nach dem Tod bezieht.

Eine PatientInnenverfügung soll Menschen die Möglichkeit geben, vo-rausverfügend für den Fall einer Handlungs- und Entscheidungsunfä-higkeit ihren persönlichen Willen zu dokumentieren und damit ihr Recht auf Selbstbestimmung wahrzunehmen. Dabei werden Wünsche hinsichtlich bestimmter Behandlungsmaßnahmen im Rahmen der Ge-sundheitsversorgung (z. B. keine lebenserhaltenden Maßnahmen, Ein-setzen von schmerzlindernden Medikamenten unter Inkaufnahme ei-ner eventuellen Verkürzung des Lebens etc.) festgehalten, um damit ein langes Leiden bzw. ein verlängertes Sterben ausschließen zu können.

„Die Patientenverfügung beschreibt eine konkrete Lebenseinstellung zum eigenen Sterben und beinhaltet die Bitte an den Arzt, die Behandlungsent-scheidungen in diesem Sinne zu treffen."

(Dachverband Hospiz Österreich 2002, S. 4)

Die PatientInnenverfügung ist in Österreich bundesgesetzlich über das PatientInnenverfügungsgesetz (Mai 2006) geregelt. Darin unterschei-det der Gesetzgeber zwischen einer verbindlichen und einer beachtli-chen PatientInnenverfügung. Verbindlich bedeutet, dass die betreuenden Personen wie Arzt oder Ärztin, Pflegeteam, Angehörige, SachwalterIn an den verfügten Behandlungswunsch der Betreffenden gebunden sind. Bei der beachtlichen Verfügung sind die Kriterien einer verbind-lichen Verfügung nicht bzw. nicht zur Gänze erfüllt. In diesem Fall dient die Verfügung zur Ermittlung des PatientInnenwillens, sie muss also für die Behandlungsentscheidung beachtet werden. Je eher die Vo-raussetzungen einer verbindlichen Verfügung erfüllt werden, desto mehr muss auf die beachtliche Verfügung Bedacht genommen werden.

Kriterien einer verbindlichen PatientInnenverfügung

▸ Die medizinischen Maßnahmen, welche abgelehnt werden, müssen konkret beschrieben sein, d. h. im Gesamtzusammenhang eindeutig sein. Eine sehr allgemeine Formulierung wie z. B. „in Würde sterben zu wollen" ist nicht aussagekräftig. Es geht daraus nicht hervor, was die betreffende Person unter würdevollem Sterben versteht.

▸ Es muss daraus hervorgehen, dass die Folgen zutreffend eingeschätzt wurden.

▸ Vor Erstellung der PatientInnenverfügung erfolgten eine umfassende ärztliche Aufklärung sowie die Information über Wesen und Folgen einer PatientInnenverfügung. Diese Maßnahmen wurden auch entsprechend dokumentiert.

▸ Die PatientInnenverfügung wurde schriftlich und unter Angabe des Datums vor einem Notar oder einer Notarin bzw. einem rechtskundigen Mitarbeiter oder einer rechtskundigen Mitarbeiterin der PatientInnenvertretung errichtet.

▸ Die Verfügung wurde spätestens nach 5 Jahren erneuert. Im Falle einer Einsichts-, Urteils- oder Äußerungsunfähigkeit verliert die Verfügung nach Ablauf dieser Frist **nicht** ihre Verbindlichkeit.

Unwirksamkeit der PatientInnenverfügung

Eine PatientInnenverfügung ist unwirksam, wenn

▸ sie nicht frei und ernstlich erklärt wurde.

▸ sie unter psychischem oder physischem Zwang veranlasst wurde.

▸ ihr Inhalt strafrechtlich nicht zulässig ist.

▸ sich der Stand der Wissenschaft in Bezug auf den Inhalt der Verfügung wesentlich geändert hat.

Gründe für das Verfassen von PatientInnenverfügungen

▸ Eine Krankheit, die voraussichtlich zum Tode führt: Meist bestehen konkrete Ängste und Wünsche aufgrund der Auseinandersetzung mit der Krankheit (z. B. Angst ersticken zu müssen bei einem diagnostizierten Bronchuskarzinom).

▸ Allgemeine Angst vor der rasanten medizintechnologischen Entwicklung: Es besteht die Befürchtung, dass das Sterben über ein vertretbares, menschenwürdiges Maß hinaus durch medizintechnische Maßnahmen verlängert wird.

▸ Es kann der Wunsch bestehen, das Eingreifen von Angehörigen hinsichtlich des weiteren Behandlungsverlaufs bei eigener Handlungsunfähigkeit zu verhindern.

11.2.1 Wichtige Hinweise für die Erstellung einer PatientInnenverfügung

▶ Es soll eine intensive Auseinandersetzung mit dem eigenen Tod und Sterben deutlich werden. Die eigene Weltanschauung und die persönlichen Werte sollten ebenfalls kurz dargestellt werden.

▶ Der Inhalt darf nicht zu allgemein gehalten sein, sondern soll konkrete Handlungsanweisungen für konkrete Situationen geben. Es soll dabei deutlich werden, dass sich die Betreffenden der Tragweite der Entscheidung bewusst sind.

▶ Die Abfassung soll neben dem gesetzlich verpflichtenden ärztlichen Aufklärungsgespräch mit Vertrauenspersonen und den behandelnden ÄrztInnen besprochen werden. Regelmäßige Gespräche mit diesen Personen über die persönlichen Behandlungswünsche können die Absicht zusätzlich verdeutlichen. Man kann in dieser Verfügung auch Vertrauenspersonen angeben, die die Interessen der PatientInnen vertreten sollen, wenn sie dazu nicht mehr in der Lage sind. Sie sind dann AnsprechpartnerInnen für den Arzt oder die Ärztin.

▶ Die Verfügung soll leicht zugänglich sein, d. h. die Betreffenden sollen sie in der Ausweis- oder Geldtasche bei sich tragen und weitere Exemplare (z. B. bei HausärztInnen, bei Vertrauenspersonen) hinterlegen.

▶ Die PatientInnenverfügung muss (spätestens nach 5 Jahren) bestätigt werden, damit die Aktualität der Anliegen offensichtlich bleibt. Die PatientInnenverfügung kann jederzeit widerrufen oder verändert werden.

▶ Die PatientInnenverfügung muss in die Krankengeschichte aufgenommen werden. Im interdisziplinären Team sollen alle Personen darüber informiert sein!

Bedeutung der PatientInnenverfügung in der Praxis

Der Umgang mit PatientInnenverfügungen ist in der Praxis nicht konfliktfrei. Vor allem folgende Situationen erweisen sich u. a. als problematisch, wenn

▶ die aktuelle Situation von der PatientInnenverfügung nicht erfasst wurde und sich kein dahingehender Hinweis findet.

▶ vermutet wird, dass sich die Einstellung der Betreffenden zu Tod und Sterben nach Erstellung der Verfügung geändert haben könnte.

▶ vermutet wird, dass die Betreffenden sich zum Zeitpunkt der Erstellung der Verfügung diese Situation gar nicht vorstellen konnten.

Vertiefung des Lernstoffes

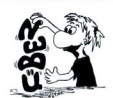

Zusammen-fassung

In Österreich, wie auch in den meisten anderen europäischen Ländern, ist das gezielte Töten eines Menschen auf dessen ausdrücklichen Wunsch hin durch ärztliches Eingreifen verboten. Die Palliative Care konzentriert sich darauf, die Betreuung für die betreffenden Menschen möglichst so zu gestalten, dass dem festen Wunsch nach aktiver Tötung entgegengewirkt werden kann.

Die PatientInnenverfügung gibt den Betreffenden die Möglichkeit, vorweg über weitere medizinische Behandlungsmöglichkeiten frei entscheiden zu können. Damit soll die Selbstbestimmung der Einzelnen gestärkt werden sowie mehr Sicherheit und Klarheit für alle Beteiligten in oft schwierige Entscheidungen über weitere Behandlungsmaßnahmen erreicht werden.

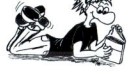

Zum Üben

1. Welche drei Arten von Sterbehilfe werden unterschieden? Wie lautet die gesetzliche Regelung in Österreich?

2. In welchen europäischen Ländern ist die aktive Sterbehilfe unter bestimmten Bedingungen legal?

3. Wie können Pflegende dazu beitragen, den Wunsch nach Sterbehilfe möglichst gering zu halten?

4. Was ist Inhalt einer PatientInnenverfügung und was können Sie hinsichtlich der Handhabung empfehlen?

Zum Nachlesen

M. Arndt (2002): Pflege bei Sterbenden, Schlütersche Verlag, Hannover.

Dachverband HOSPIZ Österreich (2002): Patientenverfügung. Willenserklärung. 4. Auflage. Broschüre. Hans Egger Druckerei, Imst.

W. Breitbart, B. Rosenfeld, H. Pessin et al. (2000): Depression, hopelessness, and desire for hastened death in terminally ill patients with cancer. JAMA 2000 (13. Dezember); 284: S. 2907–2911.

Bundesgesetzblatt für die Republik Österreich (2006): 55. Bundesgesetz, Patientenverfügungsgesetz NR: GP XXII RV 1299 AB 1381 S. 142.BR:AB 7518 S. 733, in Kraft getreten Juni 2006.

Bundesministerium für Gesundheit und Frauen (2006): Presseinformation Patientenverfügung – mehr Rechte für Patient/innen, Sicherheit für Ärztinnen und Ärzte.

Zum Nachlesen

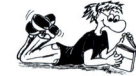

Th. Klie (2002): Selbstbestimmung am Ende des Lebens - Zur aktuellen Diskussion um „Patientenverfügungen". In: Theorie und Praxis der Sozialen Arbeit, Nr. 1/2002, S. 12–20.

A. van Schayck (2000): Ethisch handeln und entscheiden. Spielräume von Pflegenden und die Selbstbestimmung des Patienten. Kohlhammer Verlag, Stuttgart, Berlin, Köln.

J. C. Student et al. (2004): Soziale Arbeit in Hospiz und Palliative Care. Reinhardt Verlag, München.

Literatur

Ariès P. (2002): Geschichte des Todes. 10. Auflage. Deutscher Taschenbuch Verlag, München.

Arndt M. (2002): Pflege bei Sterbenden, Schlütersche Verlag, Hannover.

Arndt M. (2007): Vom Leib zum Leichnam – Vom würdigen Umgang mit dem Verstorbenen. In: Knipping, Lehrbuch der Palliative Care. 2. Auflage. Huber Verlag Bern.

Aßmann C. (1996): Pflegeleitfaden. Alternative und komplementäre Methoden. Urban & Schwarzenberg Verlag, München, Wien, Baltimore.

Aulbert E. und Zech D. (1997): Lehrbuch der Palliativmedizin. Schattauer Verlag, Stuttgart.

Barloewen C. (2000): Der Tod in den Weltkulturen und Weltreligionen. Insel Verlag, Frankfurt.

Bernatzky G. (2001) in: Skriptum zum Salzburger Schmerzpraktikum.

Bernatzky G. et al. (2001): Schmerzbehandlung in der Palliativmedizin. Hospiz-Bewegung Salzburg Broschüre. Huttegger Druckerei Salzburg.

Bessler C. (1996) in P. Fässler-Weibel: Wenn Kinder sterben. Paulusverlag, Freiburg/Schweiz.

Birkenbihl V. F. (2003): Kommunikationstraining. Zwischenmenschliche Beziehungen erfolgreich gestalten. 24. Auflage. MVG Verlag, München.

Biser E., Hahn F., Langer M. et al. (Hg.) (1999): Der Glaube der Christen. Bd. I: Ein ökumenisches Handbuch, bes. S. 926–1082. Pattloch, München und Stuttgart.

Böker M. et al in Pleschberger S. et al. (2002): Palliativpflege. Grundlagen für Theorie und Praxis. Facultas Verlag, Wien.

Boss N. (1999): Roche Medizin Lexikon Medizin, 4. Auflage. Urban & Fischer Verlag, München.

Breitbart W., Rosenfeld B., Pessin H. et al. (2000): Depression, hopelessness, and desire for hastened death in terminally ill patients with cancer. JAMA 2000 (13. Dezember); 284: S. 2907–2911.

Brocher T. (1985): Wenn Kinder trauern. Rowohlt, Reinbek bei Hamburg.

Bundesgesetzblatt für die Republik Österreich (2006): 55. Bundesgesetz, Patientenverfügungsgesetz NR: GP XXII RV 1299 AB 1381 S. 142.BR:AB 7518 S. 733, in Kraft getreten Juni 2006.

Bundesministerium für Gesundheit und Frauen (2006): Presseinformation Patientenverfügung – mehr Rechte für Patient/innen, Sicherheit für Ärztinnen und Ärzte.

Burge F. I. (1993): Dehydration symptoms of palliative care cancer patients. J Pain Sympt Manage, 8: S. 454–464.

Bürgin D. (1981): Das Kind, die lebensbedrohende Krankheit und der Tod. Bern.

Canacakis J. (2001): Ich sehe deine Tränen. Trauern, klagen, leben können. Kreuz Verlag, Stuttgart.

Dachverband HOSPIZ Österreich (2002): Patientenverfügung. Willenserklärung. 4. Auflage. Broschüre. Hans Egger Druckerei, Imst.

Diderich A. (2003): Das Loch in das ich fiel, wurde zur Quelle aus der ich lebe. Katholische Fachhochschule Mainz.

Doll U. und E.: Patienten mit Krebs, Information und emotionale Unterstützung. Deutsches Ärzteblatt, Jg. 97, Heft 46.

Domenig D. (2001): „Professionelle transkulturelle Pflege". Huber Verlag, Bern.

Ellershaw J. E. und Wilkinson S. (2003): Care of the Dying: A Pathway to Excellence. Oxford University Press, Oxford.

Ennulat G. (1998): Kinder in ihrer Trauer begleiten. Ein Leitfaden für ErzieherInnen. Herder Verlag, Freiburg.

Ersek M. (2003): Artificial Nutrition and Hydration: Clinical Issues. Journal of Hospice & Palliative Nursing, October/December 2003, 5(4): S. 221–230.

Fässler-Weibel P. (1996): Wenn Kinder sterben. Paulusverlag, Freiburg/Schweiz.

Fässler-Weibel P. (2001): Nahe sein in schwerer Zeit. Zur Begleitung von Angehörigen Sterbender. Paulusverlag, Freiburg/Schweiz.

Feichtner A. in Metz C. et al. (2002): Balsam für Leib und Seele. Lambertus Verlag, Freiburg.

Feichtner A. (2007): Orale Schleimhautveränderungen, in: Knipping: Lehrbuch der Palliative Care. 2. Auflage. Huber Verlag, Bern.

Fleck-Bohaumilitzky C. (2003): Wenn Kinder trauern. Ratgeber Erziehung. Südwest-Verlag, München.

Fürstler G. und Hausmann C. (2000): Psychologie und Sozialwissenschaft für Pflegeberufe. 2. Klinische Psychologie, Behinderung, Soziologie. Facultas Verlag, Wien.

Fürstler G. und Hausmann C. (2000): Psychologie und Sozialwissenschaft für Pflegeberufe. 2. Jg.

Georg J. in: Zeitschrift der Lindenhofschule. 9. Jahrgang, Frühling 2004.

Georg J. und Frowein M. (1999): Pflegelexikon. Ullstein Mosby Verlag, Wiesbaden.

Glaser B. und Strauss A.: Betreuung von Sterbenden. Eine Orientierung für Ärzte, Pflegepersonal, Seelsorger und Angehörige. 2 Auflage 1995. Vandenhoeck & Ruprecht Verlag, Göttingen, Zürich.

Glaus A. (1997): Onkologie für Pflegeberufe. Thieme Verlag, Stuttgart.

Goldmann-Posch U. (1988): Wenn Mütter trauern. Erinnerungen an das verlorene Kind. Kindler Verlag, München.

Grollmann E. A. (1991): Mit Kindern über den Tod sprechen. Ein Ratgeber für Eltern. Christliche Verlagsanstalt, Konstanz.

Heller B. (2007): Bedeutung religiös-kultureller Unterschiede in der Palliative Care. In: Knipping, Lehrbuch der Palliative Care. 2. Auflage. Huber Verlag, Bern.

Hermann I. (2007): Kommunikation mit Sterbenden: Symbolsprache – Zumutung oder Geschenk? In: Palliative Care, Handbuch für Pflege und Begleitung. 2. Auflage. Springer Verlag, Heidelberg.

Holle G. (2001): Homöopathie-Zeitschrift, Fachzeitschrift für Klassische Homöopathie des Homöopathie-Forums, Gauting.

Hospiz Österreich: Die letzten Schritte des Weges: Ansichten, Einsichten, Aussichten, Hospiz- und Palliativbetreuung in Österreich. Arbeitspapier.

Husebö S. und Klaschik E. (2003): Palliativmedizin, 3. Auflage, Springer Verlag, Wien, New York.

Jancke G. in Pleschberger S. et al. (2002): Palliativpflege. Facultas Verlag, Wien.

Jonen-Thielemann I. (2000): Die letzte Lebenszeit unheilbar Kranker – Definition von Phasen. Zeitschrift für Palliativmedizin.

Kasper M. und Kraut D. (2000): Atmung und Atemtherapie. Ein Praxishandbuch für Pflegende. Hans Huber Verlag, Bern.

Kasper W. et al. (Hg.)(1993–2001): Lexikon für Theologie und Kirche. 11 Bde. 3. Aufl. Herder, Freiburg i. Br.

Kast V. (1982): Trauern, Phasen und Chancen des psychischen Prozesses, Kreuz Verlag, Berlin.

Kellnhauser E. et al. (2004): Thiemes Pflege. 10. Auflage. Georg Thieme Verlag Stuttgart New York.

Kern M. in Metz C. et al. (2002): Balsam für Leib und Seele. Lambertus Verlag, Freiburg.

Kern M. (2004): Palliativpflege-Pflegeleitlinien Lagerung in der letzten Lebensphase. DGP Sektion Pflege. Bonn 10/2004.

Keville K. und Green M. (1999): Aromatherapie. Herder Verlag, Freiburg.

Klie Th. (2002): Selbstbestimmung am Ende des Lebens - Zur aktuellen Diskussion um "Patientenverfügungen". In: Theorie und Praxis der Sozialen Arbeit, Nr. 1/2002, S. 12–20.

Knipping C. (2002) in C. Metz et al.: Balsam für Leib und Seele. Pflege in Hospiz und Palliativer Betreuung. Lambertus Verlag, Freiburg.

Kostrzewa S. und Kutzner M. (2002): Was wir noch tun können, Hans Huber Verlag, Bern.

Kränzle S. (2007): Kommunikation mit Sterbenden und Angehörigen. In: Palliative Care, Handbuch für Pflege und Begleitung. 2. Auflage. Springer Verlag, Heidelberg.

Kränzle S. (2007): Wenn nichts mehr zu machen ist – Der Beginn der Therapie ist der Anfang von Palliative Care. In: Kränzle et al.: Palliative Care Handbuch für Pflege und Begleitung. 2. Auflage. Springer Verlag, Heidelberg.

Krey H. (2003): Ekel ist okay. Ein Lehr- und Lernbuch zum Umgang mit Emotionen in der Pflegeausbildung und Pflegealltag. Kunz Verlag, Hannover.

Kroen W. (1998): Da sein, wenn Kinder trauern. Hilfen und Ratschläge für Eltern und Erziehende. Herder Verlag, Breisgau.

Kübler-Ross E. (2000): Kinder und Tod. Knaur-Verlag, München.

Lang H. und Faller H. (1998): Medizinische Psychologie und Soziologie. Springer Verlag, Berlin, Heidelberg.

Layer M. (2003): Praxishandbuch Rhythmische Einreibungen nach Wegman/Hauschka. Hans Huber Verlag, Bern.

Leakey R. (1981) in Nassehi A. und Weber G. (1989): Tod, Modernität und Gesellschaft. Entwurf einer Theorie der Todesverdrängung. Westdeutscher Verlag, Opladen.

Leist M. (1987): Kinder begegnen dem Tod. Verlagshaus Gerd Mohn, Gütersloh.

Lengauer J. (2002): Sterbekultur und Abschiedsrituale im Seniorenheim in Schloss Hall.

Lett A. (2003): Reflexzonentherapie für Pflege- und Gesundheitsberufe. Hans Huber Verlag, Bern.

Löble M. et al. (2000): Tod und Sterben in der Vorstellung Kinder und Jugendlicher. Forum der Kinder- und Jugendpsychiatrie und Psychotherapie, Heft 1.

Margulies A. et al. (2002): Onkologische Krankenpflege. Springer Verlag, Wien, New York.

May A. (2007): Physiologie des Sterbens. In Kränzle et al.: Palliative Care, Handbuch für Pflege und Begleitung. 2. Auflage. Springer Verlag, Heidleberg.

McCaffery (1997): Schmerz: Ein Handbuch für die Pflegepraxis. Ullstein Mosby Verlag, Wiesbaden.

McCann R. M., Hall W. J., Groth-Juncker A. (1994): Comfort care for terminally ill patients. The appropriate use of nutrition and hydration. JAMA. 1994, 272: S. 1263–1266.

Morita et al. (2004): Support Care in Cancer, Volume 12, Number 2/Februar 2004, S. 137–140.

Medicus E. in: Zeitschrift der Tiroler Hospiz-Gemeinschaft „Sonnenblume" Nr. 3, November 2003.

Menche N. et al. (2001): Pflege Heute. Urban & Fischer Verlag, München.

Metz Ch. und Heimerl K. in Pleschberger S. et al. (2002): Palliativpflege. Grundlagen für Theorie und Praxis. Facultas Verlag, Wien.

Montagu A. (1997): Körperkontakt. Die Bedeutung der Haut für die Entwicklung des Menschen. 9. Auflage. Klett-Cotta Verlag, Stuttgart.

Nassehi A. und Weber G. (1989): Tod, Modernität und Gesellschaft. Entwurf einer Theorie der Todesverdrängung. Westdeutscher Verlag, Opladen.

Neuberger J. (1995): Die Pflege Sterbender unterschiedlicher Glaubensrichtungen. Ullstein Mosby, Wiesbaden.

Niven N. und Robinson J. (2001): Psychologie für Pflegeberufe. Hans Huber Verlag, Bern.

Paul C. (2001): Neue Wege in der Trauer- und Sterbebegleitung, Hintergründe und Erfahrungsberichte für die Praxis, Gütersloher Verlagshaus, Gütersloh.

Paul C. und Müller M. (2007): Trauerprozesse verstehen und begleiten. In Knipping: Lehrbuch der Palliative Care. 2. Auflage. Huber Verlag.

Pleschberger S. (2002): Palliative Care – ein Paradigmenwechsel, Österreichische Pflegezeitschrift 12/02, Wien.

Piaget J. (1978): Das Weltbild des Kindes. Stuttgart.

Plandor B. (2002) in Pleschberger S. et al: Palliativpflege. Grundlagen für Praxis und Unterricht. Facultas –Verlag, Wien.

Pleschberger S. et al. (2002): Palliativpflege. Facultas Verlag, Wien.

Pleschberger S. in Metz Ch. et al. (2002): Balsam für Leib und Seele. Lambertus Verlag, Freiburg.

Price S. und Price L. (2003): Aromatherapie. Praxishandbuch für Pflege- und Gesundheitsberufe. Hans Huber Verlag, Bern

Reichenpfader P. (2003): Terminale Atemnot. Ärztemagazin Juli 2003.

Renz M. (2000): Zeugnisse Sterbender. Todesnähe als Wandlung und letzte Reifung. Verlag Junfermann, Paderborn.

Rest F. H. O. (1995): Leben und Sterben in Begleitung. Vier Hospize in Nordrhein-Westfalen. Münster.

Riede U.-N. et al. (2004): Allgemeine und Spezielle Pathologie. 5. Auflage. Thieme-Verlag, Stuttgart.

Ringel D. (2003): Ekel in der Pflege – eine „gewaltige" Emotion. 2. Auflage. Mabuse Verlag, Frankfurt am Main.

Rinpoche S. (2003): Das tibetische Buch vom Leben und Sterben. Ein Schlüssel zum tieferen Verständnis von Leben und Tod. Scherz Verlag, Bern.

Saunders C. (1993): Hospiz und Begleitung im Schmerz. Wie wir sinnlose Apparatmedizin und einsames Sterben vermeiden können. Herder Verlag, Freiburg, Basel, Wien.

Schmidbauer W. (1993): Hilflose Helfer. Über die seelische Problematik der helfenden Berufe. Rowohlt Verlag, Reinbek bei Hamburg.

Schmitz-Scherzer R. (1992): Altern und Sterben, Sterbebegleitung, Sterben im Krankenhaus, Sterbehilfe und Hospizbewegung. Sterben zu Hause. Die religiöse Dimension. Hans-Huber-Verlag, Bern.

Schoeps H. J. (1957): Die großen Religionen der Welt. Christentum, Judentum, Islam, Buddhismus, China, Hinduismus. Droemer, München.

Schulz von Thun F. (1981): Miteinander reden 1. Störungen und Klärungen. Allgemeine Psychologie der Kommunikation 1981. Bechtermünz Verlag, Augsburg.

Seel M. (1992): Die Pflege des Menschen. Brigitte Kunz Verlag, Hagen.

Seel M. und Hurling E. (2001): Die Pflege des Menschen im Alter, Brigitte Kunz Verlag, Hagen.

Smeding R. (2000): Das Loch, in das ich fiel, wurde zur Quelle, aus der ich lebe. Wege durch die Trauer. In Daiker A.: Selig sind die Trauernden, Trauer- und Gedenkgottesdienste, Schwabenverlag 2000, Ostfildern

Sorge M. in Metz C. et al. (2002): Balsam für Leib und Seele. Lambertus Verlag, Freiburg.

Sowinski Ch. (1996): Grenzsituationen in der Pflege – Nähe und Distanz, Schamgefühl und Ekel. In: GeroCare Report 5, Kuratorium Deutsche Altershilfe, Köln.

Specht-Tomann M. und Tropper D. (1998): Zeit des Abschieds, Sterbe- und Trauerbegleitung. 3. Auflage. Patmos Verlag, Düsseldorf.

Specht-Tomann M. und Tropper D. (2000): Hilfreiche Gespräche und heilsame Berührungen im Pflegealltag. Springer Verlag, Heidelberg.

Stapel B. (2003): Palliative Care. Die letzten Lebenstage, Pflege in der Terminalphase.
www.ahop.at

Stapel B. (2003): Palliative Care. Palliativmedizin (PAL) und Hospizbewegung,
www.ahop.at/html/stapel2.pdf

Strege M.-A. und Busche A. (1999): Die Rolle der Sozialarbeiterin. In J. C. Student: Das
Hospizbuch. 4. Auflage. Reinhardt Verlag, München.

Student J. C. (1999): Das Hospizbuch. 4. Auflage, Freiburg.

Student J. C. (2004): Soziale Arbeit im Hospiz und Palliative Care. Reinhardt Verlag,
München.

Tanzler M. (2005): Wenn der Tod eingetreten ist. Die Aufgabe der Pflege. In Pleschberger
et al.: Palliativpflege. Grundlagen für Praxis und Unterricht. Facultas Verlag, Wien.

Thüler M. (1998): Wohltuende Wickel. Wickel und Kompressen in der Kranken- und Gesundheitspflege. Maya Thüler Verlag, Worb.

Van Schayck A. (2000): Ethisch handeln und entscheiden. Spielräume von Pflegenden
und die Selbstbestimmung des Patienten. Kohlhammer Verlag, Stuttgart, Berlin, Köln.

Vullo-Navich K., Smith S., Andrews M., Levine A. M., Tischler J. F., Veglia J. M. (1998):
Comfort and incidence of abnormal serum sodium, BUN, creatinine and osmolality
in dehydration of terminal illness. Am J Hosp Palliat Care, März-April 1998, 15(2):
S. 77–84.

Webb N. B. (2005): Helping bereaved Children. A Handbook for Practitioners. The Guilford Press, New York.

Weiher E. (2007): Spirituelle Begleitung in der palliativen Betreuung in Knipping: Lehrbuch der Palliative Care. 2. Auflage. Huber Verlag, Bern.

Weissenberger-Leduc M. (2002): Handbuch der Palliativpflege. 3. Auflage, Springer Verlag, Wien, New York.

Willig W. und Kommerell T. (2001): Psychologie, Sozialmedizin, Rehabilitation. Selbstverlag Willig, Balingen.

Woisin C. (2007): Skript Vertiefungslehrgang für Palliativpflege, Wien.

Worden J. W. (1987): Beratung und Therapie in Trauerfällen. Ein Handbuch, Huber Verlag, Stuttgart.

Worden J. W. (1999): Beratung und Therapie in Trauerfällen. Ein Handbuch. 2. erw. Auflage. Huber Verlag, Göttingen.

Zacker C. (2005): Richtiges Verhalten im Trauerfall. Kondolenzbriefe, Todesanzeigen,
Trauerreden und Beileidsbezeugungen. Heyne Verlag, München.

Zimbardo P. G. et al. (1999): Psychologie. 7. Auflage. Springer-Verlag Berlin, Heidelberg.

Znoj H. (2004): Komplizierte Trauer. Fortschritte der Psychotherapie. Band 23. Hogrefe
Verlag, Göttingen.

Znoj H. (2005): Ratgeber Trauer. Informationen für Betroffene und Angehörige. Hogrefe
Verlag, Göttingen.

Internetseiten

www.forum-gesundheitspolitik.de/dossier/PDF/GA_Buch-010.pdf

www.inneremedizin.insel.ch/fileadmin/innere-pupk/innere-
pupk_users/Pdf/Psychosomatik/Curriculum_PSMK_2007/Trauma_Trauer_oT.pdf

Kinderbücher zum Thema Sterben und Tod

Bauer J. (2001): Opas Engel. Carlsen Verlag, Hamburg.

Ellermann H. (1992): Der rote Faden. Lappan Verlag, Oldenburg.

Fried A. und Gleich J. (1997): Hat Opa einen Anzug an? Carl Hanser Verlag, München.

Oyen W. und Kaldhol M. (1987): Abschied von Rune. Ellermann Verlag, München.

Saalfrank H. und Goede E. (1998): Abschied von der kleinen Raupe. Echter Verlag, Würzburg.

Schindler R. (1981): Pele und das neue Leben. Eine Geschichte von Tod und Leben. Kaufmann Verlag, Lahr.

Sommer-Bodenburg A. und Khing T. T. (1989): Julia bei den Lebenslichtern. Bertelsmann Verlag, München.

Verrept P. (2000): Du fehlst mir. Gabriel Verlag, Wien.

Für ältere Kinder

Stalfelt P. (2001): Und was kommt dann. Das Kinderbuch vom Tod. Moritz Verlag, Frankfurt.

www.elternimnetz.de/cms/paracms.php?site_id=5&page_id=286#3

Stichwortverzeichnis